8分钟祛病：经络穴位按摩速查

赵国东◎编著

科学技术文献出版社
SCIENTIFIC AND TECHNICAL DOCUMENTATION PRESS
·北京·

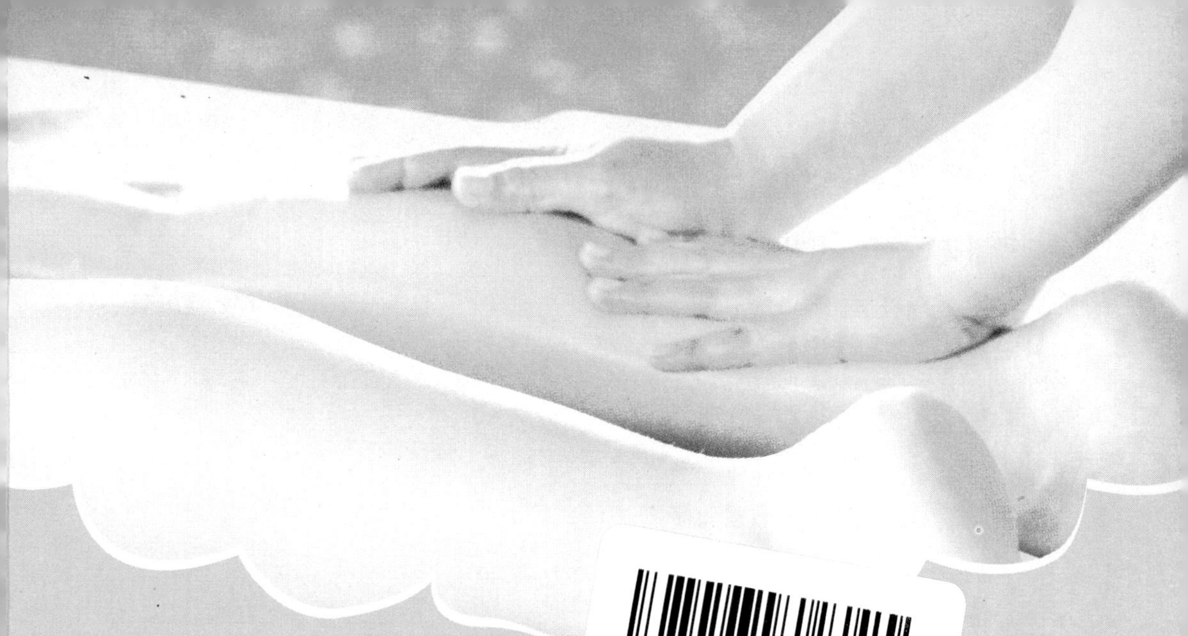

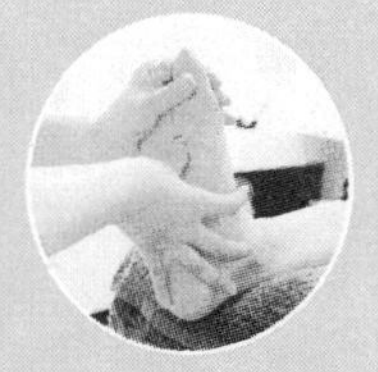

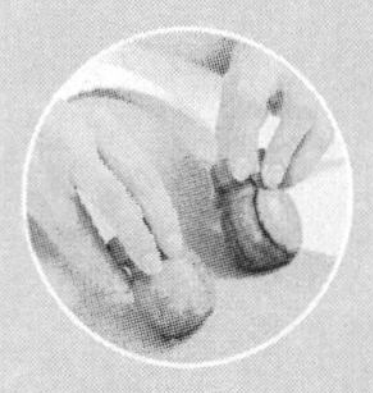

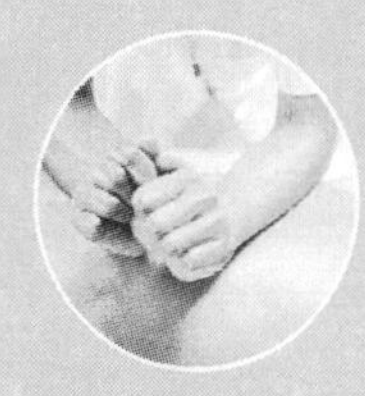

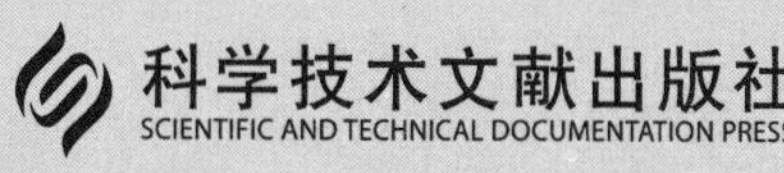

图书在版编目（CIP）数据

8分钟祛病：经络穴位按摩速查 /赵国东编著.—北京：科学技术文献出版社，2014.10

ISBN 978-7-5023-9400-4

Ⅰ.①8… Ⅱ.①赵… Ⅲ.①经络—穴位按压疗法 Ⅳ.①R224.1

中国版本图书馆CIP数据核字（2014）第202169号

8分钟祛病：经络穴位按摩速查

策划编辑：林倪端 王 蕊 责任编辑：杨俊妹 责任校对：赵 瑷 责任出版：张志平

出 版 者 科学技术文献出版社
地　　址 北京市复兴路15号 邮编 100038
编 务 部 （010）58882938，58882087（传真）
发 行 部 （010）58882868，58882874（传真）
邮 购 部 （010）58882873
官方网址 www.stdp.com.cn
发 行 者 科学技术文献出版社发行 全国各地新华书店经销
印 刷 者 北京建泰印刷有限公司
版　　次 2014年10月第1版 2014年10月第1次印刷
开　　本 710×1000 1/16
字　　数 235千
印　　张 16.25
书　　号 ISBN 978-7-5023-9400-4
定　　价 19.80元

前言
FOREWORD

在我国古代就有人提出“发常梳，面常擦，目常运，鼻常揩，齿常叩，耳常弹，足常搓，肢常摇，腹常摩”的按摩方法。可见，经络穴位按摩对人类的健康有着巨大的影响。我们除了可以通过自我按摩之外，还能够用其他工具来协助按摩，从而达到更好的效果。

人们常说的经络，实际上指的是人体的经络系统。在这个巨大的经络网中，包括了经脉和络脉，其中经脉包括十二经脉、奇经八脉等；络脉包括十五络脉和无数的浮络、孙络。《灵枢·经别》中曾指出：“夫十二经脉者，人之所以生，病之所以成，人之所以治，病之所以起，学之所始，工之所止也，粗之所易，上之所难也。”说的就是经络对人体的功用。经络能够贯通上下，使人体各部分的功能活动得以保持协调和平衡。其中十二经脉是整个经络系统中的主要内容。《灵枢·海论》概括地指出了十二经脉的分布特点：“十二经脉者，内属于府藏，外络于支节。”可见十二经脉在人体中的重要性。

日常生活中，通过按摩某些穴位可以调理身体，治疗疾病。历代医学家都有关于按摩治病的论述。《灵枢·邪客》指出：“肺心有邪，其气留于两肘；肝有邪，其气留于两腋；脾有邪，其气留于两髀；肾有邪，其气留于两腘。”由此可见，穴位能够反映出人体的病症。《素问·五脏生成》说：“人有大谷十二分，小溪三百五十四名，少十二腧，此皆卫气之所留止，邪气之所客也，针石缘而去之。”《灵枢·九针十二原》说，五脏出了毛病，从十二原穴就能够看出来，十二原穴对应着十二脏腑，观察原穴的情况就可以推测出人体的哪个脏腑出了毛病。这说明穴位是能够用来防治疾病的刺激点。腧穴归于经络，而经络又归于脏腑，因此，腧穴和脏腑是相通的。所以说，人的脏腑生理出现了疾病，那么，在腧穴上就会反映出来。因此，通过适当地按摩人体穴位，可以打通经络，让脏腑恢复健康。也就是说通过按摩，完全可以达到治疗疾病的效果。通过对穴位的按摩，能够治疗穴位所在部位及邻近部位的病症，包括人体邻近组织出现的病症。比如，按摩眼区的睛明、四白、球后等穴位就可以治疗眼部疾病；按摩耳区的听会、耳门等穴位就可以治疗耳部疾病；按摩头部的百会、太阳等穴位就可以治疗头痛等病症。

穴位按摩除了能够治疗某些疾病之外，还能够对人体的神经体液进行调整，从而达到消除疲劳，增强体质，延缓衰老的作用。随着社会的发展，人们对按摩保健也越来越关注，不同的按摩方法可以达到不同的效果。按摩的方法非常简单，而且没有不良反应，人们可以通过按摩疏通经络、调和气血、活血化瘀、协调阴阳，使身体恢复平衡，健康长寿。这本《经络穴位按摩速查》将人体的经络穴位进行了详细的解读，具体介绍了经络穴位的基础知识和十二经脉、任脉、督脉及经外奇穴，涉及每个穴位的取穴、按摩、主治等内容，详细全面，图文并茂，是学者、家庭常用的速查工具书。能够让读者快速找到穴位，快速学会取穴按摩。希望读者能够通过阅读本书收获知识，收获健康。

由于编者的水平有限，因此，书中难免有错误和不妥之处，望广大读者批评指正。

编　者

目录 CONTENTS

第一章 穴位按摩好，百病皆可消

第二章 手三阳穴位及主治疾病

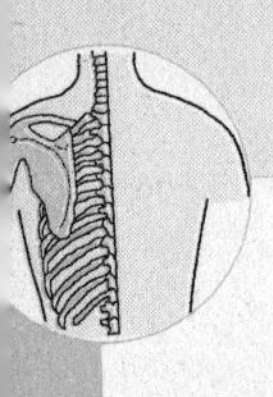

第三章　手三阴穴位及治疗疾病

第四章 足三阳穴位及治疗疾病

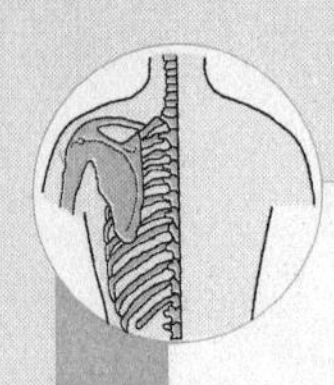

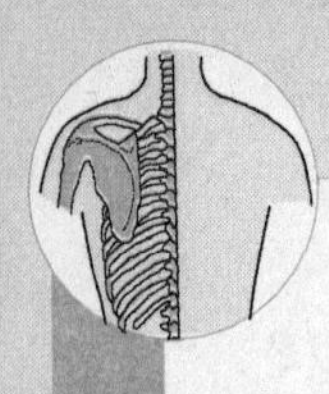

第五章 足三阴穴位及治疗疾病

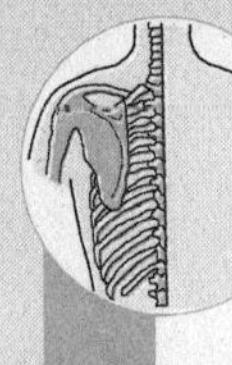

第六章 任督二脉穴位及治疗疾病

第七章　经外奇穴穴位及治疗疾病

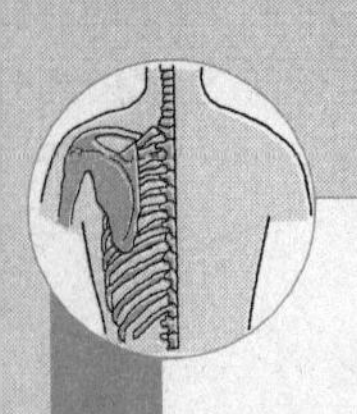

第一章

穴位按摩好，百病皆可消

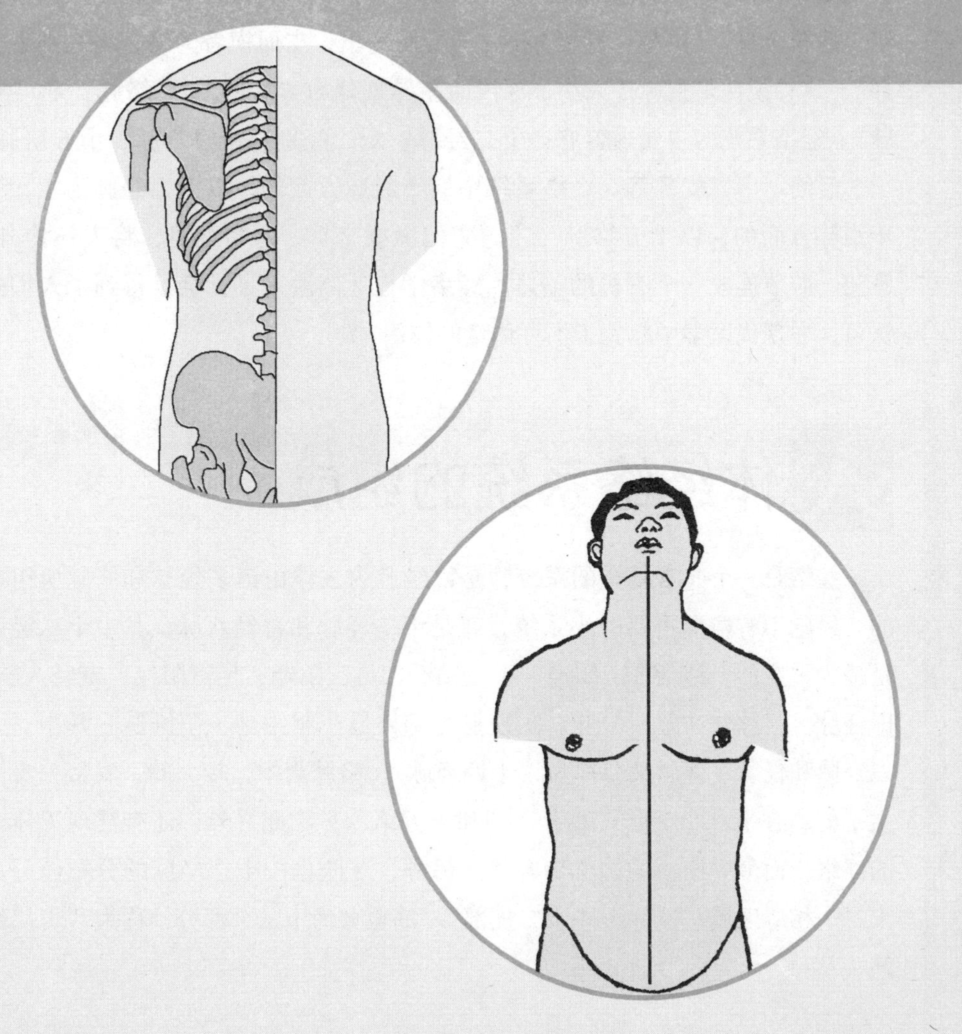

经络是怎么回事儿

什么是经络？经络就是运行气血、联系脏腑和体表及全身各部位的信道，是人体功能的调控系统。随着社会的发展，经络学越来越被人们所重视，它被看作是人体针灸和按摩的基础，在中医学中经络已经成为了不可或缺的一部分。

“经”，也就是“径”，指的是“纵线”，有路径的意思，简单地说，就是经络系统中的主要路径，其存在于机体内部，贯穿上下，沟通内外；“络”所指的是“网络”，实际上就是主路分出的辅路，存在于机体的表面，纵横交错，遍布全身。《灵枢·脉度》说：“经脉为里，支而横者为络，络之别者为孙。”这种说法是把脉按大小、深浅的差异划分为“经脉”、“络脉”和“孙脉”。经络系统的主要内容有：十二经脉、十二经别、奇经八脉、十五络脉、十二经筋、十二皮部等。经络系统中属于经脉方面的，以十二经脉为主，属于络脉方面的，以十五络脉为主。它们纵横交贯，遍布全身，将人体内外、脏腑、肢节连成一个有机的整体。经络学也逐渐融入了社会，得到了人们的认可，在现代医学中起到了不可估量的作用。

人体经络系统的组成

经络是一个非常复杂的系统，是以经脉为主体由诸多经脉和络脉所组成的。经脉中有两个重要的小系统，就是十二经脉和奇经八脉，其中十二经脉是最为重要的，包括手三阴经、手三阳经、足三阳经、足三阴经；奇经八脉，即任脉、督脉、冲脉、带脉、阴跷脉、阳跷脉、阴维脉、阳维脉。其中，十二经脉和任脉、督脉又合称为“十四经脉”。络脉当中，较大的、直接分支于主干的、有一定理论形式的为经别和十五络脉；除此之外，还有浮现于体表的浮络，而最为细小的则称为孙络。另外，皮肤也按十二经脉的分布而分为十二个相应区域，被称作“十二皮部”。筋也分为十二个部分，称为“十二经筋”。

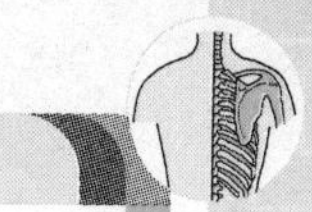

◇ 十二经脉

我们了解到，十二经脉是指十二脏腑所属的经脉，是经络系统的主体，因此，又被称为“正经”。十二经脉的名称分别为手阳明大肠经、手太阳小肠经、手少阳三焦经、手太阴肺经、手厥阴心包经、手少阴心经、足阳明胃经、足太阳膀胱经、足少阳胆经、足太阴脾经、足少阴肾经、足厥阴肝经。其中的六条阴经连接着六脏，而六条阳经则连接着六腑，并分别与各自相表里的脏或腑相互联系。阴经主要分布在身体的内侧或腹面，阳经分布在身体外侧或背面。十二经脉将气血津液等营养物质周流全身，让人体各组织器官、四肢百骸不断地得到营养供应，从而让人的身体功能得到正常的运行。

◇ 奇经八脉

奇经八脉是指别道奇行的经脉，包括了督脉、任脉、冲脉、带脉、阴维脉、阳维脉、阴跷脉、阳跷脉共八条。这八条经“别道奇行”，但不属于十二脏腑，同时也无相表里的经脉络属。奇经八脉中的任脉和督脉都有着固定的穴位，它与十二经脉一起合称为“十四经”，是经络系统中非常重要的一部分。

◇ 十五络脉

十二经脉和任、督二脉各自别出一络，再加上脾之大络，被称为十五络脉。十二正经的络脉是从本经发出的，其走向相表里的经脉，简单说就是阴经的络脉走向阳经，阳经的络脉走向阴经。脾之大络散布胸胁，任脉的络脉散布腹部，督脉的络脉联络足太阳经。

◇ 十二经别

十二经别是十二正经离、合、入、出的别行部分，是正经深入体腔的分支。十二经别汇合成六组，称为“六合”。

◇ 十二经筋

十二经筋是十二经脉的“经气”输布于筋肉骨节的体系，是附属于十二经脉的筋肉系统。经筋的作用是约束骨骼，屈伸关节，维持人体正常运动功能。

◇ 十二皮部

十二皮部是十二经脉功能活动反映于体表的部位。十二皮部的分布区域是以十二经脉在体表的分布范围而划分的，是居于人体最外层的保护膜。

经络按摩对身体的作用

◈ 联系脏腑、沟通内外

人体的五脏六腑、四肢百骸、五官九窍、皮肉筋骨等组织器官，之所以可以维持相对的协调与统一，保证正常的生理活动，完全是依靠经络系统的联络沟通而实现的。经络中的经脉、经别与奇经八脉、十五络脉，纵横交错，通上达下，将人体各脏腑组织、经筋、皮部联系起来，将肢体筋肉皮肤、浮络和孙络联系起来。这样一来，经络将人体联系成了一个有机的整体。经络的联络沟通还反映在经络的传导功能方面。体表感受病邪和各种刺激，可传导于脏腑，脏腑的生理功能失常，也能够反映于体表。这些都是经络联络沟通作用的具体表现。

◈ 运行气血、营养全身

《灵枢·本藏》中指出："经脉者，所以行血气而营阴阳，濡筋骨，利关节者也。"气血被认为是人体生命活动的物质基础，全身的各组织器官只有得到气血的温养和濡润才可以进行正常的生理功能。经络也是人体气血运行的通道，能够将营养物质输布到全身各组织脏器，使脏腑组织得到良好的运转。

◈ 抗御病邪、保卫机体

营气行于脉中，卫气行于脉外。经络"行血气"而使营卫之气密布周身，在内和调于五脏，洒陈于六腑，在外抗御病邪，防止内侵。外邪侵犯人体由表及里，通常先从皮毛开始。卫气充实于络脉，络脉散布于全身而密布于皮部，当外邪侵犯机体时，卫气首当其冲发挥其抗御外邪、保卫机体的屏障作用。如《素问·缪刺论》所说："夫邪客于形也，必先舍于皮毛，留而不去，入舍于孙脉，留而不去，入舍于络脉，留而不去，入舍于经脉，内连五脏，散于肠胃。"

除此之外，正常状态下，人体的经络功能与作用是有一定规律的。掌握了它的规律，观察它的变化，能够作为依据进行辨证施治。

◈ 生理方面

人体脏腑、四肢、百骸、皮毛、肌肉、血脉等组织与器官，都有着不同的生理功能，这些组织与器官能够进行有机的整体活动，主要是通过经络在

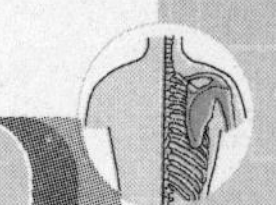

其间的密切联系来完成的。经络可以维持机体的相对平衡与协调。同时，也能够维持机体生命活动所需要的营养物质。这些营养物质必须通过经络的运行，从而输送到全身的各个组织器官中，让正常的生理活动得以进行。

病理方面

十二经脉同脏腑相连，因此，只要经脉有病就可以传递到脏腑，而脏腑有病也能第一时间反映到经脉上来，经络同疾病的发生有着巨大的联系。外邪侵犯人体，经气不能发挥它的抗御作用，病邪便会经过经络从体表传入内脏。比如，感受风寒在表不解，可通过手太阴肺经传入肺脏引起咳喘。相反，如果内脏发生病变，循经络的通路也会反映到体表上来。比如，胃病可见齿痛，肝病可见胁痛等，这都是本脏发病在其所属经络循行部位上的反映。

诊断方面

每一经脉都有着它所分属的脏和腑，并有各自所循行的部位和腧穴，不同脏腑的病变能够反映在所属经脉的穴位上，具体表现为有明显的压痛。比如肝炎患者在肝俞穴就会有压痛，消化道溃疡患者在脾俞、胃俞等穴位上也有反映等。另外，如头痛，痛在前额部的属阳明经，痛在颈后的属太阳经，痛在两侧的属少阳经。临床依据征候表现，结合经脉的分属部位，进行分析辨证诊治，可以得到良好的治疗效果。

治疗方面

在治疗方面，经络有一定的实践意义，比如，针灸疗法，主要运用针或灸对特定的经络腧穴，给以轻重不同的刺激，既能振奋或抑制脏腑机能，又能调理气血，还可以调节周身各器官之间的平衡，调动与增强人体的抗病机能以促进身体的康复，从而达到治疗目的。

穴位是怎样划分的

腧穴，是人体脏腑经络中的气血输注到身体表面的特殊部位。腧，原为“输”，从简写成“俞”，是传输、输注的意思，指的是经络气血传输的所在。穴，是孔隙的意思，是人体的经络中气的居所。古代人体的穴位划分为腧穴、经穴、奇穴、阿是穴。

十四经穴

经穴是指归属于十二经脉和任脉、督脉上的腧穴，多次经医家实践检验后被固定下的经典穴位。这一类腧穴，具有主治本经络和所归属脏腑病症的共同作用，因此，归纲于十四经脉系统中，简称“经穴”。经穴通常以国际通用的361个为主，是腧穴的主要构成部分。经穴有两个特征：位于经络上，有固定的标志性位置；有公认的针对性疗效。

奇穴

奇穴又称为“经外奇穴”，是指传统经穴或经典穴位以外的一些穴位。这些穴位有的在经线上，有的不在经线上。但是原始的奇穴是指不在经络上的穴位，故称“经外奇穴”。历代对奇穴记载不一。目前，国家技术监督局批准发布的《经穴部位》，对48个奇穴的部位确定了统一的定位标准。

奇穴主治范围比较单纯，多数对于特定的某些疾病有特殊疗效。

与经穴相比，经外奇穴具有以下特点：不在经络线上；对刺激比较敏感；有较好的或特殊的治疗效果。

阿是穴

阿是穴是指既无固定名称，也没有固定位置，而以压痛点、敏感点为主要特征的穴位，因为随机性较强，数量不固定，又称“天应穴”、“不定穴”、“压痛点”。按摩和压迫这些穴位，也能起到治病、缓解疼痛的作用。

阿是穴在古代的得名，一般认为是医者按压到穴位时，患者会受到酸、麻、胀、困、疼等刺激，发出“啊”的声音而得名。

以痛为腧穴，是古代寻找阿是穴的标准。但是，并非人体的痛点都可以成为穴位，例如，心绞痛是不可以在心脏上针刺的。所以可以理解为在可以刺激（如针刺、艾灸、按摩等）的部位，找到的痛点、敏感点就是阿是穴。

认识人体中的腧穴

腧穴又叫作孔穴，“腧”通“输”，或从简作“俞”。“穴”指的是空隙的意思。腧穴是人体脏腑经络气血输注出入的特殊部位，它的“输通”是双向的：从内通向外，根据腧穴出现的压痛、酸楚、麻木、结节、肿胀、变色、丘疹、凹陷等病痛反应，可以通晓内在脏腑气血的病理变化，从而防治疾病；

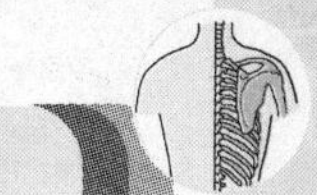

从外通向内，则可以通过针灸、推拿等刺激相应腧穴，达到疏通经络、调节脏腑气血的作用。

腧穴是针灸、推拿等疗法的主要施术部位。在长期的实践中，逐渐形成了一个个独特的腧穴，命名上能够看出各个名称的明确含义。《千金翼方》对此解释说："凡诸孔穴，名不徒设，皆有深意。"历代医家以腧穴所居部位和作用为基础，结合自然界的现象和医学理论，采用取类比象的方法对腧穴进行命名。了解腧穴命名的含义，可以帮助我们熟悉、记忆腧穴的部位和治疗的功效。

刚接触腧穴的人常常觉得穴位的名称稀奇古怪，难以记忆。实际上，如果可以理解古人为腧穴起名的缘由，那么就可以轻松地记住腧穴的名称、位置和功效。例如：

"日月"的解释为"日，太阳；月，月亮。日为阳，指胆；月为阴，指肝"，于是我们就能牢记日月是治疗肝胆疾病的要穴。

"玉堂"的解释为"玉，玉石；堂，殿堂"，玉有贵重之意，这里指心，由此我们就能知道穴位的所在相当于心的部位，因其重要，故比之为玉堂。

又如，借助于地面建筑物的名称与腧穴所在部位的形态或治疗作用来命名，如屋翳、膺窗、气户、梁门、库房、地仓、天井、巨阙等；根据腧穴部位或治疗作用，结合阴阳、脏腑、经络、气血等中医学理论命名，如阴陵泉、阳陵泉、心俞、肝俞、三阴交、三阳络、百会、气海、血海、神堂、魄户，以及治目疾的睛明、光明等穴，治水肿的水分、水道等穴，治面瘫的牵正等穴。除此之外，常见的还有参照动植物命名的，比如伏兔、鱼际、犊鼻、鹤顶、攒竹等穴。

经络与腧穴的关系

我们知道，经络指的是人体的经络系统。人体的经络系统又包括经脉、络脉。经脉包括十二经脉、奇经八脉等；络脉包括十五络脉和难以计数的浮络、孙络等。这一经络系统是人体巨大而复杂的网络。

腧穴与经络的关系非常密切。腧穴归于经络，经络属于脏腑，腧穴与脏腑脉气相通。《素问·调经论》说，五脏的通路都连着经络，借此来运行人体内的气血（五脏之道，皆出于经隧，以行血气）。《灵枢·海论》说，十二经脉，在体内归属于脏腑，在体表连结着四肢（夫十二经脉者，内属于腑脏，外络于肢节）。

《千金翼方》中进一步指出，腧穴是经络循行往返的部位（凡孔穴者，是经络所行往来处），如果在体表穴位施以针或灸，就可以“引气远入”而治疗病症（引气远入抽病也）。

中医学认为，脏腑病变能够从经络反映到相应的腧穴。《灵枢·九针十二原》说，五脏出了毛病，从十二原穴就能看出来，十二个原穴对应十二脏腑，观察原穴的情况就能推测哪一个脏腑有病（五脏有疾也，应出十二原，十二原各有所出，明知其原，睹其应，而知五脏之害矣）。

第二章

手三阳穴位及主治疾病

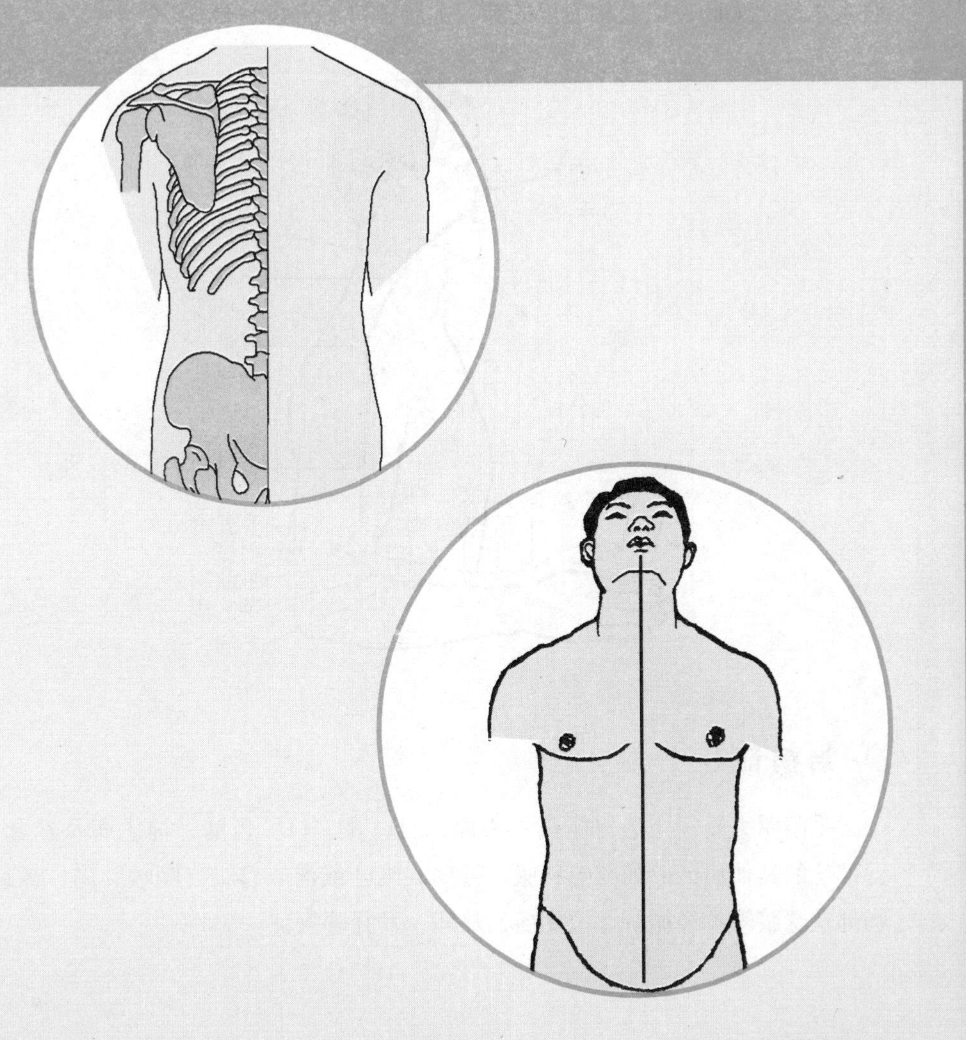

手阳明大肠经

循行路线

手阳明大肠经首穴为商阳，末穴为迎香，左右各20个穴位，其中2穴在面部，3穴在颈肩部，15穴在上肢背面桡侧。本经从食指末端桡侧起始，沿着食指桡侧上缘，从合谷两骨之间，上入走向两筋之间，经第一和第二掌骨之间、两筋之间、上肢外侧前缘，上走肩端，沿肩峰前缘，向上交会颈部，再向下入缺盆（锁骨上窝部），联络肺脏，通过横膈，属于大肠。此经在体内联系本经之大肠，以及相表里的肺、大肠、口、上齿、鼻。

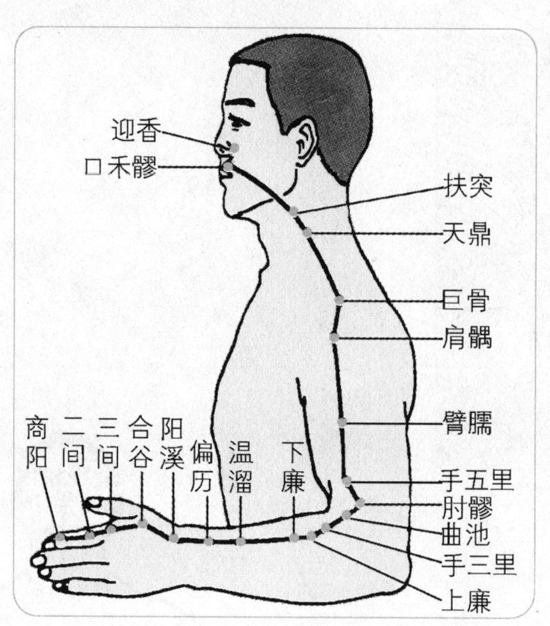

主治病证

手阳明大肠经主治胃肠病、头面、目、鼻、口、齿痛、神志病及经脉循行部位的其他病证。如肠鸣腹胀，胃痛，呕吐或消谷善饥，咽喉肿痛，鼻衄，胸部及膝膑等本经循行部位疼痛，热病，发狂等病证。

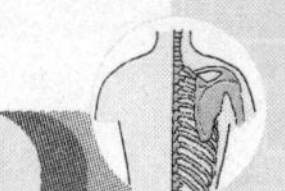

商阳

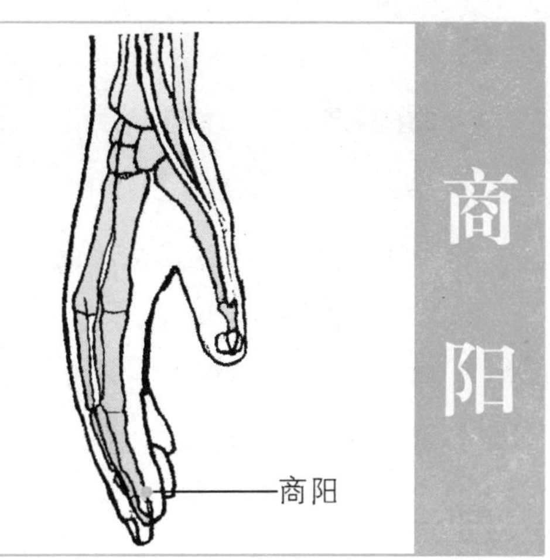

定位 在手食指末节桡侧，距指甲根角旁0.1寸。

取穴 伸指俯掌，食指爪甲桡侧缘和基底部各作一切线，两线相交部为本穴。

主治 胸中气满，喘咳支肿，热病汗不出，耳鸣，耳聋，寒热，口干，齿痛，恶寒，肩背急，相引缺盆中痛，目青盲。

常用疗法

按摩：以拇指指腹向下按压穴位。按摩商阳穴时，注意用力适度，节奏和谐，每日2~3次，每次3分钟。

针灸：直刺0.2~0.3寸。可灸。

二间

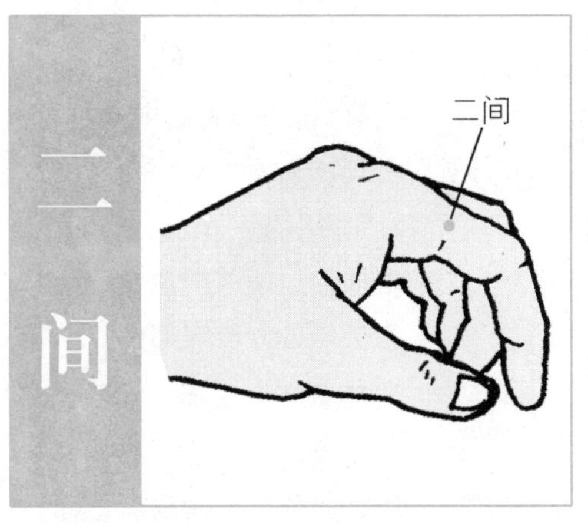

定位 微握拳，在手食指本节（第二掌指关节）前，桡侧凹陷处。

取穴 握拳，第二掌指关节前缘桡侧皮肤褶皱顶点。

主治 喉痹，颔肿，肩背痛，振寒，衄血，齿痛目黄，口干，急食不通，伤寒水结。

常用疗法

按摩：以拇指指腹向下按压穴位。按摩二间穴时，注意用力适度，节奏和谐，每日2~3次，每次3分钟。

针灸：直刺0.2~0.3寸。可灸。

三间

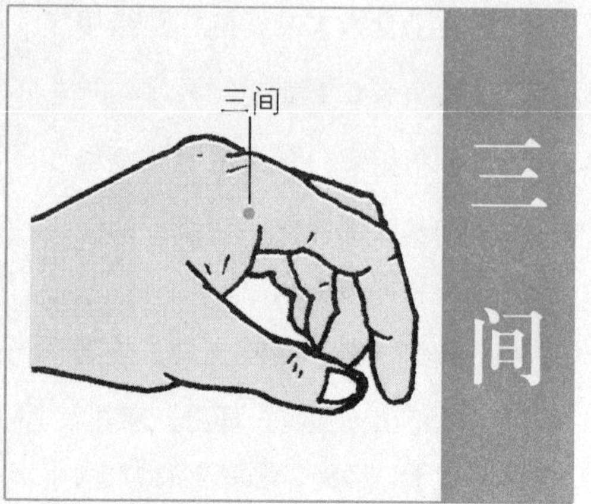

定位 微握拳，在手食指本节（第二掌指关节）后，桡侧凹陷处。

取穴 半握拳，食指桡侧之赤白肉际上，食指掌指关节后缘的凹陷处为取穴部位。

主治 喉痹，咽中如梗，下齿龋痛，嗜卧，胸腹满，口干，气喘，寒热痁。

常用疗法

按摩：以拇指指腹向下按压穴位。按摩本穴时，用力要轻重合适，节奏和谐，时间不需要太久。

针灸：直刺0.3~0.5寸。可灸。

艾灸：艾炷灸3~5壮，艾条灸5~10分钟。

合谷

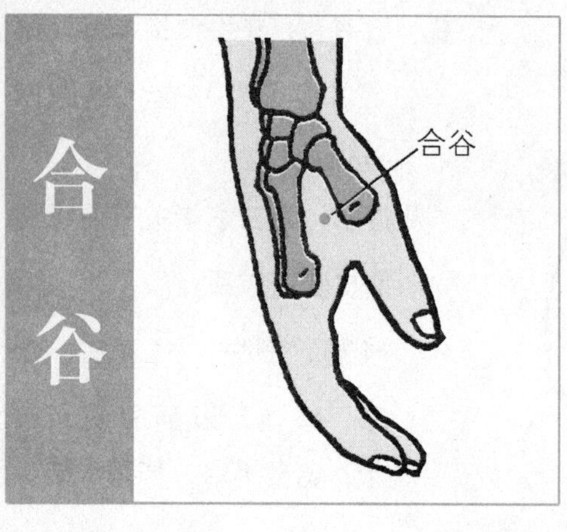

定位 在手背，第一、第二掌骨间，当第二掌骨桡侧的中点处。

取穴 以一手的拇指掌面指关节横纹，放在另一手的拇指和食指的指蹼缘上，屈指，当拇指尖尽处为取穴部位。

主治 发热恶寒，头痛，无汗，鼻出血不止，目视不明，偏风，风疹，下齿龋，耳聋。

常用疗法

按摩：以拇指垂直掐按穴位，每次掐按2~3分钟，早晚各1次。

针灸：直刺0.5~1.0寸。可灸。孕妇禁针。

阳溪

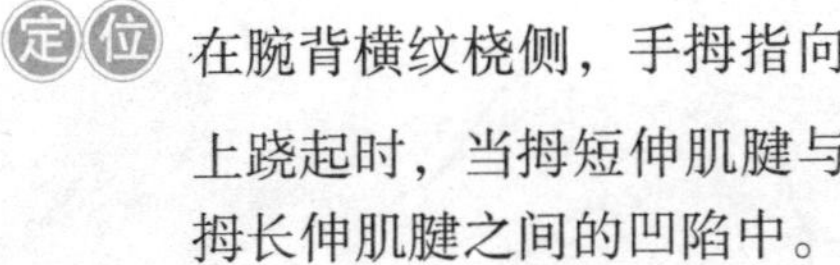

定位 在腕背横纹桡侧，手拇指向上跷起时，当拇短伸肌腱与拇长伸肌腱之间的凹陷中。

取穴 拇指向上跷起，腕横纹前露出两条筋，即拇长伸肌腱和拇短伸肌腱，两筋与腕骨、桡骨茎突所形成的凹陷为取穴部位。

主治 热病烦心，目风赤烂有翳，厥逆，寒热疟疾，喉痹，耳鸣，耳聋，惊掣，痂疥。

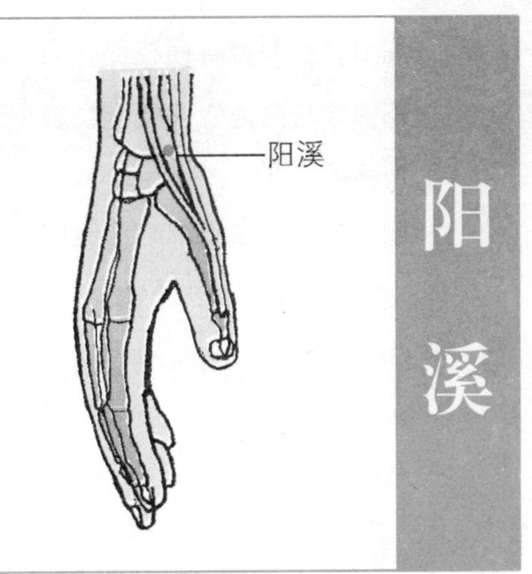

常用疗法

按摩：以拇指点揉，每次2~3分钟，早晚各1次，双手交替进行。进行按摩时，宜采用按、点的方法，时间间隔不要太长，有麻痛感即可，点时亦要注意节奏，不可忽慢忽快。

针灸：直刺0.3~0.5寸。可灸。

偏历

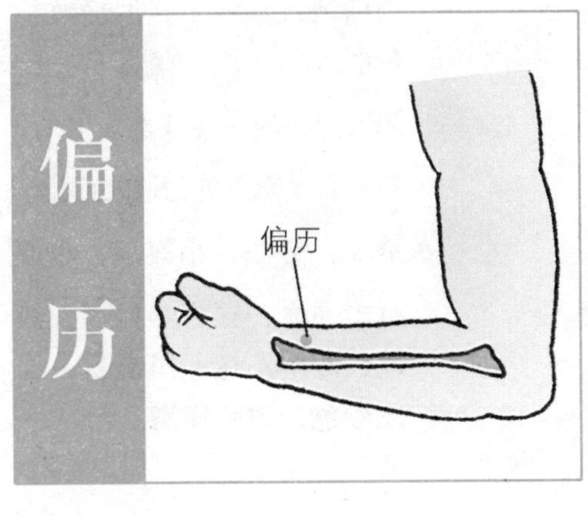

定位 屈肘，在前臂背面桡侧，当阳溪穴与曲池穴连线上，腕横纹上3寸。

取穴 两手虎口垂直交叉，当中指端所指处有一凹陷，该处为取穴部位。

主治 齿痛，鼻出血，寒热疟，癫痫多言，咽喉干，喉痹，耳鸣，风汗不出，利小便。

常用疗法

按摩：用拇指指腹按揉穴位，每次3~5分钟，早晚各1次。

针灸：直刺或斜刺0.5~0.8寸。可灸。

温溜

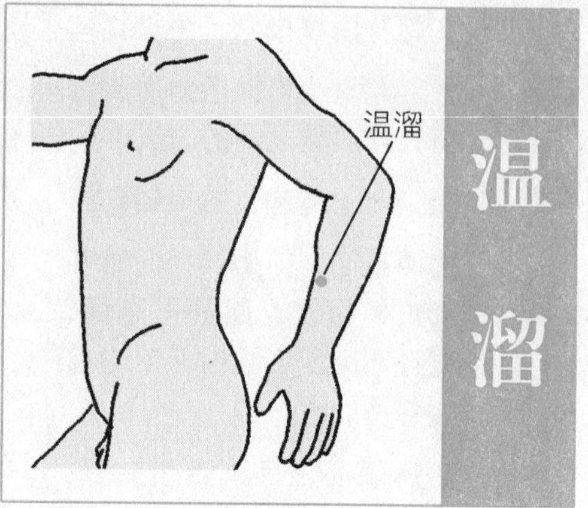

定位 屈肘，在前臂背面桡侧，当阳溪穴与曲池穴连线上，腕横纹上5寸。

取穴 侧腕屈肘，在阳溪与曲池的连线上，阳溪上5寸处取穴。

主治 肠鸣，腹痛，伤寒哕逆，寒热，头痛，吐涎，风逆，四肢肿，喉痹。

常用疗法

按摩：以拇指向下按压，每次4~5下，或作圈状按摩。按摩本穴时，力度可以适当加大，这样效果会更好。

针灸：直刺0.5~1.0寸。可灸。

艾灸：用艾条温灸此穴，每次5~20分钟，每日1次。

下廉

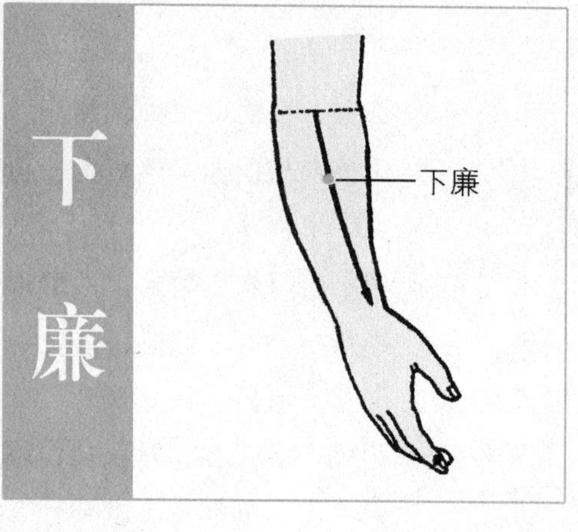

定位 在前臂背面桡侧，当阳溪穴与曲池穴连线上，肘横纹下4寸。

取穴 阳溪与曲池之连线上，上1/3与下2/3交界处为取穴部位。

主治 飧泄，劳瘵，小腹满，小便黄，便血，狂言，偏风，热风，冷痹不遂，风湿痹，面无颜色，腹胁痛满。

常用疗法

按摩：并拢食指和中指，用指腹垂直按压穴位，每次1~3分钟，早晚各1次。

针灸：直刺0.5~1.0寸。可灸。

艾灸：用艾条温灸此穴，每次5~20分钟，每日1次。

上廉

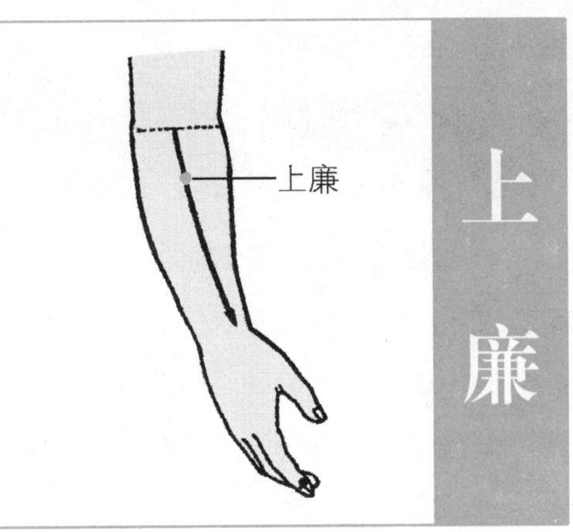

定位 在前臂背面桡侧，当阳溪穴与曲池穴连线上，肘横纹下3寸。

取穴 屈肘，前臂侧立，在曲池下4横指（即3寸），桡骨内侧处。

主治 小便难、黄赤，肠鸣，胸痛，偏风，半身不遂，手足不仁，喘息，大肠气，骨髓冷，脑风头痛。

常用疗法

按摩：用手指指腹或指节向下按压穴位，同时作圈状按摩。按摩本穴时，力度要适中，强度要适宜。

针灸：直刺0.5~1.0寸。可灸。

艾灸：用艾条温灸此穴，每次5~20分钟，每日1次。

手三里

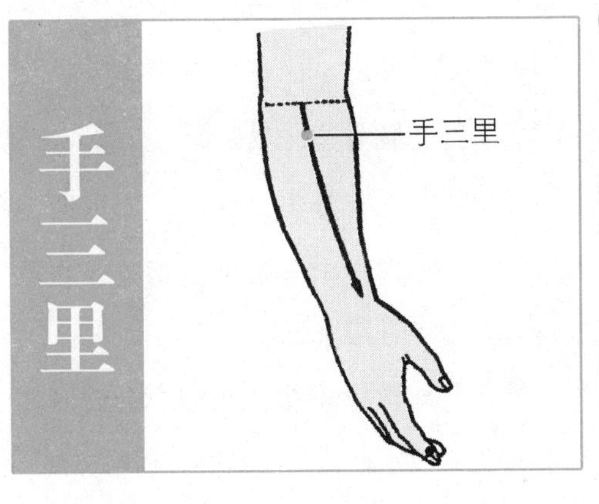

定位 在前臂背面桡侧，当阳溪穴与曲池穴连线上，肘横纹下2寸。

取穴 侧腕屈肘，先确定阳溪与曲池的位置，从曲池沿阳溪与曲池的连线向下量约2横指。

主治 霍乱遗矢，失音气，齿痛，颊颔肿，手臂不仁，肘挛不伸，瘰疬，手足不遂。

常用疗法

按摩：用拇指垂直弹拨穴位，每次3~5分钟，早晚各1次。按摩本穴时，用力要轻重合适。

针灸：直刺0.5~1.0寸。可灸。

艾灸：用艾条温灸，每次5~20分钟，每日1次。

曲池

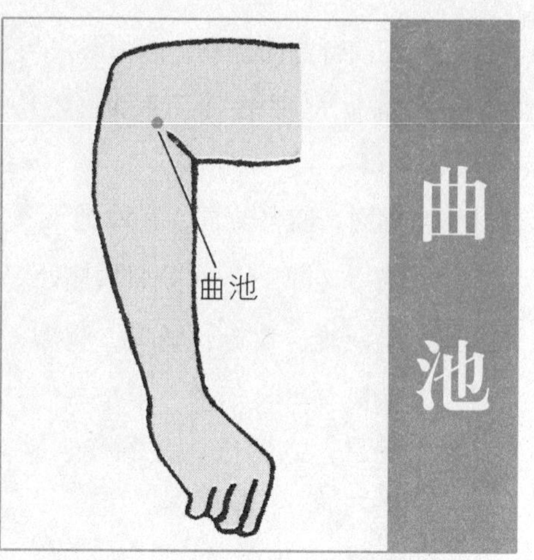

定位 在肘横纹外侧端，屈肘，当尺泽穴与肱骨外上髁连线中点。

取穴 仰掌屈肘成45°，肘关节桡侧，肘横纹头为取穴部位。

主治 手臂红肿，偏风，半身不遂，恶风邪气，风瘾疹，胸中烦满，臂膊疼痛，屈伸难，风痹，肘细无力，皮肤干燥，皮肤痂疥，妇人经脉不通。

常用疗法

按摩：用拇指垂直按压穴位，每次3～5分钟，早晚各1次。

针灸：直刺0.5～1.5寸。可灸。

艾灸：用艾条温灸此穴，每次5～20分钟，每日1次。

肘髎

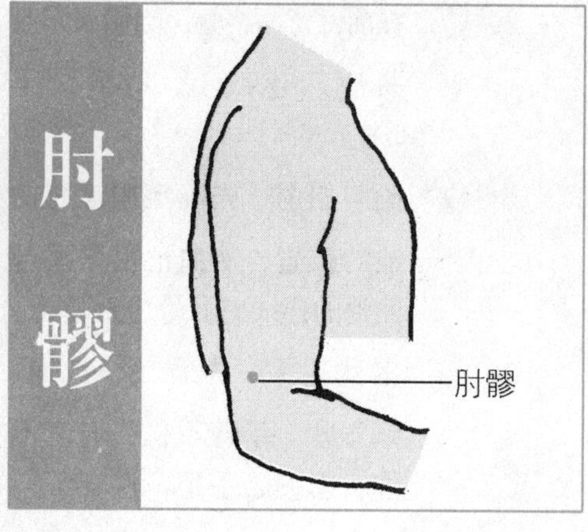

定位 屈肘，曲池穴上方1寸，当肱骨边缘处。

取穴 在臂外侧，屈肘，先取曲池穴再向上量1横指处，在肱骨边缘处。

主治 臂痛不举，屈伸挛急，麻木不仁，风劳嗜卧，肘节风痹。

常用疗法

按摩：用手指指腹或指节向下按压，同时进行圈状按摩。本穴的按摩可以采用按、揉、点等手法，每次2～3分钟，每日2～3次。

针灸：直刺0.5～1.0寸。可灸。

手五里

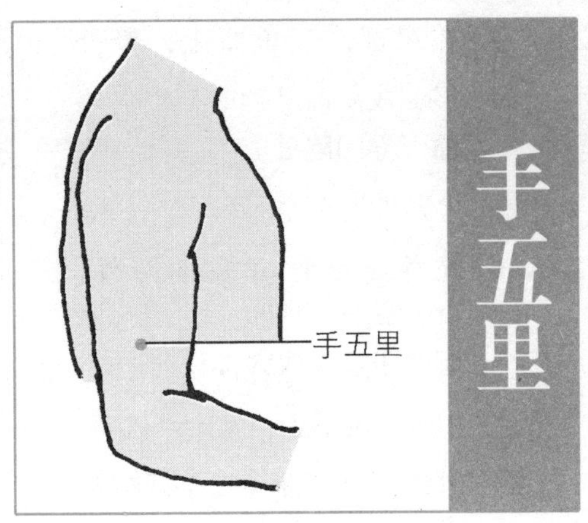

定位 在臂外侧，当曲池穴与肩髃穴连线上，曲池穴上3寸处。

取穴 抬臂屈肘，曲池与肩髃连线向上量4横指（即3寸），所及肱骨桡侧缘的凹陷处。

主治 风劳惊恐，吐血咳嗽，肘臂痛，嗜卧，四肢不得动，心下胀满，身黄，痎疟。

常用疗法

按摩：用手指指腹或指节向下按压，同时进行圈状按摩。每次1~2分钟，早晚各1次。

针灸：直刺0.5~1.0寸。可灸。

臂臑

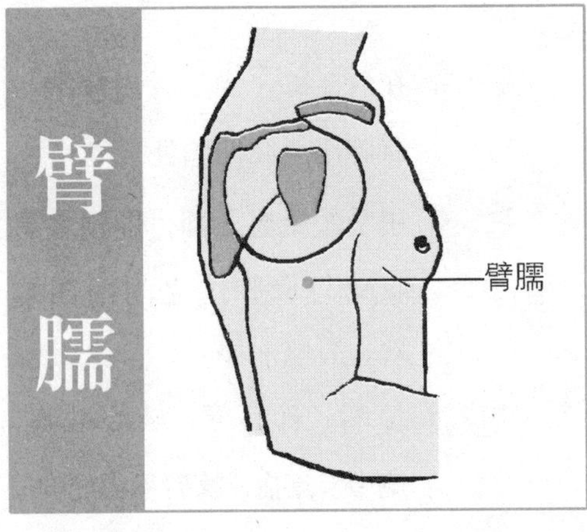

定位 在臂外侧，三角肌止点处，当曲池穴与肩髃穴连线上，曲池穴上7寸。

取穴 屈肘，紧握拳，上肢用力令其紧张，三角肌下端偏内侧处为取穴部位。

主治 寒热臂痛，不得举，瘰疬，颈项拘急。

常用疗法

按摩：以拇指指尖指压穴位。按摩本穴时，用力要轻重合适。每次1~3分钟，早晚各1次。

针灸：直刺0.5~1.0寸或斜刺0.8~1.5寸。可灸。

艾灸：用艾条温灸此穴，每次5~20分钟，每日1次。

肩髃

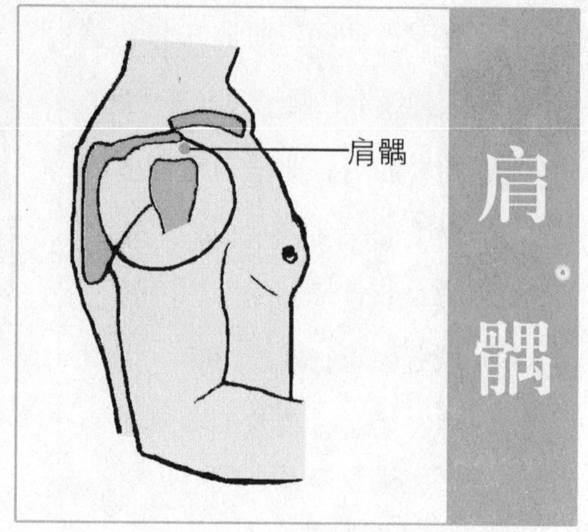

定位 在肩部，三角肌上，臂外展，或向前平伸时，当肩峰前下方凹陷处。

取穴 上臂外展至水平位，在肩部高骨（锁骨肩峰端）外，肩关节上出现两个凹陷，前面的凹陷为取穴部位。

主治 中风手足不遂，偏风，风痪，风病，劳气泄精，四肢热，半身不遂，热风。

常用疗法

按摩：用中指指腹按压穴位，每次3~5分钟，早晚各1次。

针灸：直刺0.5~1.0寸或斜刺0.8~1.5寸。可灸。

艾灸：用艾条温灸此穴，每次5~20分钟，每日1次。

巨骨

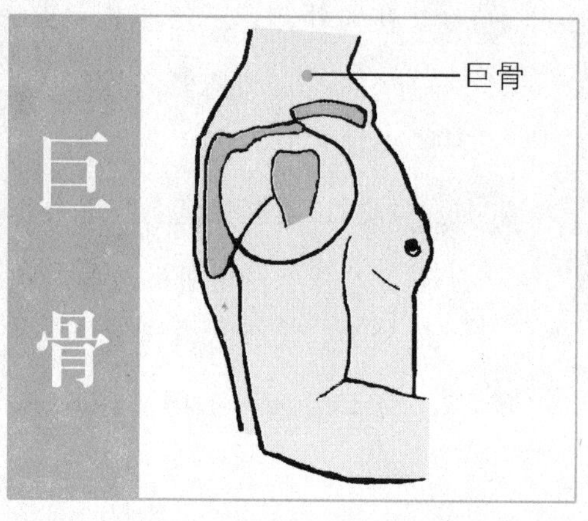

定位 在肩上部，当锁骨肩峰端与肩胛冈之间凹陷处。

取穴 用手按压肩上部，即锁骨肩峰端与肩胛冈之间的凹陷处，有酸痛感。

主治 惊痫，臂膊痛，破心吐血，胸中有瘀血，肩臂不得屈伸。

常用疗法

按摩：以手指指腹或指节向下按压，并进行圈状按摩。按摩本穴时，力度要适中，强度要适宜。

针灸：直刺0.5~0.8寸。

艾灸：用艾条温灸此穴，每次5~20分钟，每日1次。

天鼎

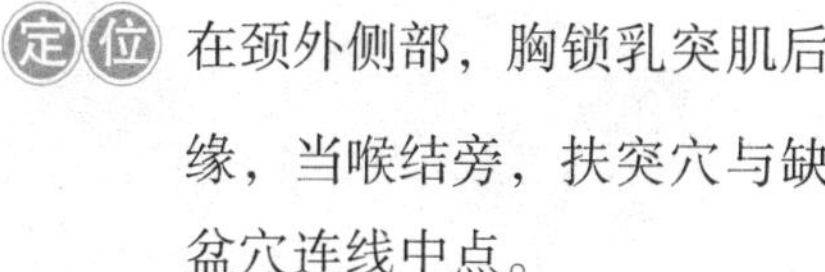

定位 在颈外侧部，胸锁乳突肌后缘，当喉结旁，扶突穴与缺盆穴连线中点。

取穴 扶突穴下1寸，胸锁乳突肌胸骨头与锁骨头汇合处。

主治 气哽，喉痹，嗌肿，不得息，饮食不下，喉中鸣。

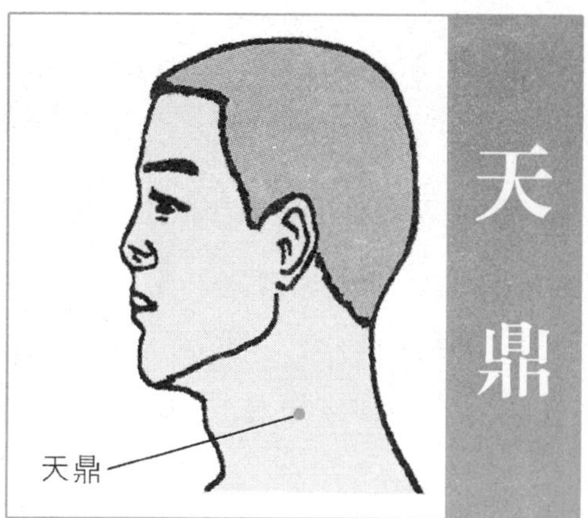

常用疗法

按摩： 以手指指腹或指节向下按压，并进行圈状按摩。每次2～5分钟，早晚各1次，双手交替进行。

针灸： 直刺0.3～0.8寸。可灸。

扶突

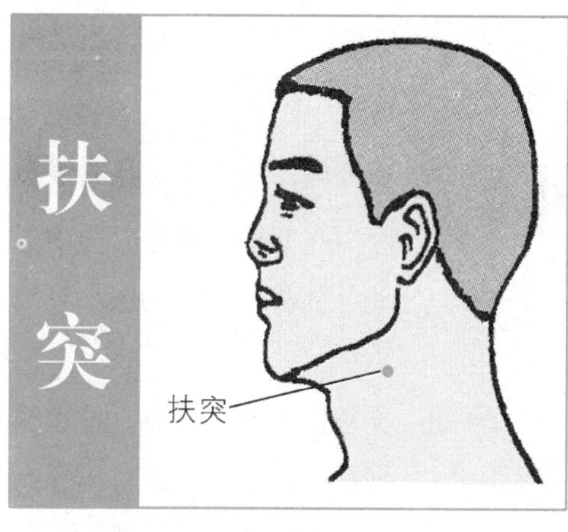

定位 在颈外侧部，喉结旁，当胸锁乳突肌的前、后缘之间。

取穴 头微侧仰，先取甲状软骨与舌骨之间的廉泉穴，从廉泉向外4横指（即3寸），在胸锁乳突肌的前、后缘之间即为本穴。

主治 咳嗽多唾，上气，咽引喘息，喉中如水鸡声。

常用疗法

按摩： 用手指指腹或指节向下按压，同时进行圈状按摩。按摩本穴时，用力要轻重合适。

针灸： 直刺0.3～0.8寸。可灸。针刺时，注意避开颈动脉，不可过深，一般不使用电针，以免引起迷走神经反应。

口禾髎

定位 在上唇部，鼻孔外缘直下，平水沟穴。

取穴 正坐位，上唇部，鼻孔外缘直下，平水沟穴，按压有痛感。

主治 尸厥及口不可开，鼻疮息肉，鼻塞不闻香臭，鼽衄不止。

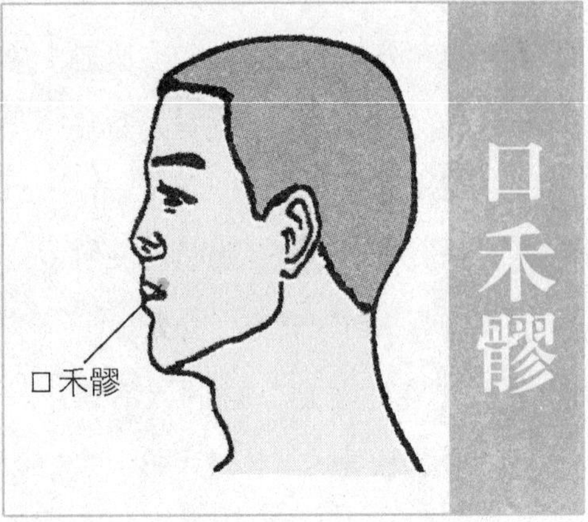

常用疗法

按摩：用手指指腹或指节向下按压，同时进行圈状按摩。每次1～3分钟，早晚各1次。

针灸：直刺或斜刺0.3～0.5寸。

迎香

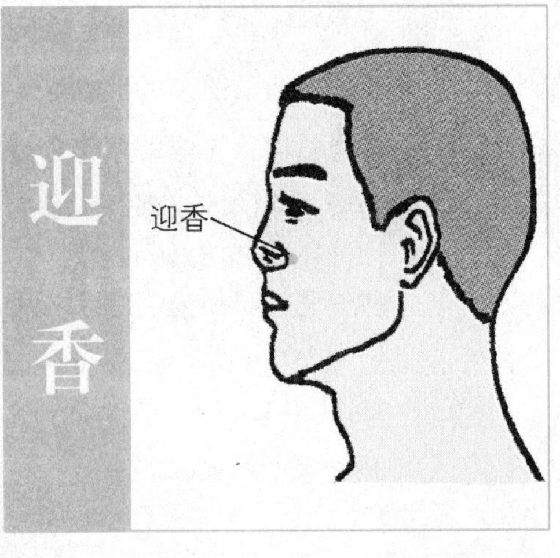

定位 在鼻翼外缘中点旁，当鼻唇沟中。

取穴 正坐位，用手指从鼻翼沿鼻唇沟向上推，至鼻唇沟中点处可触及一凹陷，按之有酸胀感。

主治 鼻塞，急慢性鼻炎，过敏性鼻炎，鼻窦炎，鼻息肉，嗅觉减迟，口角歪斜。

常用疗法

按摩：用两手食指或中指指腹同时点揉两侧穴位，每次3～5分钟，早晚各1次。

针灸：直刺0.2～0.3寸或斜刺0.3～0.5寸。

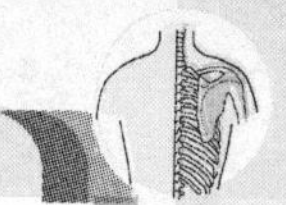

手少阳三焦经

循行路线

手少阳三焦经每侧23个穴位，其中13个分布于上肢，10个位于颈部和头部，首穴关冲，末穴丝竹空。本经起源于无名指的末端，向上行于小指与无名指之间，沿手背至腕部，向上经尺、桡骨之间，经过肘间部，沿上臂后到肩部，在大椎穴处与督脉相会，又从足少阳胆经后，前行进入锁骨上窝，分布在两乳之间。此经在体内联系本经之三焦，以及相表里的心包。

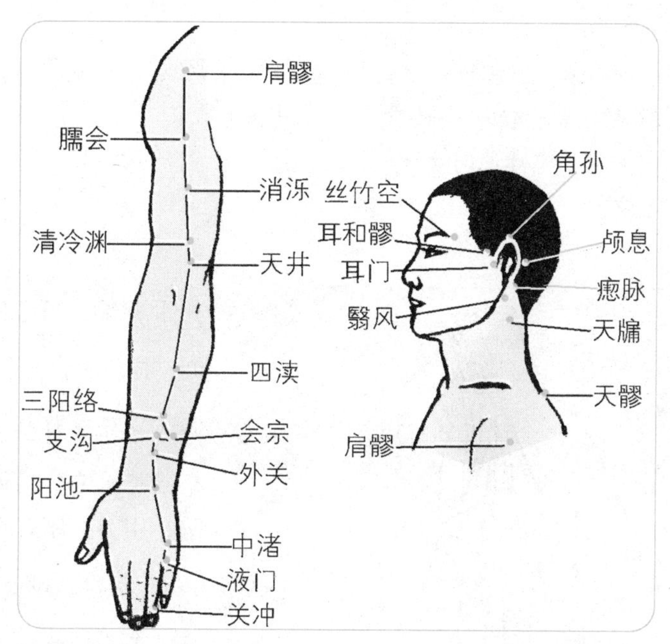

主治病证

三焦经主要功能是通行元气，因此主治耳、眼、头、胸、心、肺、咽喉部疾病，某些热病及本经所经过部位的病证。如腹胀，水肿，遗尿，耳鸣，耳聋，咽喉肿痛，目赤肿痛，耳后、肩臂肘部外侧疼痛等病证。

关冲

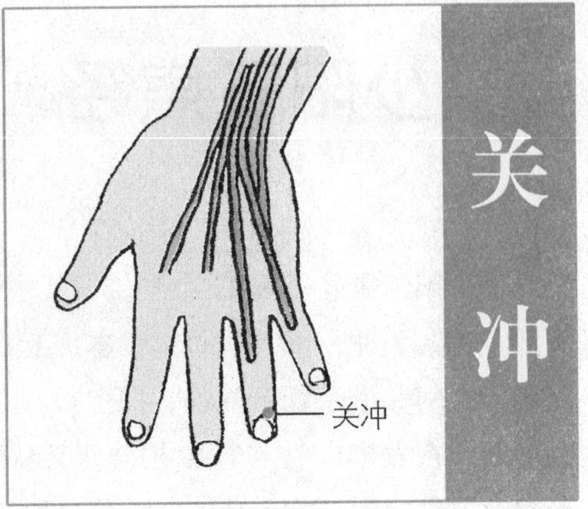

定位 在手环指末节尺侧，距指甲角0.1寸。

取穴 俯掌，在手指，沿无名指侧缘和基底部各作一水平线，两线交点处，按压有痛感。

主治 喉痹，舌卷口干，目生翳膜，视物不明，头痛，霍乱，胸中气噎，不嗜食。

常用疗法

按摩：以指尖向下按压，或用拇指与食指捏住无名指两侧，加以揉捏，间接刺激穴位，每次2~3分钟，早晚各1次。

针灸：直刺0.1寸。可灸。

液门

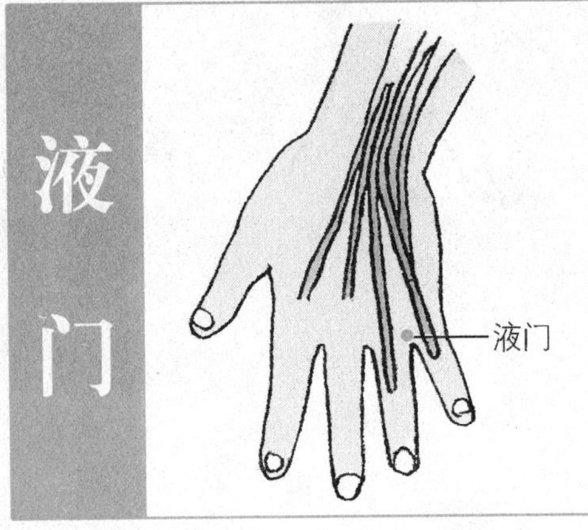

定位 在手背部，当第四、第五指间，指蹼缘后方赤白肉际处。

取穴 俯掌，在手背部第四、五指指缝掌指关节前可触及一凹陷，用力按压有酸胀感。

主治 惊悸妄言，咽外肿，齿龈痛，寒厥，痎疟寒热，目赤涩，头痛。

常用疗法

按摩：用指尖或棒状物向下按压，或用拇指按摩。按摩本穴时，用力要轻重合适，节奏和谐，时间不需要太久。

针灸：直刺0.3~0.5寸。可灸。

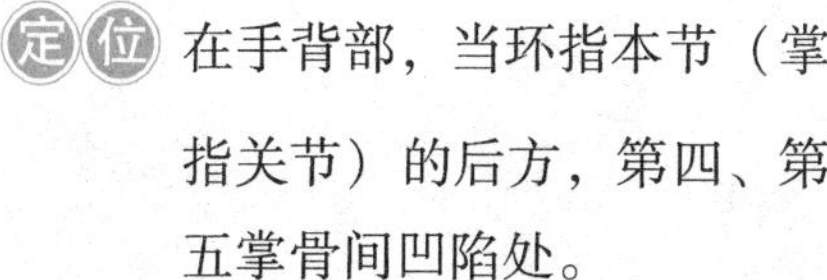

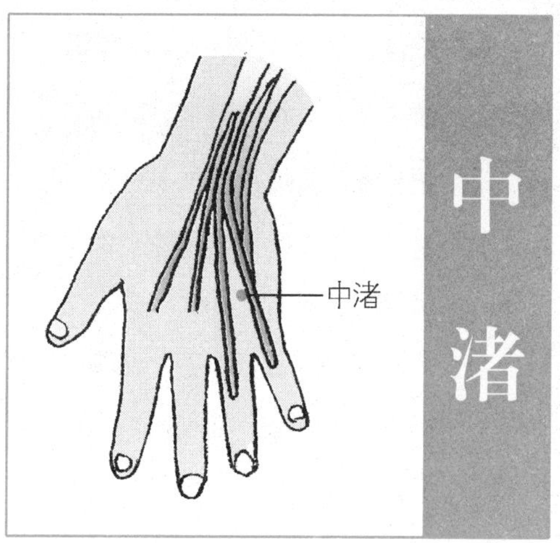

定位 在手背部，当环指本节（掌指关节）的后方，第四、第五掌骨间凹陷处。

取穴 俯掌，在手背部第四、五掌指关节后可触及一凹陷，用力按压有酸胀感。

主治 热病汗不出，头痛，耳聋，目赤，久疟，咽肿，肘臂痛，手五指不得屈伸。

常用疗法

按摩：用拇指指尖掐揉，每次1～2分钟。按摩本穴时，施力要均衡，速度要均匀。对儿童施治时，注意用力轻柔，适度即可。

针灸：直刺0.3～0.5寸。可灸。

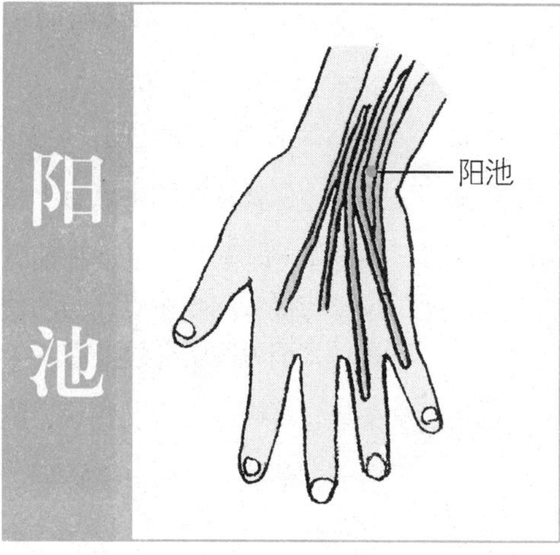

定位 在腕背横纹中，当指伸肌腱的尺侧缘凹陷处。

取穴 微屈指，沿手背部第四、五掌指关节向上至腕背侧横纹处可触及一凹陷，用力按压有酸胀感。

主治 消渴，口干烦闷，寒热疟，目赤肿痛，或因折伤手腕，肩臂痛不得举。

常用疗法

按摩：用拇指指尖点揉，每次2～3分钟。力度要适中，强度要适宜。

针灸：直刺0.3～0.5寸。可灸。寒则补之、灸之，热则泻针出气。

外关

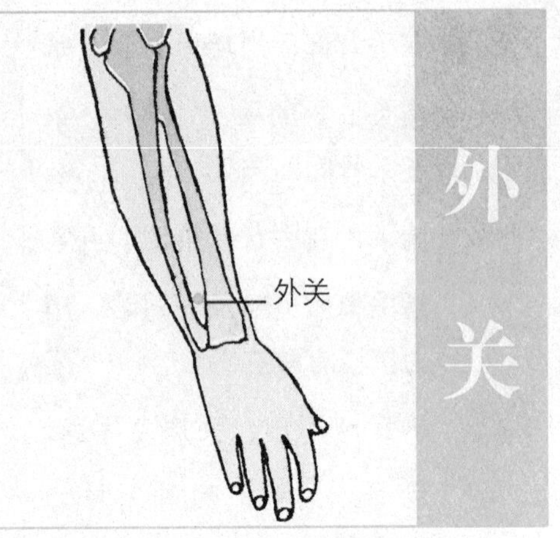

定位 阳池与肘尖连线上，腕背横纹上2寸，尺骨与桡骨之间。

取穴 抬上臂，从腕背横纹中点直上量约2横指处，在前臂尺骨与桡骨间隙中点，与内关相对。

主治 头痛，耳鸣，耳聋，热病，胁痛，肩背痛，肘臂屈伸不利，指痛。

常用疗法

按摩：用拇指指端点揉，每次2~3分钟。按摩本穴时，用力要轻重合适，节奏舒缓。

针灸：直刺0.5~1.0寸。可灸。

支沟

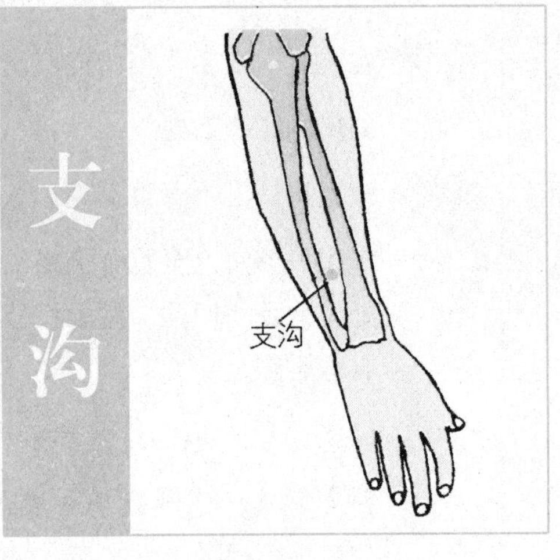

定位 在前臂背侧，当阳池与肘尖的连线上，腕背横纹上3寸，尺骨与桡骨之间。

取穴 抬臂，从腕背横纹中点直上量4横指（即3寸）处，在前臂尺骨与桡骨间隙中点，与间使相对，用力按压有酸胀感。

主治 头痛，耳鸣，耳聋，热病，胸胁痛，落枕，热病，便秘等。

常用疗法

按摩：用拇指指端点揉，每次2~3分钟，早晚各1次。用力要适中，方法得当。

针灸：直刺0.5~1.0寸。可灸。

会宗

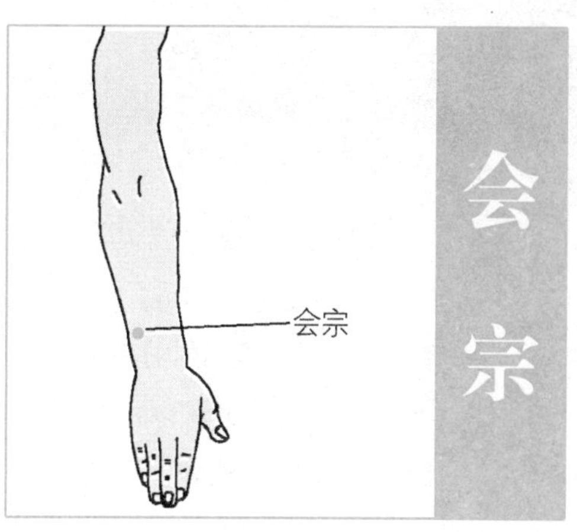

定位 在前臂背侧，当腕背横纹上3寸，支沟尺侧，尺骨的桡侧缘。

取穴 抬臂，从腕背横纹中点直上量4横指（即3寸）处，在前臂尺骨的桡侧缘，支沟侧缘，用力按压有酸胀感。

主治 耳鸣，耳聋，痫证，上肢痹痛。

常用疗法

按摩：用手指指腹或指节向下按压，沿圈状进行按摩。每次1~2分钟，早晚各1次。

针灸：直刺0.5~1.0寸。可灸。

艾灸：用艾条温灸，每次5~20分钟，每日1次，适用于耳鸣、耳聋。

三阳络

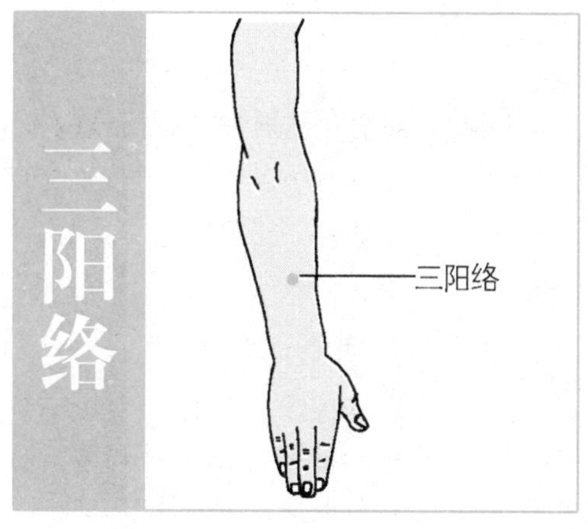

定位 阳池与肘尖连线上，腕背横纹上4寸，尺骨与桡骨之间。

取穴 抬臂，从掌背横纹中点处直上量4横指（即3寸）处为支沟，从支沟上量1寸处，尺骨与桡骨间隙中点，按压有酸胀感。

主治 耳鸣，耳聋，暴喑，齿痛，热病，上肢臂痛。

常用疗法

按摩：用手指指腹或指节向下按压，沿圈状进行按摩。按摩本穴时，采用点、按、揉等手法，按要深而留之，点要快慢有序。

针灸：直刺0.5~1.0寸。可灸。

四渎

定位 在前臂背侧，当阳池与肘尖的连线上，肘尖下5寸，尺骨与桡骨之间。

取穴 在前臂背侧，当阳池与肘尖连线中点处，再向上量1横指（即1寸）处，尺骨与桡骨间隙中点，按压有酸胀感。

主治 耳鸣，耳聋，暴喑，前臂痛，齿痛，呼吸气短。

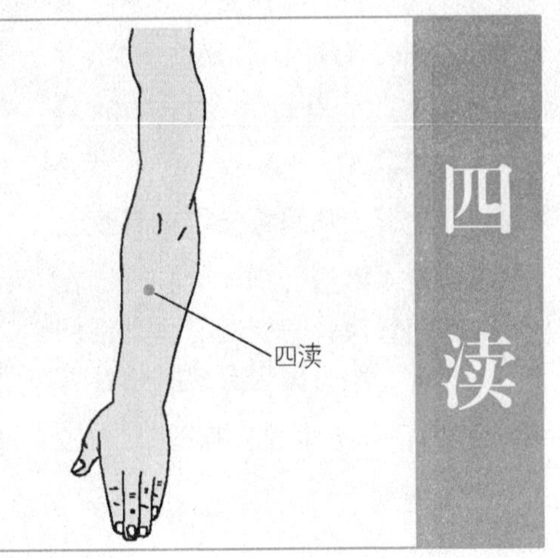

常用疗法

按摩：用手指指腹或指节向下按压，沿圈状进行按摩。按摩本穴时，用力要轻重合适，每次1~2分钟，早晚各1次。

针灸：直刺0.5~1.0寸。可灸。

天井

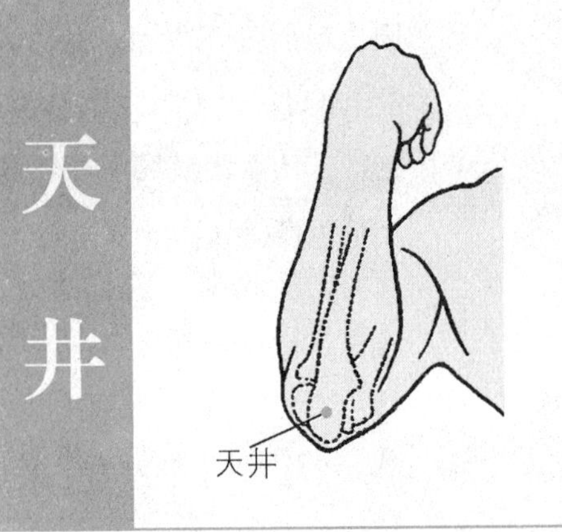

定位 在臂外侧，屈肘时当肘尖直上1寸凹陷处。

取穴 屈肘，从肘尖往腋窝方向滑动，肘尖上方、上臂外侧1寸处有一凹陷即是，是颈肩臂痛特效穴。

主治 心胸痛，咳嗽上气，不嗜食，惊悸，癫疾，五痫，风痹，喉痹汗出，耳聋嗌肿，目锐眦痛，颊肿痛。

常用疗法

按摩：用手指指腹或指节向下按压，沿圈状进行按摩。每次2~4分钟，早晚各1次。

针灸：直刺0.5~1.0寸。可灸。

清冷渊

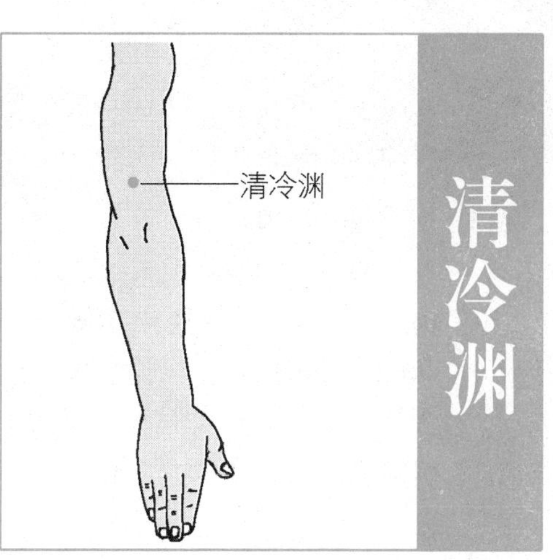

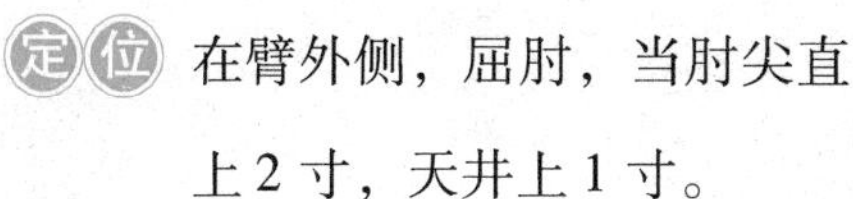

定位 在臂外侧，屈肘，当肘尖直上2寸，天井上1寸。

取穴 坐位，以手叉腰，肘尖与肩峰角连线上，肘尖上量约2横指处。

主治 头痛，目痛，胁痛，肩臂痛。

常用疗法

按摩：用手指指腹或指节向下按压，沿圈状进行按摩。

针灸：直刺0.5～1.0寸。可灸。

消泺

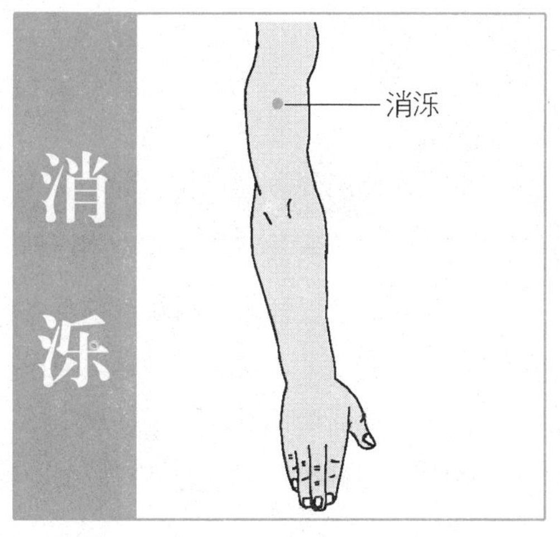

定位 清冷渊与臑会连线的中点。

取穴 侧坐位，在臂外侧，前臂旋前，臑会与清冷渊连线的中点处，按压有酸胀感。

主治 头痛，齿痛，癫痫，颈项强痛，肩胛肿痛，肩臂痛。

常用疗法

按摩：用手指指腹或指节向下按压，沿圈状进行按摩。力度要适中，强度要适宜。

针灸：直刺0.8～1.0寸。可灸。

臑会

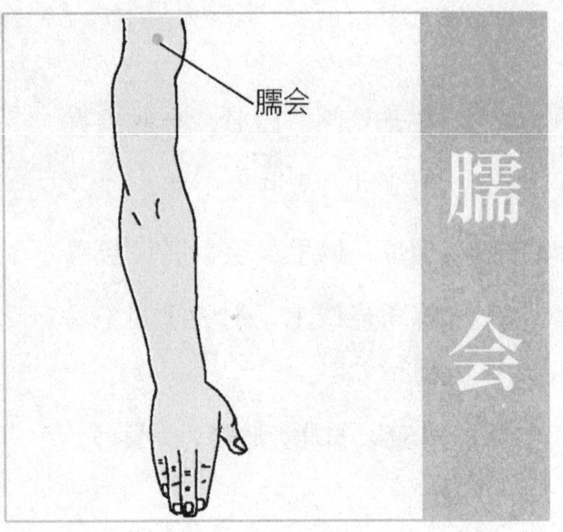

定位 在臂外侧，当肘尖与肩髎的连线上，肩髎下3寸，三角肌的后下缘。

取穴 抬臂屈肘，稍用力，可见上臂外侧上端有一个三角形肌肉（三角肌），该肌肉下缘与肱骨的交点处，与腋后纹头平齐，按压有酸胀感。

主治 臂痛酸无力，寒热，肩肿引胛中痛，项瘿气瘤。

常用疗法

按摩：用手指指腹或指节向下按压，沿圈状进行按摩。用力要轻重合适，每次1~2分钟。

针灸：直刺0.5~1.0寸。可灸。

肩髎

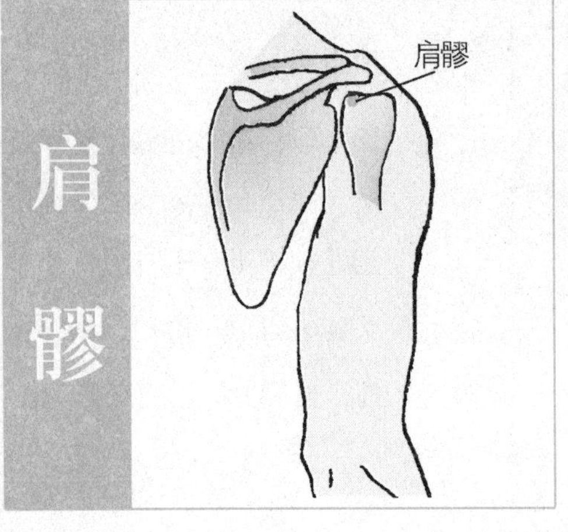

定位 当臂外展时，肩峰后下方呈凹陷处。

取穴 位于肩关节的后方，当胳膊向外展开时，在肩部前后各有一个小窝，后面那个就是该穴的位置。

主治 肩臂痛，中风瘫痪，风疹。

常用疗法

按摩：用食指或中指指腹按压，每次2~3分钟，早晚各1次。

针灸：直刺0.5~1.0寸。可灸。

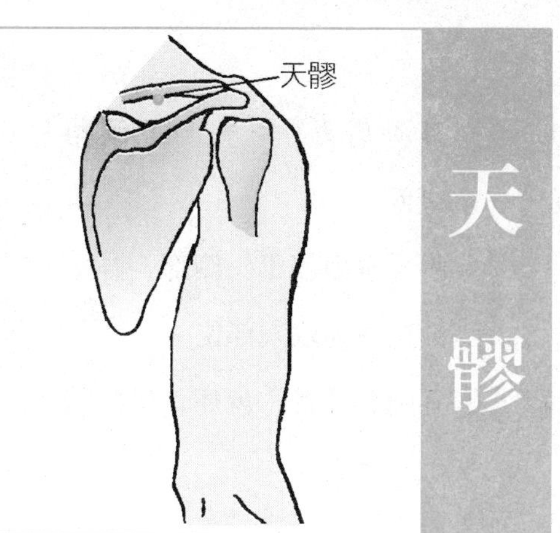

定位 在肩井与曲垣连线的中点，当肩胛骨上角处。

取穴 坐位或俯卧位，在肩胛区，肩胛骨上角，先取曲垣穴，曲垣穴再直上量1横指（即1寸）处，按压有酸胀感。

主治 肩臂痛，胸中烦满，颈项强痛。

常用疗法

按摩：用手指指腹或指节向下按压，沿圈状进行按摩。按摩本穴时，力度可以适当加大，这样能够起到更好的作用。

针灸：直刺0.5~0.8寸。可灸。

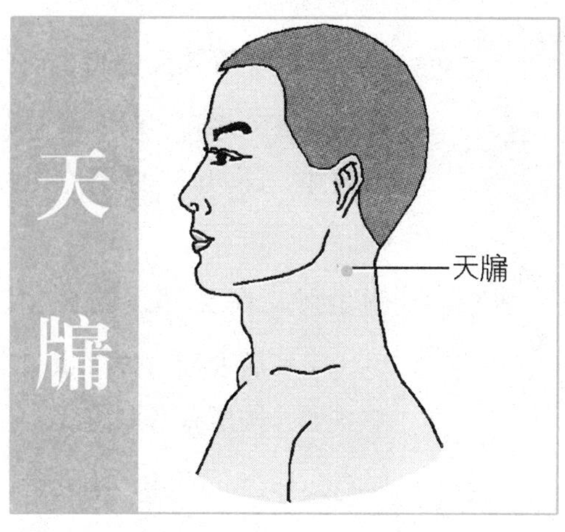

定位 在颈侧部，当乳突的后方直下，平下颌角，胸锁乳突肌的后缘。

取穴 侧坐或俯卧位，在耳后乳突后下方，横平下颌角，胸锁乳突肌的后缘凹陷中，按压有酸胀感。

主治 头痛，目痛，耳聋，瘰疬。

常用疗法

按摩：用手指指腹或指节向下按压，沿圈状进行按摩。每次2~3分钟，早晚各1次。

针灸：直刺0.8~1.0寸。可灸。

翳风

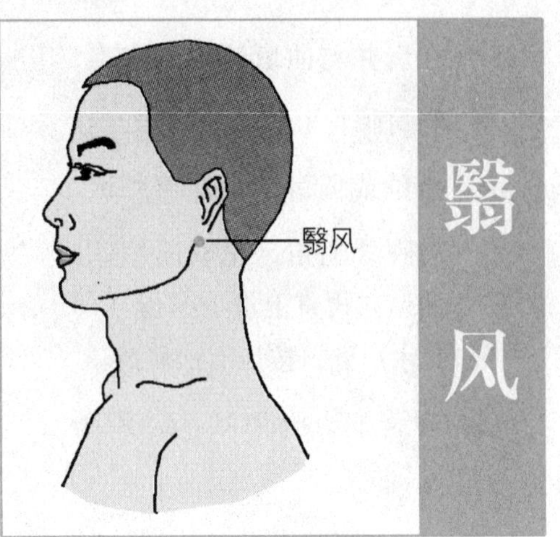

定位 耳垂后方，乳突与下颌角之间。

取穴 将耳垂后按于头侧部，耳垂的边缘为取穴部位。

主治 耳鸣，耳聋，齿痛，口眼㖞斜，瘰疬。

常用疗法

按摩：用拇指按压，反复数次。按摩本穴时，力度切不可过大，以免引起呼吸、心跳节律改变。每次2～3分钟，每日2～3次。

针灸：直刺0.8～1.0寸。可灸。

瘈脉

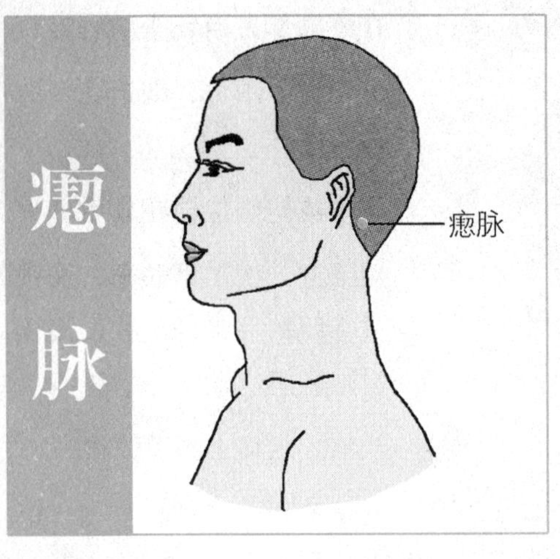

定位 在头部，耳后乳突中央，当角孙至翳风之间，沿耳轮连线的中、下1/3的交点处(乳突中央)。

取穴 侧坐卧，在头部，乳突中央，于耳后发际与外耳道口平齐处，按压有酸胀感。

主治 耳鸣，耳聋，呕吐，小儿惊风，头痛。

常用疗法

按摩：用手指指腹或指节向下按压，沿圈状进行按摩。

针灸：平刺0.3～0.5寸，或点刺出血。可灸。

颅息

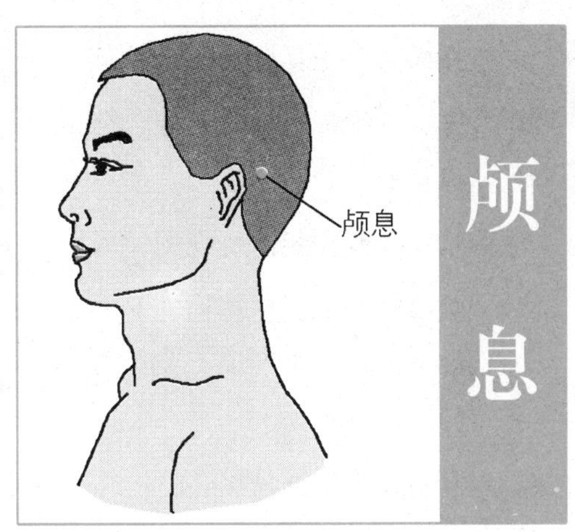

定位 角孙至翳风之间，沿耳轮连线的上、中1/3的交点处。

取穴 侧坐位，在头部，于耳后发际，当瘈脉与角孙沿耳轮连线的中点处。

主治 耳鸣，喘息，小儿呕吐涎沫，胸胁相引，身热头痛，不得卧，耳肿及脓汁。

常用疗法

按摩：用手指指腹或指节向下按压，沿圈状进行按摩。力度要适中，保持舒缓的节奏。

针灸：平刺0.2~0.5寸。可灸。

角孙

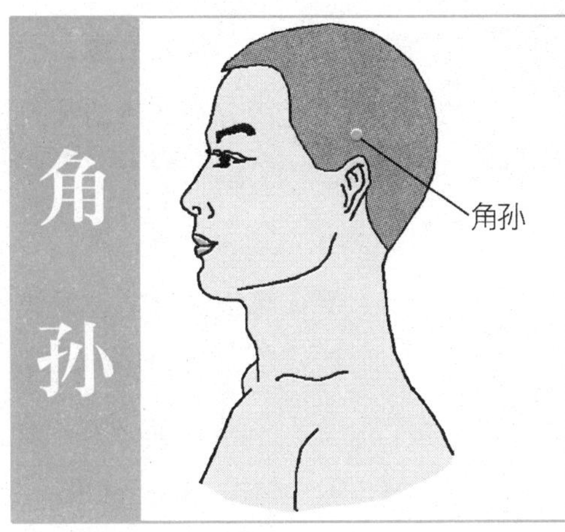

定位 折耳郭向前，耳尖直上入发际处。

取穴 将耳朵以盖住耳洞的方式往前弯折时，耳尖所接触的头侧部位。按之，上下滑动，有凹陷感。

主治 耳肿痛，目赤肿痛，齿痛，偏头痛，项强。

常用疗法

按摩：用手指指腹或指节向下按压，沿圈状进行按摩。每次1~2分钟，每日2~3次。

针灸：平刺0.3~0.5寸。可灸。

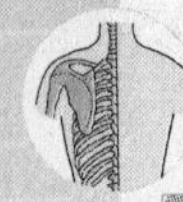

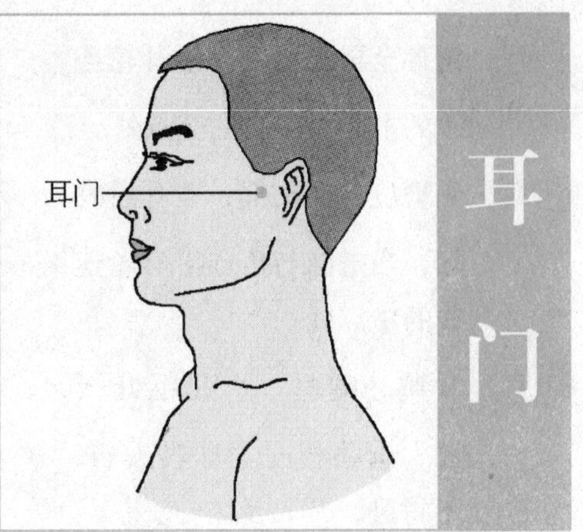

定位 在面部，当耳屏上切迹的前方，下颌骨髁状突后缘，张口有凹陷处。

取穴 耳门穴就在我们所说的“耳朵眼”前面，张嘴时在耳朵前方摸到一个凹陷，就是耳门穴的位置。

主治 耳聋，耳鸣，齿痛。

常用疗法

按摩：用拇指指尖同时轻轻按揉两侧穴位，每次1～3分钟，早晚各1次。

针灸：直刺0.5～1.0寸。可灸。

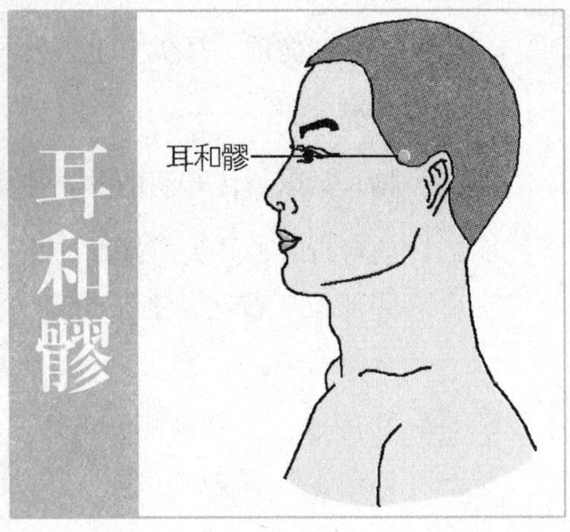

定位 在头侧部，当鬓发后缘，平耳郭根之前方，颞浅动脉的后缘。

取穴 侧坐位，在头侧部，鬓发后缘，平耳郭根的前方，颞浅动脉的后缘，按压有酸胀感。

主治 头重痛，颈颔肿，面风寒，鼻准上肿，痈痛，瘛疭，口噼。

常用疗法

按摩：用手指指腹或指节向下按压，沿圈状进行按摩。按摩本穴时，力度要适中，强度要适宜。每次2～3分钟，每日2～3次。

针灸：斜刺0.2～0.5寸。可灸。

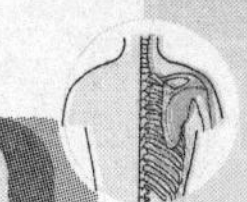

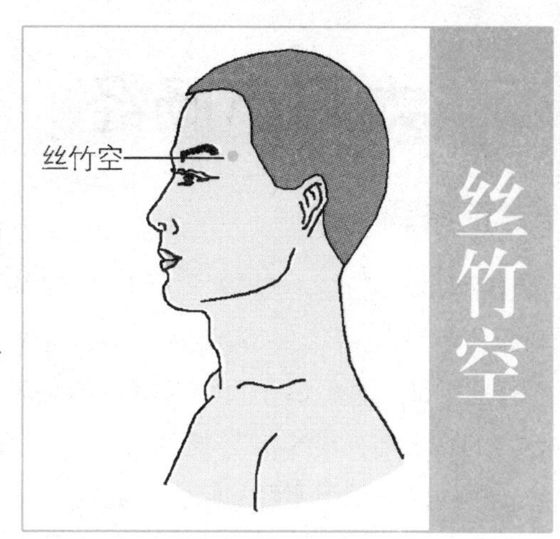

定位 眉梢凹陷处。

取穴 侧坐位，在面部，眉梢凹陷中，按压有酸胀感。

主治 头痛，目眩，目赤肿痛，齿痛，癫痫，面瘫。

常用疗法

按摩：用双手食指或中指指腹同时按揉两侧穴位，力度要适中，每次2~3分钟，早晚各1次。

针灸：平刺0.5~1.0寸。

手太阳小肠经

循行路线

手太阳小肠经一侧19个穴位，其中8个分布于上肢，11个在肩部、颈部和面部，首穴少泽，末穴听宫。本经起于手小指尺侧端（少泽），沿手背尺侧上行至腕部，直上出于尺骨茎突，沿前臂外侧后缘上行，经过尺骨鹰嘴与肱骨内上髁之间，沿上臂外侧后缘，出于肩关节，绕行肩胛部，交会于大椎，从大椎向前经足阳明经的缺盆，联络心脏，沿着食管，通过膈肌，到达胃部，属于小肠。此经在体内联系本经之小肠，以及相表里的心，还联系胃。

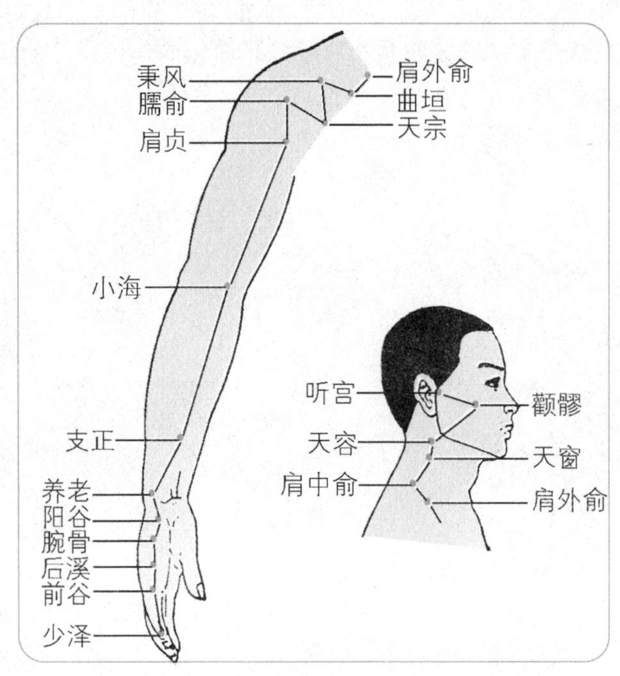

主治病证

手太阳小肠经主治头、项、耳、目、咽喉病，热病，神经病以及经脉循行部位的其他病证，神志病、体液疾病、疮疡肿毒、头面疾病、咽喉疾病、心胸疾病、发热及心烦、舌赤、口舌生疮等病证。

少泽

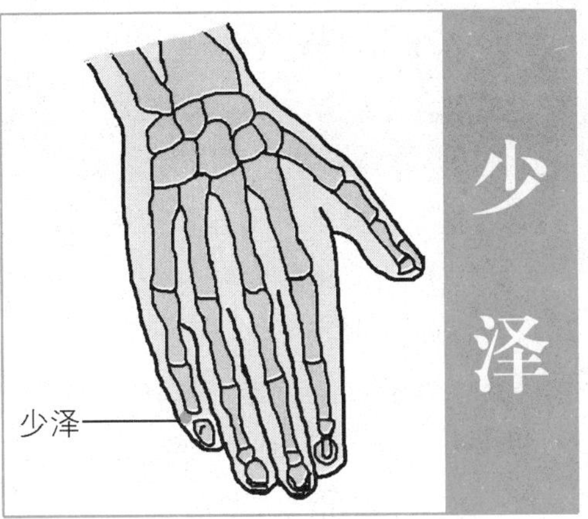

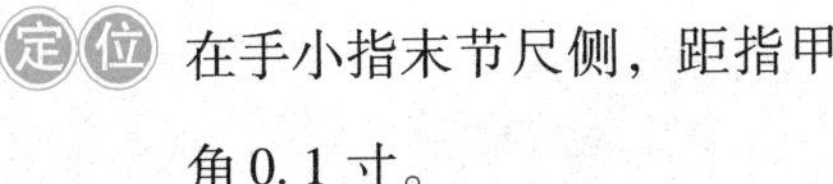

定位 在手小指末节尺侧，距指甲角0.1寸。

取穴 沿小指指甲底部与尺侧缘引线的交点为取穴部位。

主治 头疼，咽喉肿痛，昏迷，热病，乳痈，乳汁少，耳鸣，耳聋。

常用疗法

按摩： 用食指指尖掐按穴位，或者用小棒向下按压，每次2～3分钟，早晚各1次。

针灸： 直刺0.1寸。可灸。

艾灸： 用艾条温灸，每次5～20分钟，每日1次。

前谷

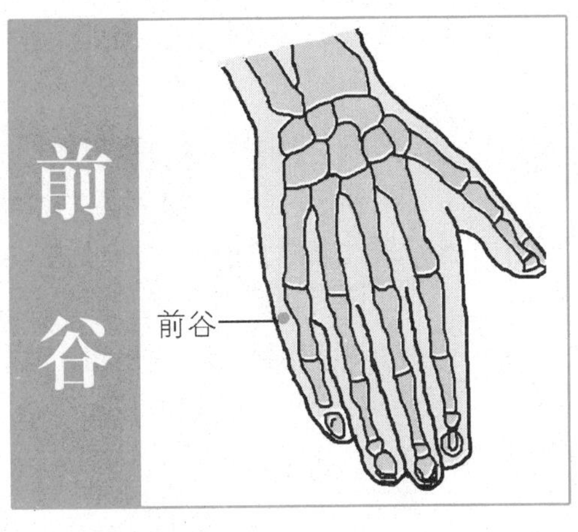

定位 在手尺侧，微握拳，当小指本节（第五掌指关节）前的掌指横纹头赤白肉际处。

取穴 仰掌，握拳，第五掌指关节前，有一皮肤皱襞突起，其尖端为取穴部位。

主治 头痛，目痛，耳鸣，咽喉肿痛，乳汁不足，热病。

常用疗法

按摩： 用手指指腹向下按摩，加以轻柔揉捏，间接刺激穴位，每次1～3分钟。

针灸： 直刺0.3～0.5寸。可灸。

后溪

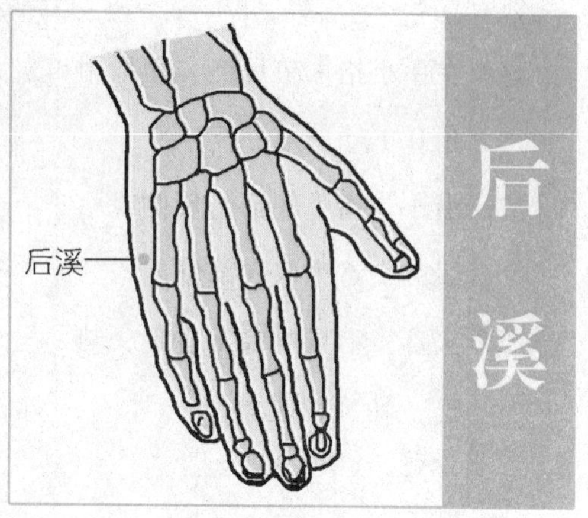

定位 在手掌尺侧，微握拳，当小指本节（第五掌指关节）后的远侧掌横纹头赤白肉际处。

取穴 仰掌，握拳，第五掌指关节后，有一皮肤皱襞突起，其尖端为取穴部位。

主治 头项强痛，目赤，耳聋，咽喉肿痛，腰背痛，癫狂痫，疟疾，手指及肘臂挛痛。

常用疗法

按摩：用拇指指尖掐按，每次1～2分钟，早晚各1次，施力时尽量偏向小指根部。

针灸：直刺0.5～1.0寸。可灸。

腕骨

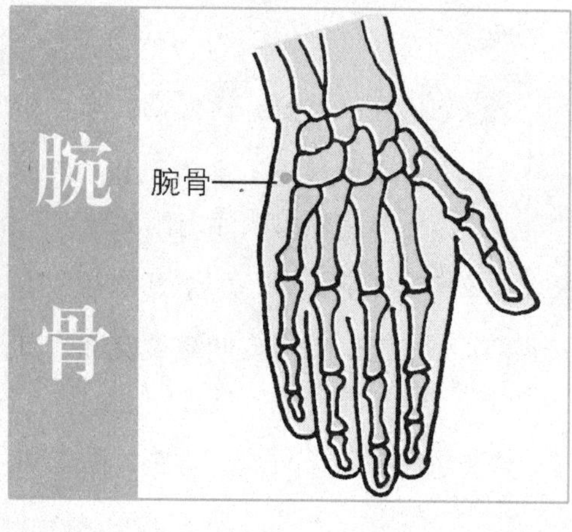

定位 在手掌尺侧，当第五掌骨基底与钩骨之间的凹陷处，赤白肉际处。

取穴 屈肘，掌心向下，由后溪穴向腕部推，可摸到两块骨头，在两骨的结合部可触及一凹陷，即为本穴。

主治 头项强痛，无力握物，耳鸣，目翳，黄疸，热病，疟疾，指挛腕痛。

常用疗法

按摩：用拇指指尖掐按，并作圈状按摩，每次2～3分钟，早晚各1次。

针灸：直刺0.3～0.5寸。可灸。

艾灸：颈项强痛者，可用艾条温灸此穴，每次5～20分钟，每日1次。

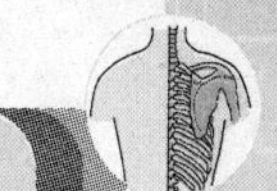

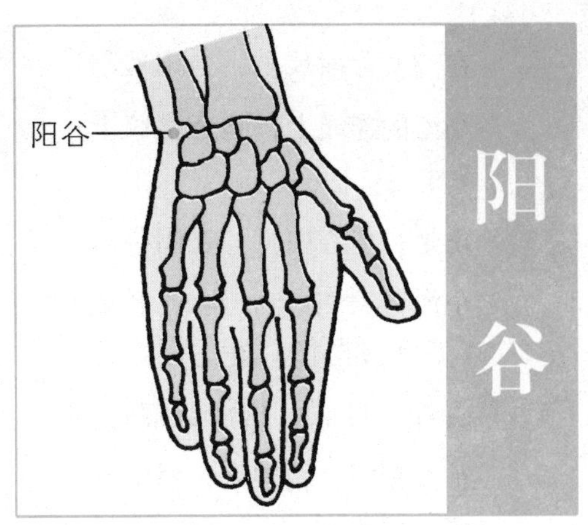

定位 在手腕尺侧，当尺骨茎突与三角骨之间的凹陷处。

取穴 屈肘，掌心向外，由腕骨穴向腕部推，相隔一骨的凹陷处。

主治 颈项强痛，目赤肿痛，耳鸣，耳聋，热病，精神病，手腕痛。

常用疗法

按摩：用手指指腹或指节向下按压，沿圈状进行按摩，用力适度。

针灸：直刺0.3~0.5寸。可灸。

艾灸：用艾条温灸此穴，每次5~20分钟，每日1次，适用于牙痛、肩痛。

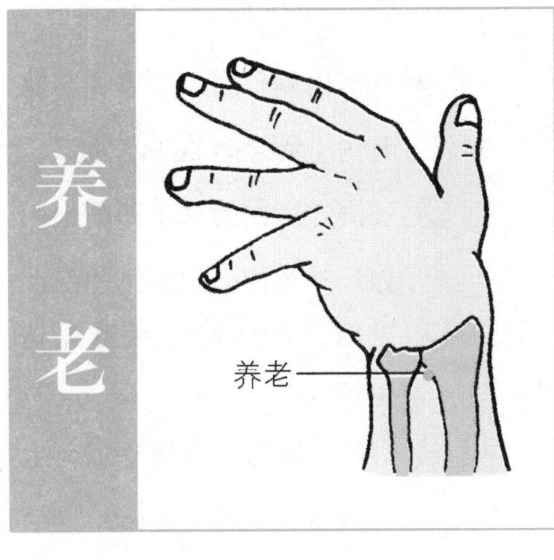

定位 在前臂背面尺侧，当尺骨小头近端桡侧凹陷中。

取穴 手掌水平，掌心先向下正对地面，另一手食指按在尺骨小头最高点，当翻转手掌使掌心对胸时，另一手指顺势滑动而摸至骨边缘，所指处为取穴部位。

主治 耳鸣，耳聋，视物不清，肩、背、肘、臂酸痛。

常用疗法

按摩：用拇指指腹按揉，并作圈状按摩，每次2~3分钟，早晚各1次。

针灸：直刺或斜刺0.5~0.8寸。可灸。

支正

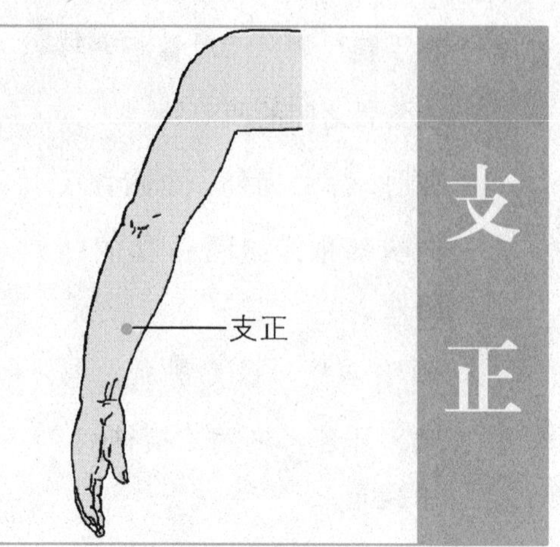

定位 在前臂背面尺侧，当阳谷与小海的连线上，腕背横纹上5寸。

取穴 正坐，掌心向胸，在阳谷与小海连线中点，再向下量1.5寸（拇指）处。

主治 头痛，目眩，热病，癫狂，神经衰弱，精神病，肘臂挛痛，糖尿病。

常用疗法

按摩：用手指指腹或指节向下按压，沿圈状进行按摩。每次2~3分钟，每日2次。

针灸：直刺或斜刺0.5~0.8寸。可灸。

小海

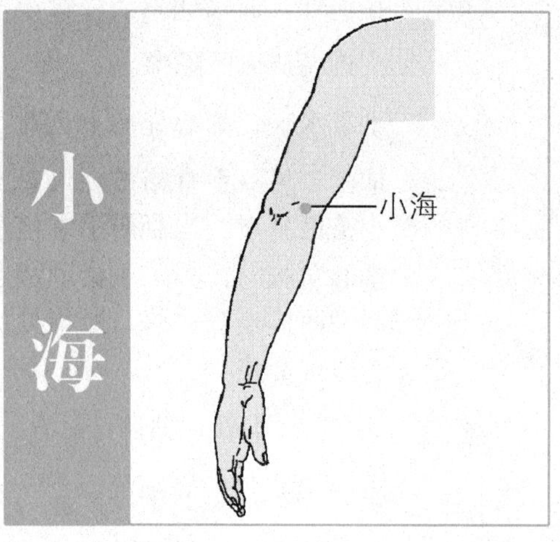

定位 在肘内侧，当尺骨鹰嘴与肱骨内上髁之间的凹陷处。

取穴 小海穴所在的这个凹陷也叫做尺神经沟，用手指弹敲此处时，会有触电麻感直达小指。

主治 耳鸣，耳聋，肘臂疼痛，上肢麻木，不遂，癫痫。

常用疗法

按摩：用手指指腹或指节向下按压，沿圈状进行按摩。

针灸：直刺0.3~0.5寸。可灸。

艾灸：用艾条温灸，每次5~20分钟，每日1次。

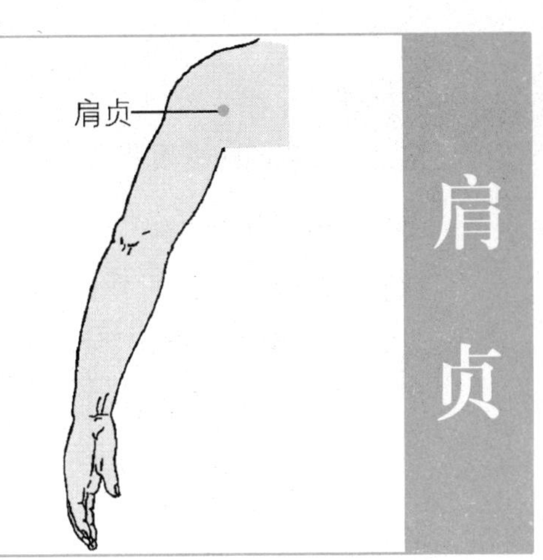

定位 在肩关节后下方，臂内收时，腋后纹头上1寸。

取穴 臂内收时，腋后纹头直上1寸，三角肌后缘处，按后有酸胀感。

主治 肩痛，上肢不遂，耳聋，耳鸣，风湿痛，肩周炎，瘰疬。

常用疗法

按摩：用中指点揉，或用手指指腹向下按压，沿圈状按摩，每次2~3分钟，早晚各1次。

针灸：直刺1.0~1.5寸。可灸。

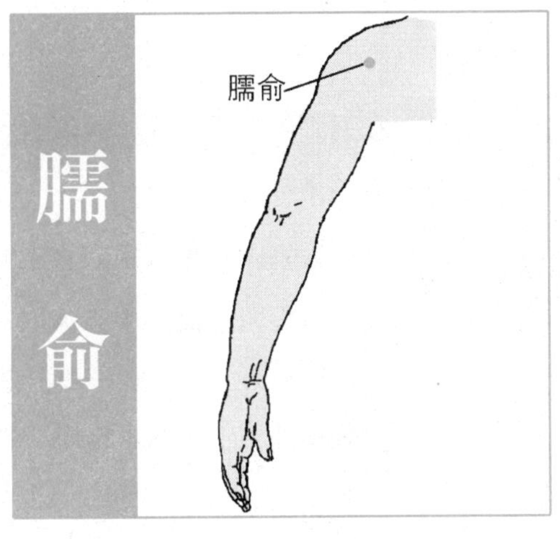

定位 正坐垂肩，上臂内收，用手指从腋后纹头端肩贞穴直向上推至肩胛冈下缘处为此穴。

取穴 正坐垂肩，上臂内收，用手指从腋后纹头端肩贞穴直向上推至肩胛冈下缘处为取穴部位。

主治 肩臂疼痛，肩肿，瘰疬。

常用疗法

按摩：用手指指腹或指节向下按压，沿圈状进行按摩。按摩本穴时，力度可以适当加大，这样效果会更好。对儿童要准确掌握力度。

针灸：直刺1.0~1.5寸，或斜刺0.5~1.5寸。可灸。

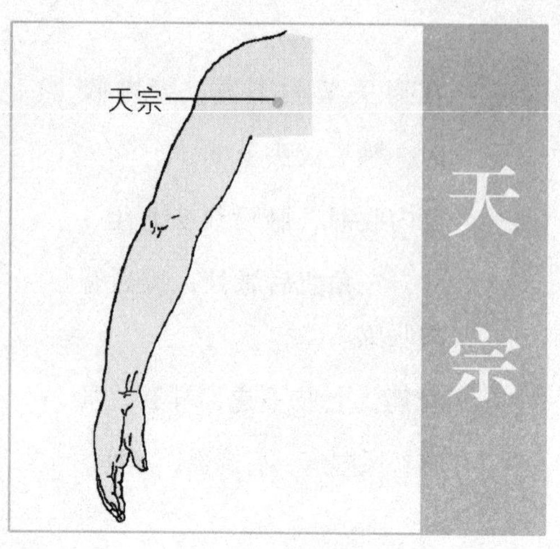

天宗

定位 在肩胛部，当冈下窝中央凹陷处，与第四胸椎相平。

取穴 垂臂，由肩胛冈下缘中点至肩胛下角做连线，上 1/3 与下 2/3 交点处为取穴部位，用力按压有明显酸痛感。

主治 肩胛疼痛，气喘，乳痈，上肢瘫痪。

常用疗法

按摩：用拇指指腹点揉或用手掌根按揉，按摩者可将双手放在患者的肩上，用指尖按压左右两侧的天宗穴，每次 8～10 分钟，早晚各 1 次。

针灸：直刺或斜刺 0.5～1.0 寸。可灸。

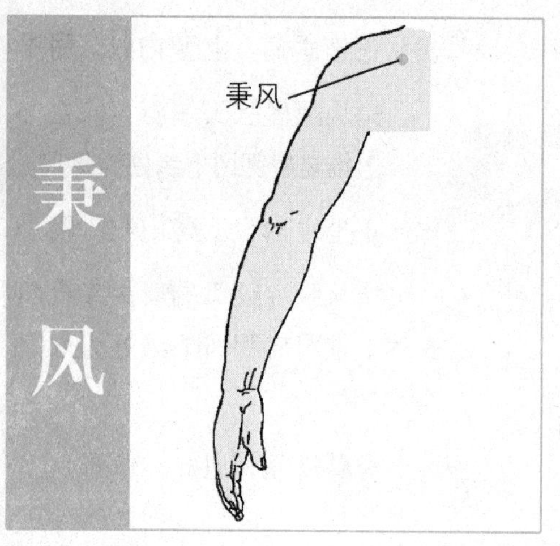

秉风

定位 在肩胛冈上窝中央，天宗直上，举臂有凹陷处。

取穴 先取天宗穴，由天宗穴直上越过肩胛冈上窝之中点为取穴部位。

主治 肩胛疼痛，上肢麻木疼痛。

常用疗法

按摩：用中指指腹按揉，每次 1～3 分钟，两侧穴位交替进行。

针灸：直刺或斜刺 0.5～1.0 寸。可灸。

曲垣

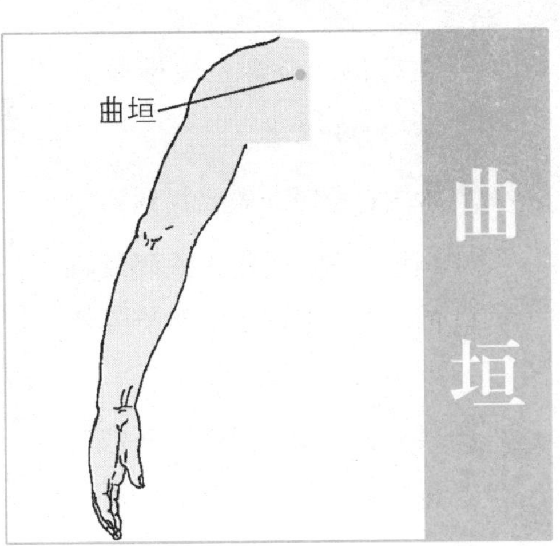

定位 在肩胛冈上窝内侧端，当臑俞与第二胸椎棘突连线的中点处。

取穴 坐位，在肩胛部，冈上窝内侧端，当臑俞与第二胸椎棘突连线的中点处。

主治 肩周炎，上肢冷痛，肩臂麻木。

常用疗法

按摩：用指腹向下按压，或用掌心沿圈状进行按摩。每次按揉1～3分钟。

针灸：直刺0.5寸，或斜刺0.5～1.0寸。可灸。

艾灸：艾炷灸或温针灸3～5壮，艾条灸5～15分钟。

肩外俞

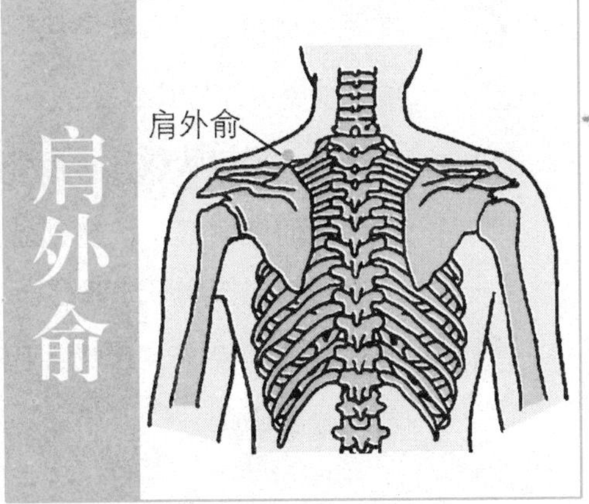

定位 胸椎棘突位于后颈部最高骨向下数1个椎体，本穴位于第一胸椎棘突旁开3寸处。

取穴 先取大椎，由大椎往下推1个椎骨棘突下即陶道，由这一穴向双侧各旁开四横指，当肩胛骨内侧缘处为取穴部位。

主治 肩背疼痛，颈项疼痛。

常用疗法

按摩：用手指指腹向下按压，沿圈状进行按摩。按摩时要用力适度，每次3分钟左右。

针灸：直刺或斜刺0.5～0.8寸。可灸。

肩中俞

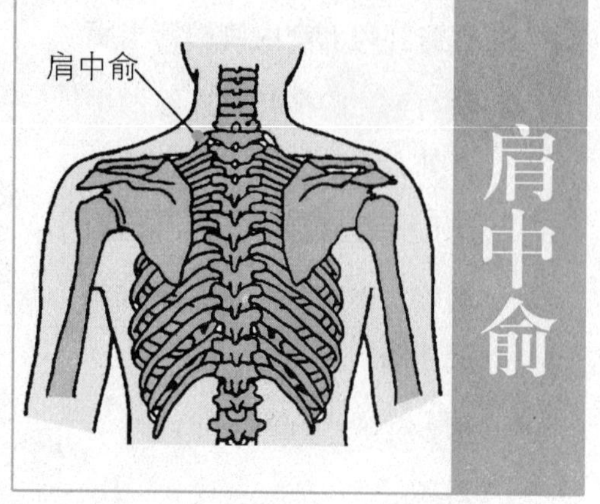

定位 在背部，当第七颈椎棘突下，旁开2寸。

取穴 本穴定位时，先要找到第七颈椎棘突，也就是颈部最高的棘突。它的下缘水平旁开即本穴。

主治 咳嗽，气喘，咯血，视物模糊不清。

常用疗法

按摩：用手指指腹向下按压，沿圈状进行按摩。用力舒缓，强度适宜。

针灸：直刺或斜刺0.5～0.8寸。可灸。

艾灸：用艾条温灸，每次5～20分钟，每日1次，适用于咳嗽、气喘。

天窗

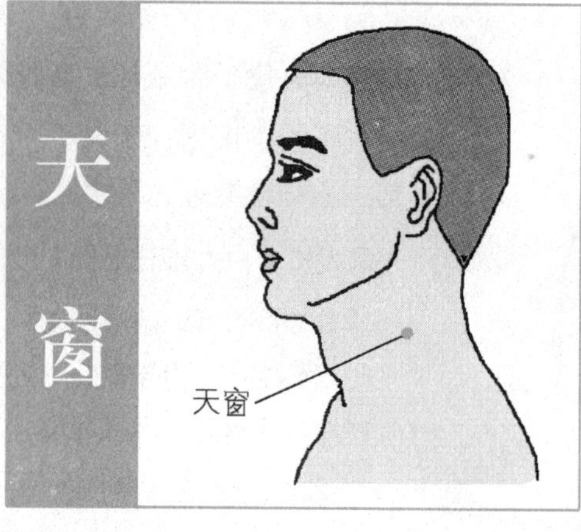

定位 在颈外侧部，胸锁乳突肌后缘，扶突后，与喉结相平。

取穴 侧坐位，平甲状软骨与舌骨肌之间的廉泉穴，于胸锁乳突肌后缘，按压有酸胀感。

主治 颈项强痛，暴喑，耳鸣，耳聋，咽喉肿痛。

常用疗法

按摩：用手指指腹或指节向下按压，沿圈状进行按摩。按压本穴时，要用食指或中指缓慢按压，掌握节奏。

针灸：直刺0.5～1.0寸。可灸。

天容

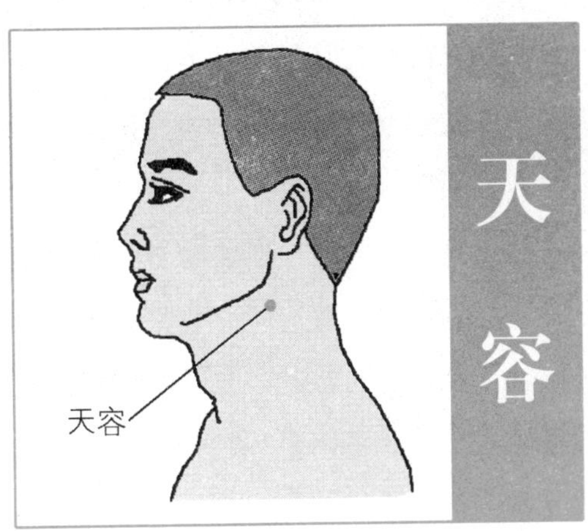

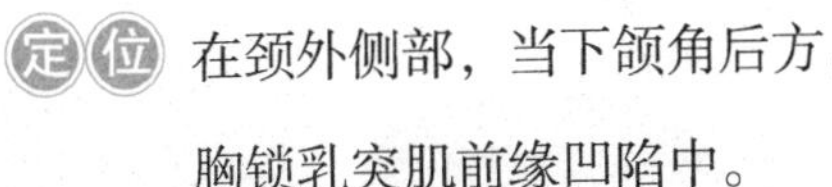

定位 在颈外侧部，当下颌角后方，胸锁乳突肌前缘凹陷中。

取穴 侧坐位，头转向对侧，在颈外侧部，平下颌角，在胸锁乳突肌的前缘凹陷中，按压有酸胀感。

主治 牙痛，颊肿，咳嗽，气喘，耳聋耳鸣，咽喉肿痛。

常用疗法

按摩：用手指指腹或指节向下按压，沿圈状进行按摩，两侧穴位交替进行，每日 2 次，每次 1 ~3 分钟。

针灸：直刺 0.5 ~1.0 寸，注意绕开血管。可灸。

颧髎

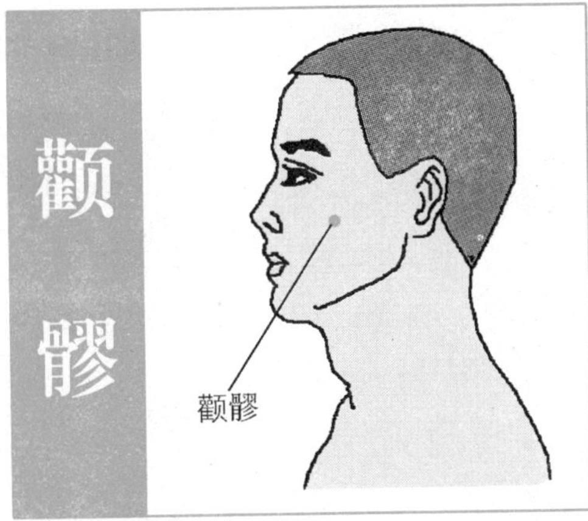

定位 在面部，当目外眦直下，颧骨下缘凹陷处。

取穴 侧坐位，在颧骨下缘平线与目外眦角垂线之交点处，约与迎香同高，按压有明显酸胀感即为本穴。

主治 口眼歪斜，齿痛，颊肿。

常用疗法

按摩：以大拇指指尖垂直按压穴道，由下往上揉按，力道稍轻，每次左右各（或双侧同时）揉按 1 ~3 分钟。

针灸：斜刺或平刺 0.5 ~1.0 寸，或直刺 0.3 ~0.5 寸。可灸。

听宫

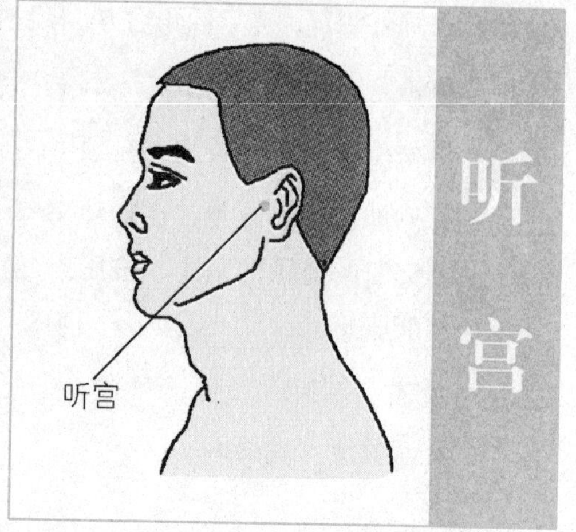

定位 在面部，耳屏前，下颌骨髁状突后方，张口时呈凹陷处。

取穴 侧卧位，与外耳道相平，间隔耳屏。取穴时，嘱患者张口，耳屏前微凹陷处，下颌骨髁状突后，该处为取穴部位。

主治 耳聋，耳鸣，牙痛，癫狂。

常用疗法

按摩：用拇指或食指指腹同时点揉两侧穴位，每次3～5分钟，早晚各1次。

针灸：直刺0.5～1.0寸。可灸。

第三章

手三阴穴位及治疗疾病

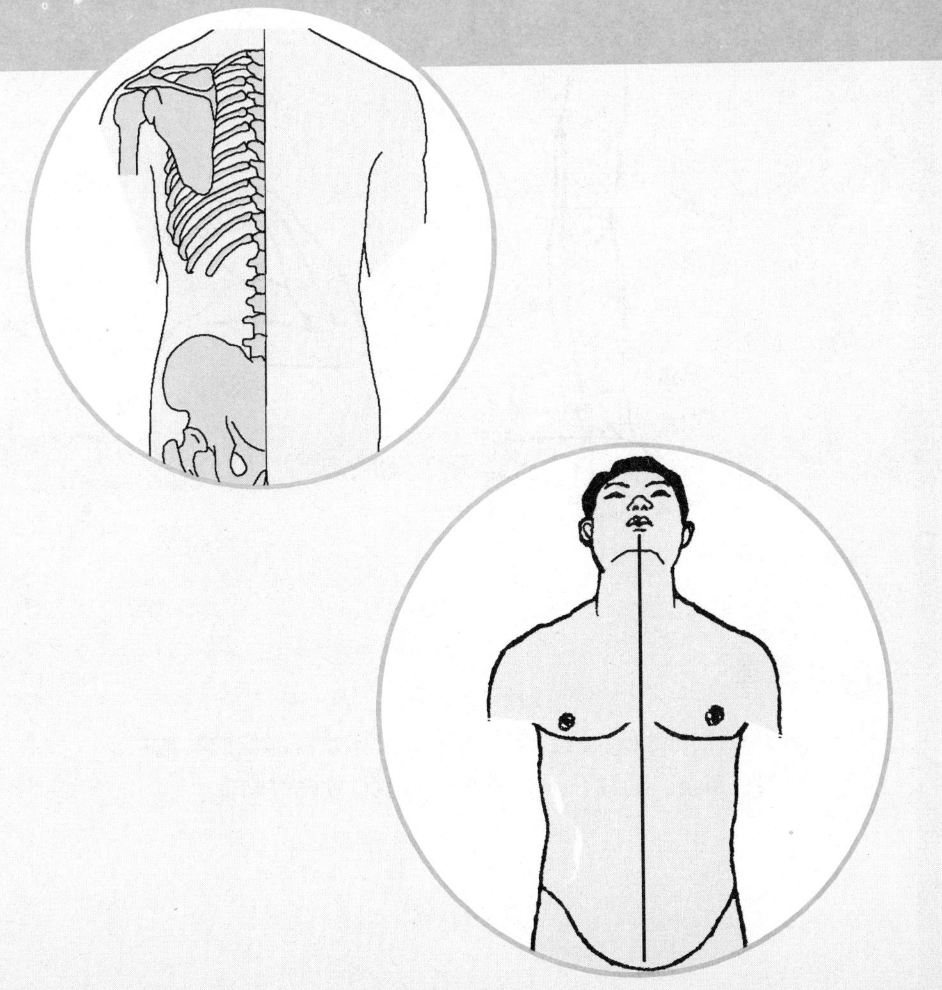

手少阴心经

循行路线

手少阴心经起于极泉，止于少冲，左右各9穴，1穴分布在腋窝部，8穴分布在上肢掌侧面的尺侧。本经起于侧胸部，经腋下、上肢屈侧正中线，止于手中指指尖。此穴在体内联系本经之心脏，以及相表里的小肠，还联系肺。

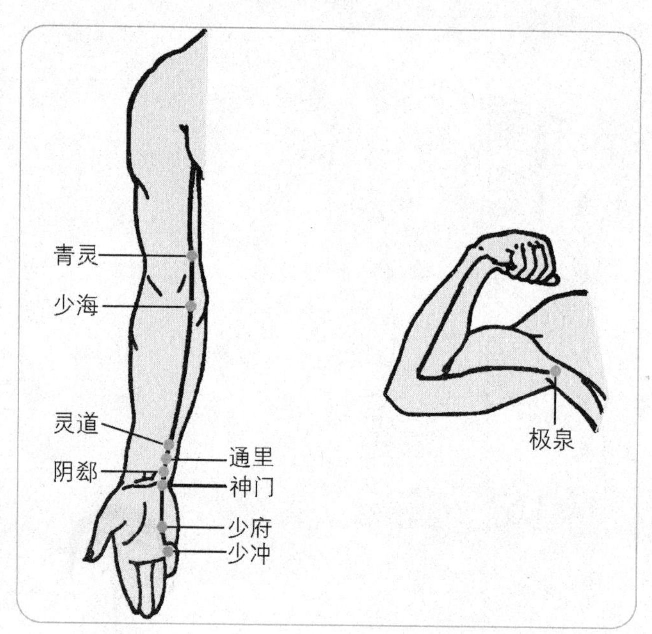

主治病证

手少阴心经主治心、胸、神志病以及经脉循行部位的其他病证。如心痛，咽干，口渴，目黄，胁痛，上臂内侧痛，手心发热等病证。

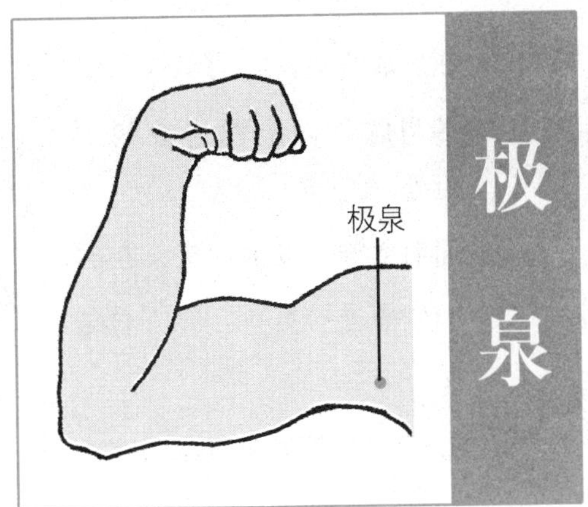

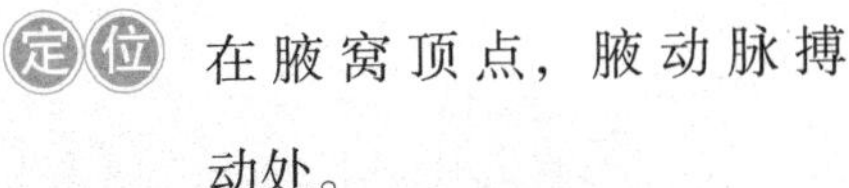

定位 在腋窝顶点，腋动脉搏动处。

取穴 屈肘上臂外展，手掌按于后枕，于腋窝中部有动脉搏动处，按压有酸胀感。

主治 胸闷气短，心痛，心悸，肘臂冷痛，四肢不举。

常用疗法

按摩：以手指指腹或拇指按压。按摩本穴，一般以揉法、摩法为宜，揉时轻柔缓和，回旋灵动；摩时动作缓和协调，用力宜轻不宜重。

针灸：直刺或斜刺0.3～0.5寸，注意绕开血管。可灸。

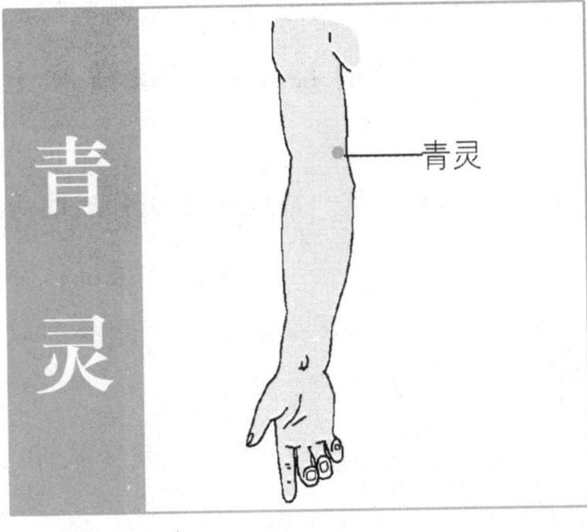

定位 在臂内侧，当极泉与少海的连线上，肘横纹上3寸，肱二头肌的内侧沟中。

取穴 先取肘横纹尺侧端的少海，于少海穴4横指（即3寸）处，与极泉成直线位上。

主治 头痛，目黄，胁痛，肩臂痛。

常用疗法

按摩：以手指指腹或指节向下按压，同时进行圈状按摩。按摩时用力适中，强度适宜。

针灸：直刺0.5～1.0寸。可灸。

少海

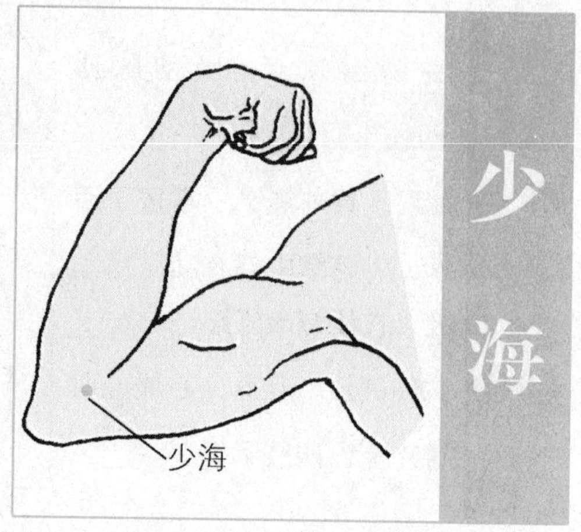

定位 屈肘成直角，当肘横纹内侧端与肱骨内上髁连线的中点处。

取穴 屈肘举臂，以手抱头，在肘内侧横纹尽头处，按压有酸胀感。

主治 心痛，心悸，麻木，手颤，瘰疬，腋胁痛。

常用疗法

按摩：用拇指指端按压穴位，每次2~3分钟，早晚各1次。

针灸：直刺0.5~1.0寸。可灸。

灵道

定位 在前臂掌侧，当尺侧腕屈肌腱的桡侧缘，腕横纹上1.5寸。

取穴 仰掌，将尺骨小头分成两等份，平尺骨小头的根部，在尺侧腕屈肌肌腱桡侧缘为取穴部位。

主治 心痛，心悸，失眠，暴喑，肘臂挛痛。

常用疗法

按摩：以手指指腹或指节向下按压，同时进行圈状按摩，用力要轻重合适，节奏和谐。

针灸：直刺0.3~0.8寸。可灸。

通里

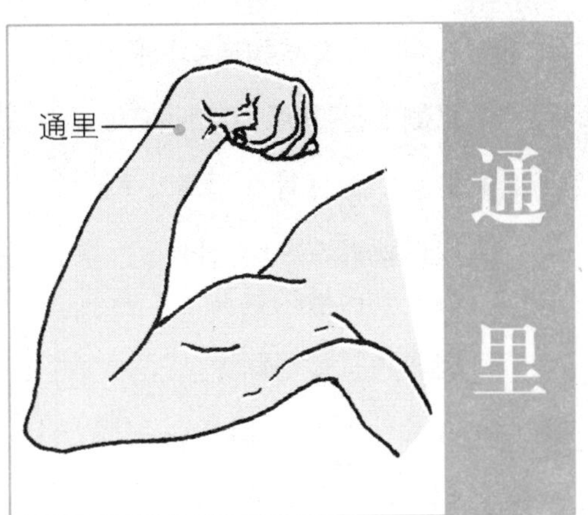

定位 腕横纹上1寸，尺侧腕屈肌肌腱桡侧。

取穴 坐位，仰掌，在前臂前区，于尺侧腕屈肌桡侧缘，在神门与少海连线上，神门上1寸处。

主治 心悸，心痛，暴喑，舌强不语。

常用疗法

按摩：用拇指指尖掐按穴位，沿圈状进行按摩，每次2~3分钟，早晚各1次。

针灸：直刺0.3~0.5寸。可灸。

阴郄

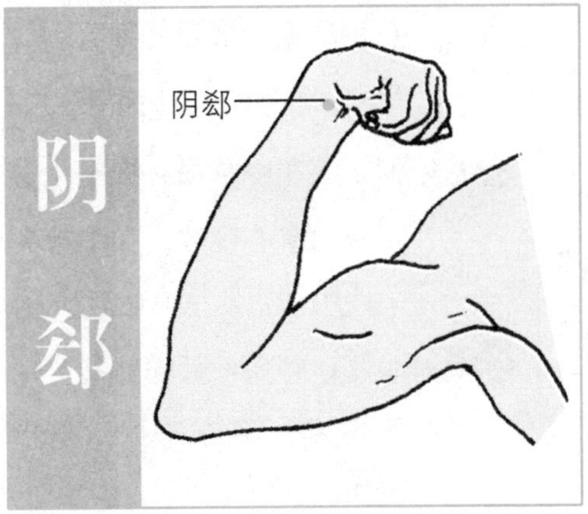

定位 在前臂掌侧，当尺侧腕屈肌腱的桡侧缘。腕横纹上0.5寸。

取穴 仰掌，平尺骨小头头部，在尺侧腕屈肌肌腱桡侧缘为取穴部位。

主治 心痛，惊悸，骨蒸盗汗，吐血，衄血。

常用疗法

按摩：以手指指腹或指节向下按压，同时进行圈状按摩，按摩时用力适中，强度适宜。

针灸：直刺0.3~0.5寸。可灸。

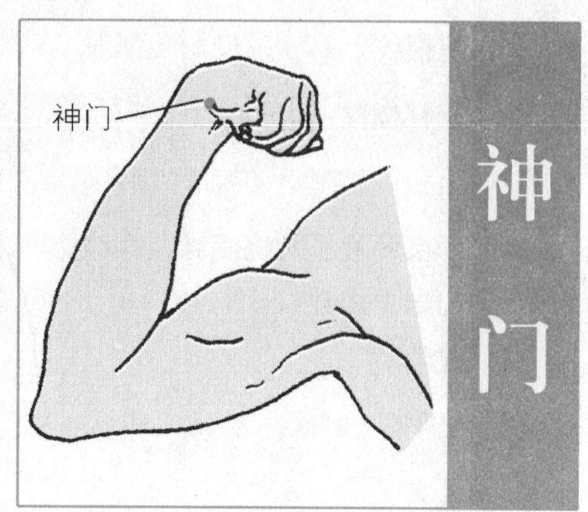

神门

定位 在腕部，腕掌侧横纹尺侧端，尺侧腕屈肌腱的桡侧凹陷处。

取穴 仰掌，豌豆骨（手掌小鱼际肌近腕部有一突起圆骨）桡侧，掌后第一横纹上，尺侧腕屈肌肌腱桡侧缘。

主治 心痛，心烦，惊悸，失眠，癫狂痫，胸胁痛，健忘。

常用疗法

按摩：用拇指指尖掐按穴位，沿圈状进行按摩，每次2~3分钟，早晚各1次。

针灸：直刺或斜刺0.3~0.5寸。可灸。

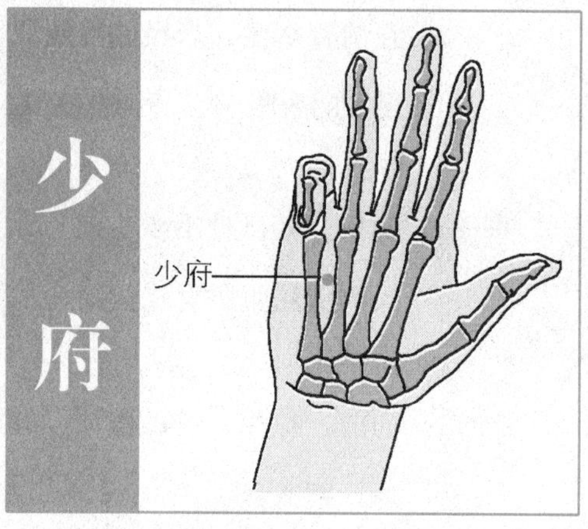

少府

定位 在手掌面，第四与第五掌骨之间，握拳时，当小指尖处。

取穴 仰掌，在手掌面，握拳，手指屈向掌心横纹，在小指尖下凹陷处，按压有酸胀感。

主治 心悸，胸痛，神经衰弱，小便不利，阴痒遗尿，小指挛痛。

常用疗法

按摩：用拇指指尖掐按穴位，沿圈状进行按摩，每次2~3分钟，早晚各1次。

针灸：直刺0.3~0.5寸。可灸。

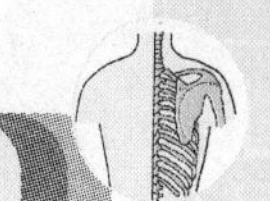

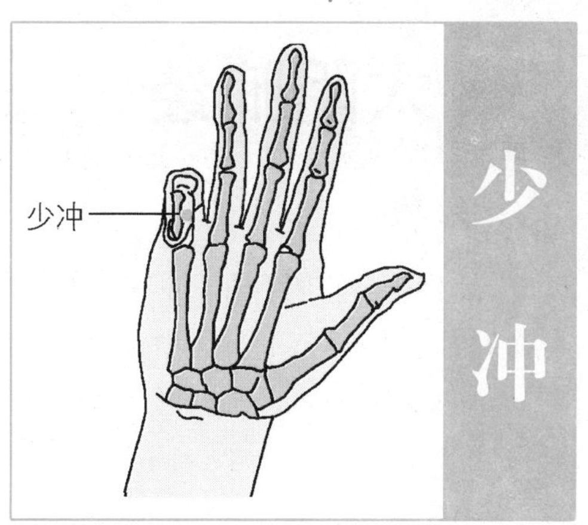

定位 在小指末节桡侧，距指甲角0.1寸。

取穴 俯掌伸指，在手小指指甲底部与小指桡侧缘引线（掌背交界线）的交点处。

主治 心悸，心痛，胸胁痛，中暑，癫狂，热病，昏迷。

常用疗法

按摩：以指尖或棒状物按摩。按摩本穴可采用揉、捻、点等手法。在采用捻法时，要轻柔、和缓，速度适中。

针灸：直刺0.1~0.2寸。

艾灸：用艾条温灸此穴，每次5~20分钟，每日1次，适用于癫狂患者。

手太阴肺经

循行路线

手太阴肺经起于中府，止于少商，左右各11穴，2穴在胸上部，9穴在上肢掌面桡侧。本经起始于中焦胃部，向下联络于大肠，回绕过来沿着胃上口，穿过膈肌，进入肺脏。再从肺脏上行至喉咙部横出，走到腋窝下面，向下沿上臂的内侧，行于手少阴心经和手厥阴心包经的前面，向下到肘弯中，沿着前臂的内侧，到腕后桡骨茎突内侧边，从腕后到大鱼际，经过鱼际，沿着鱼际的边缘，出拇指外侧端（少商）。此经在体内联系本经之肺脏，以及相表里的大肠，并联系胃、咽，与手阳明大肠经互为表里。

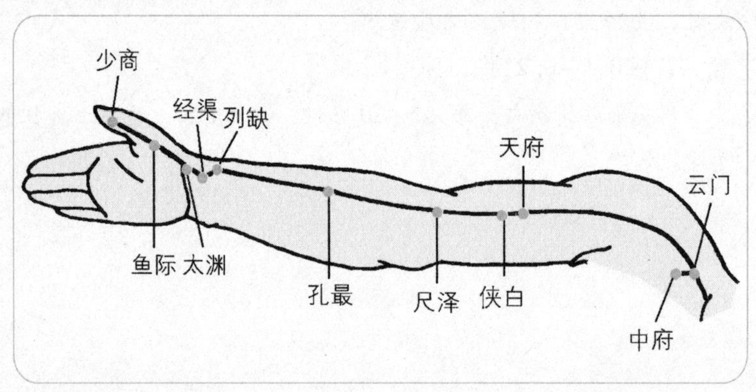

主治病证

手太阴肺经主治喉、胸、肺病，以及经脉循行部位的其他病证。如咳嗽，气喘，少气不足以息，咳血，伤风，胸部胀满，咽喉肿痛，缺盆部及手臂内侧前缘痛，肩背寒冷、疼痛等病证。

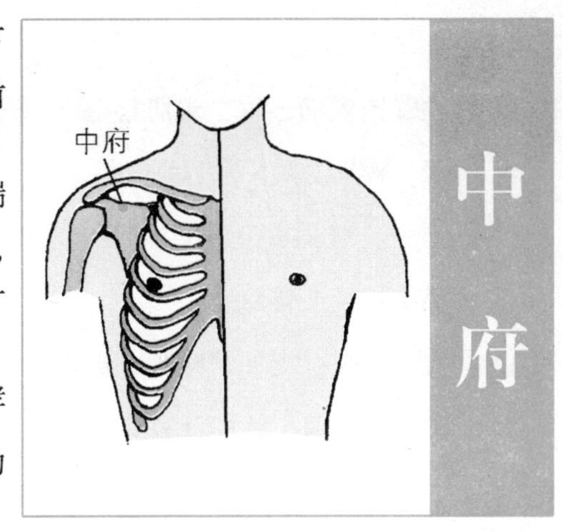

定位 在胸前壁的外上方，云门下1寸，平第一肋间隙，距前正中线6寸。

取穴 两手叉腰正立，锁骨外侧端下缘的三角窝处是云门穴，由此窝正中垂直向下平第一肋间隙处为取穴部位。

主治 支气管炎，肺炎，咳嗽，哮喘，肺结核，扁桃体炎，肋间神经痛。

常用疗法

按摩：正坐或仰卧位，以中指指腹沿顺时针和逆时针交替按揉，每次1~3分钟。

针灸：向外斜刺或平刺0.5~0.8寸，不可直刺或向内深刺，以免伤及内脏。可灸。

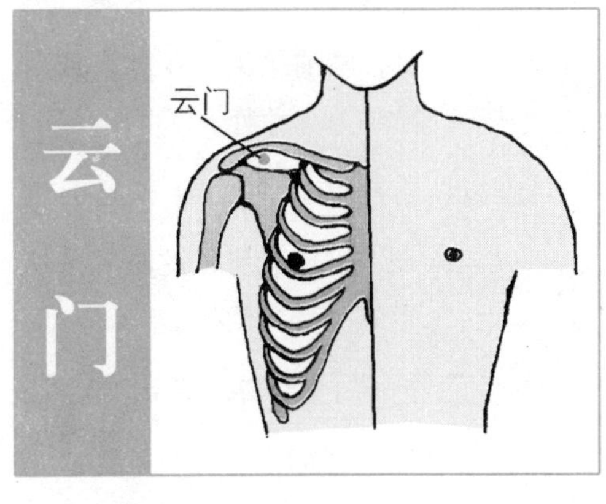

定位 在胸前壁的外上方，肩胛骨喙突上方，锁骨下窝凹陷处，距前正中线6寸。

取穴 在胸前臂的外上方，锁骨下缘，距前正中线6寸。压迫时上臂会有刺痛感。

主治 咳嗽，气喘，支气管炎，支气管哮喘，肋间神经痛。

常用疗法

按摩：正坐或仰卧位，以中指指腹沿顺时针和逆时针交替按揉，每次1~2分钟。

针灸：平刺或斜刺0.5~0.8寸，不可直刺。可灸。

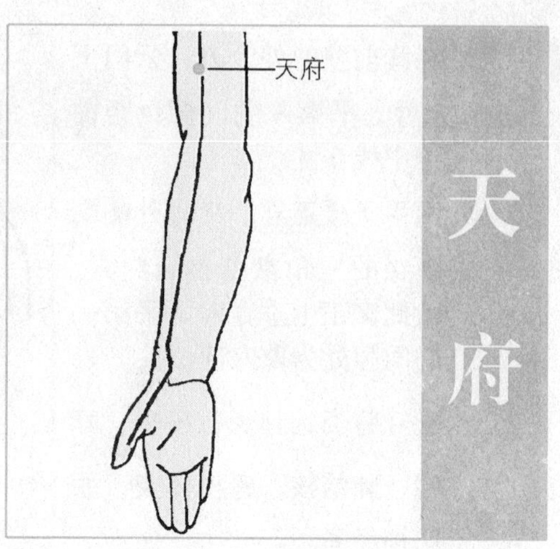

天府

定位 在臂内侧面，肱二头肌桡侧缘，腋前纹头下3寸处。

取穴 坐位，臂向前平举，俯头，鼻尖接触上臂侧处。

主治 支气管炎，支气管哮喘，鼻出血，鼻塞，精神分裂症。

常用疗法

按摩：用拇指或中指按揉。按摩天府穴，揉时要轻快、柔和，柔中带刚，力度适中，不要偏离穴位，也不要按而不动。

针灸：直刺0.5～0.8寸。可灸。

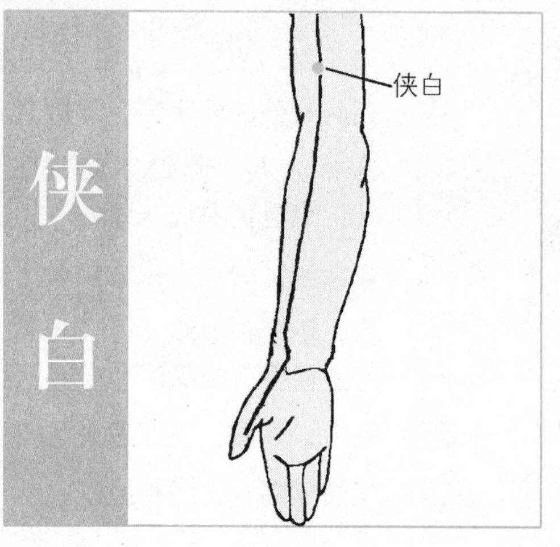

侠白

定位 在臂内侧面，肱二头肌桡侧缘，腋前纹头下4寸，或肘横纹上5寸处。

取穴 正坐位，两手合掌向前伸直，夹住乳房，此时乳头所指的手臂内侧处。

主治 咳嗽，气喘，鼻出血，心悸，胃痛。

常用疗法

按摩：先将食指与中指并拢，配合拇指，对穴位进行按压，也可以沿顺时针或逆时针作圈状按揉。

针灸：直刺0.5～0.8寸。

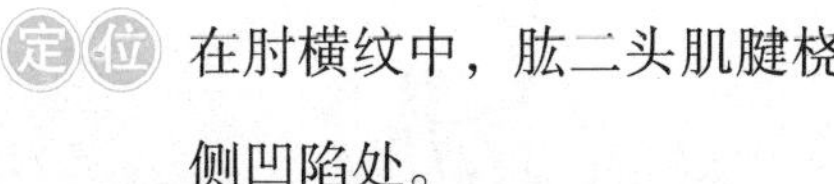

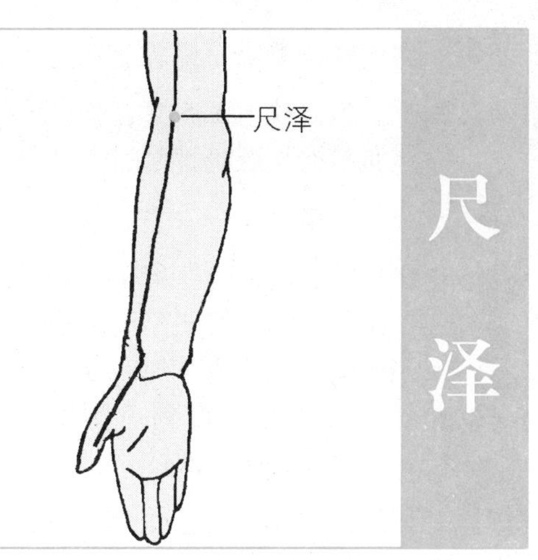

定位 在肘横纹中，肱二头肌腱桡侧凹陷处。

取穴 仰掌，微屈肘，在肘横纹上，肱二头肌腱桡侧缘凹陷中。

主治 肺结核，肺炎，咽喉肿痛，胸膜炎，小便失禁，小儿惊风，偏瘫，前臂痉挛，急性胃肠炎，丹毒，肩胛神经痛。

常用疗法

按摩：以中指指腹按压穴位，双侧交替按压，各按2分钟，早晚各1次。

针灸：直刺0.5～1.0寸。可灸。

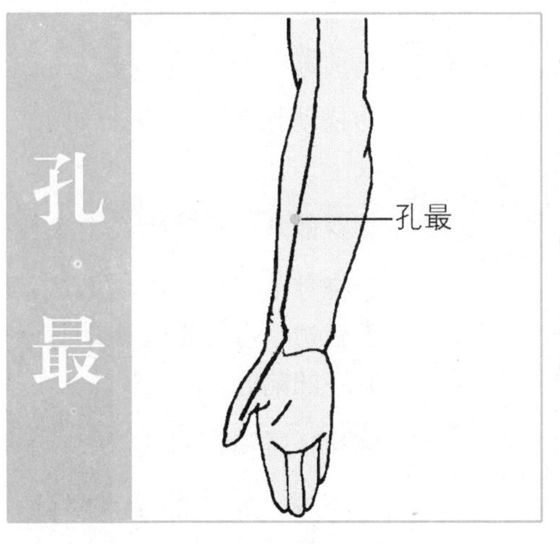

定位 在前臂掌面桡侧，当尺泽与太渊连线上，腕横纹上7寸。

取穴 伸臂侧掌，在尺泽与太渊连线的中点上1寸处取穴。

主治 咳嗽，咳血，气喘，肺结核，肺炎，扁桃体炎，肋间神经痛等。

常用疗法

按摩：以拇指或中指指腹点揉穴位，双侧交替点揉各3分钟，早晚各1次。

针灸：直刺0.5～0.8寸。可灸。

列缺

定位 在前臂桡侧缘，桡骨茎突上方，腕横纹上 1.5 寸，当肱桡肌与拇长展肌腱之间。

取穴 两手虎口相交，一手食指压在另一手的桡骨茎突上，当食指尖端到达的凹陷中为取穴部位。腕关节掌屈，在桡骨茎突上方可摸到一裂隙处，此处为取穴部位。

主治 感冒，哮喘，偏正头痛，口眼歪斜，三叉神经痛，遗精。

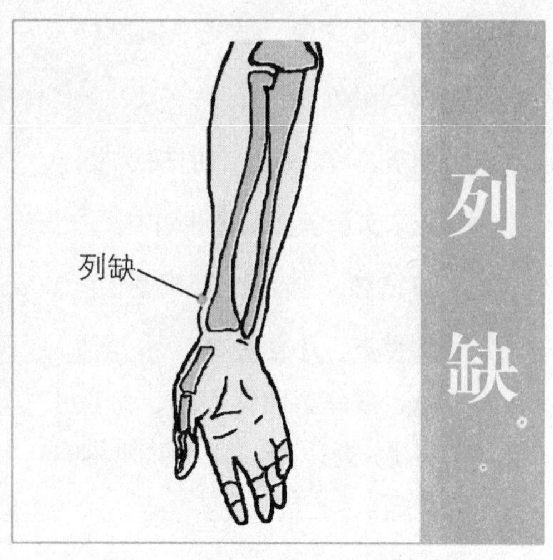

常用疗法

按摩：拇指指端点按穴位，双手交替按压各 1 分钟，早晚各 1 次。

针灸：向肘或腕部斜刺 0.5～0.8 寸。可灸。

经渠

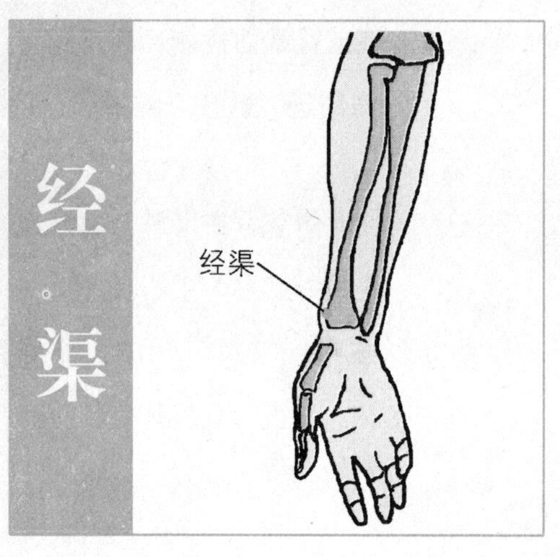

定位 在前臂掌面桡侧，桡骨茎突与桡动脉之间凹陷处，腕横纹上 1 寸。

取穴 伸臂侧掌，从腕横纹上 1 横指桡骨茎突地高点向内侧推至骨边，可感觉与桡动脉间有一凹陷处。

主治 胸痛，哮喘，支气管炎，扁桃体炎，食道痉挛，呕吐，膈肌痉挛。

常用疗法

按摩：以中指指腹稍用力按压此穴，交替揉按左右两侧，各 1～3 分钟。

针灸：斜刺 0.3～0.5 寸，或直刺 0.1～0.3 寸，刺时小心绕开桡动脉。可灸。

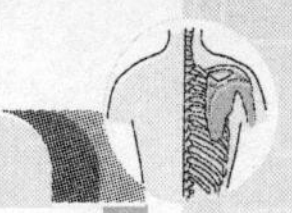

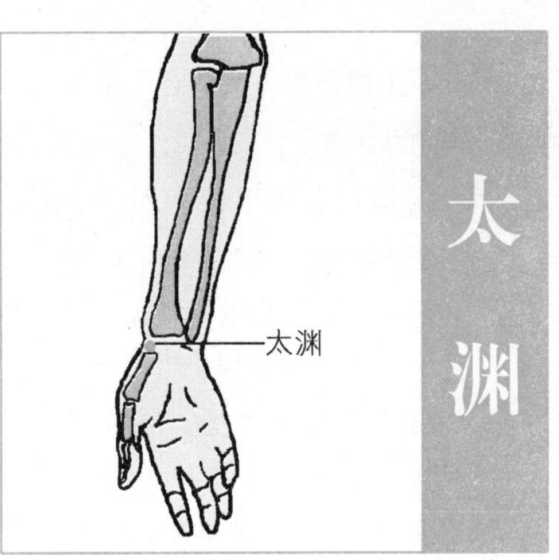

定位 在腕掌侧横纹桡侧，桡动脉搏动处。

取穴 坐位，伸臂侧掌，在腕横纹桡侧轻触桡动脉，从感觉到搏动处稍往桡侧移动至凹陷处。

主治 流行性感冒，哮喘，肺结核，肺气肿，支气管炎，咳血，肋间神经痛，结膜炎，角膜炎，失眠，聋哑，经闭。

常用疗法

按摩：以拇指指腹按压穴位，轻轻掐按穴位，每次1分钟，早晚各1次。

针灸：直刺0.2~0.3寸，刺时小心绕开桡动脉。可灸。

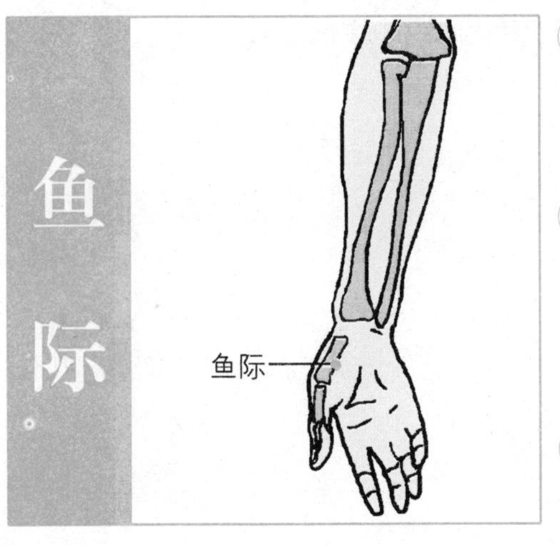

定位 在手拇指本节后凹陷处，约当第一掌骨中点桡侧，赤白肉际处。

取穴 仰掌，在第一掌指关节后，第一掌骨中点，掌后白肉（大鱼际肌）隆起的边缘，赤白肉际处。

主治 肺结核，咯血，哮喘，咽喉炎，扁桃体炎，发热。

常用疗法

按摩：以拇指指端垂直按揉另一手的穴位，保持力度适中，节奏舒缓，每次2分钟，早晚各1次。

针灸：直刺0.5~0.8寸。可灸。

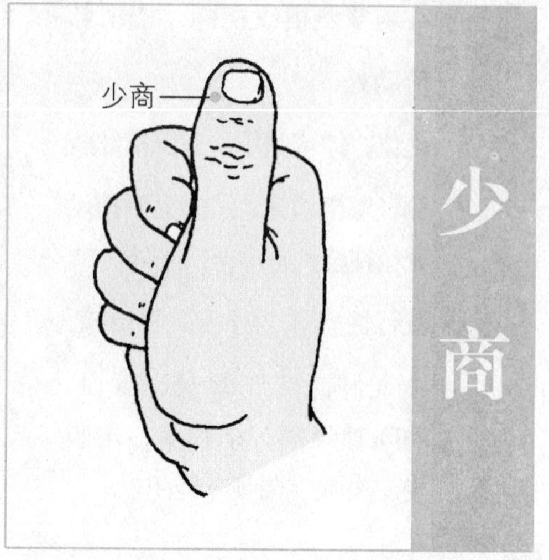

定位 在手拇指末节桡侧，距指甲角0.1寸。

取穴 拇指桡侧指甲根角侧上方0.1寸处。相当于沿爪甲桡侧画一直线与爪甲基底缘水平线交点处取穴。

主治 癔病，扁桃体炎，感冒发热，咯血，黄疸，齿龈出血，舌下肿瘤，失眠，盗汗，休克，精神分裂症。

常用疗法

按摩：一手拇指伸出，另一手的拇指和食指握住此拇指，垂直掐按穴位，每次1~3分钟，早晚各1次，双手交替进行。

针灸：直刺或斜刺0.1~0.2寸。可灸。

艾灸：用艾条直接灸治，适用于神志恍惚、言语错乱。

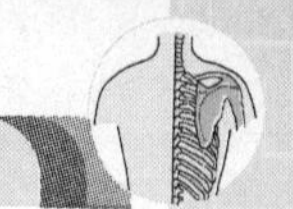

手厥阴心包经

循行路线

手厥阴心包经一侧9个穴，其中8个在上肢掌面的正中线上，1个在前胸上部，首穴天池，末穴中冲。本经起始于胸中，出于心包络，向下通过膈肌，从胸部向下到达腹部，依次联络上、中、下三焦。此经在体内联系本经之心包，以及相表里的三焦。

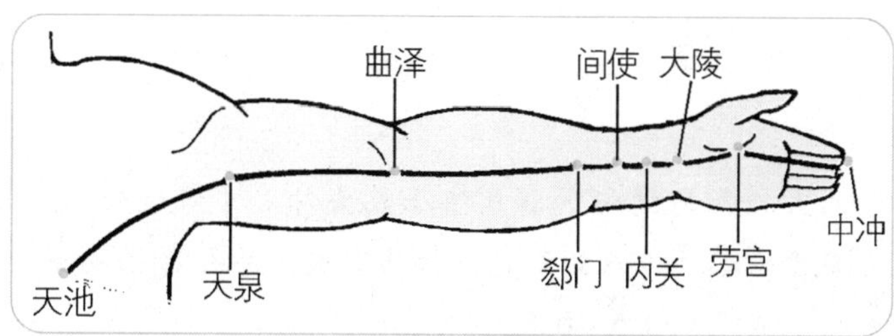

主治病证

手厥阴心包经主治心、胸、胃、神志病以及经脉循行部位的其他病证。心痛、心烦、心跳过快、胸闷、面赤、眼昏黄、胸胁胀满、腋窝处肿痛、肘臂、厥冷、掌心发热等病证。

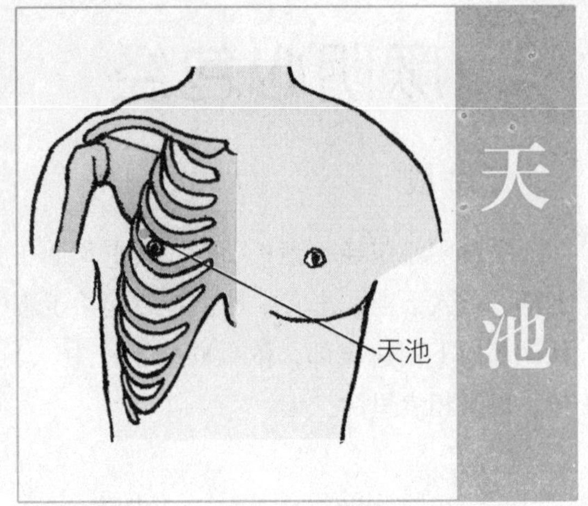

天池

定位 在胸部，当第四肋间隙，乳头外1寸，前正中线旁开5寸。

取穴 取侧坐位，在胸部，先取乳头下的第四肋间隙，再从锁骨中线外量1横指处，按压有酸胀感。

主治 咳嗽，痰多，气喘，胸闷，心烦，胸痛，腋下肿痛，疟疾，乳痈。

常用疗法

按摩：用大拇指指腹向下垂直按压乳头外1寸穴位处，有酸痛的感觉，每天早晚左右各（或双侧同时）按压1次，每次1~3分钟。

针灸：斜刺或平刺0.5~0.8寸。可灸。

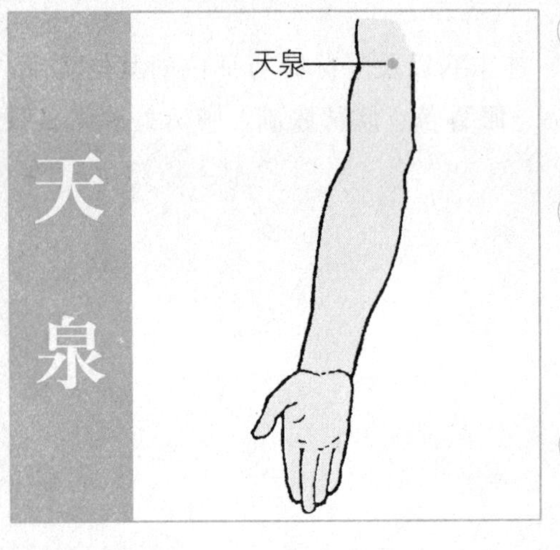

天泉

定位 在臂内侧，当腋前纹头下2寸，肱二头肌的长、短头之间。

取穴 伸臂仰掌，在腋前上端与曲泽的连线上，腋前向下量2寸处，在肱二头肌的长、短头之间，按压有酸胀感。

主治 心痛，心悸，咳嗽，胸胁胀痛，肋间神经痛，臂痛。

常用疗法

按摩：用手指用力按压3~5秒，停1~2秒后，再继续按2~3分钟。

针灸：直刺0.5~0.8寸。可灸。

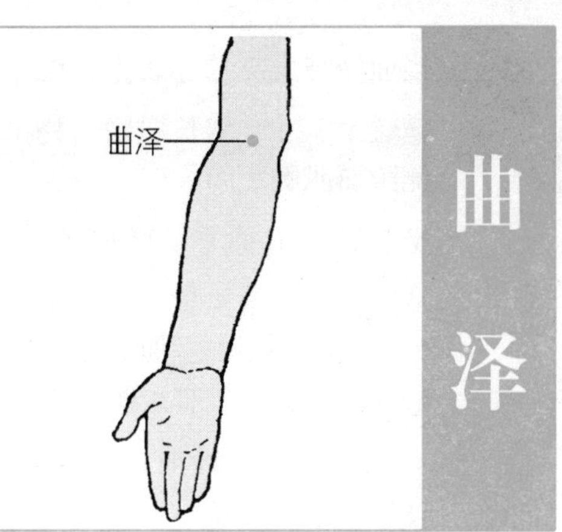

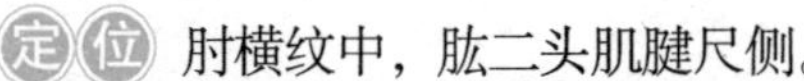

定位 肘横纹中，肱二头肌腱尺侧。

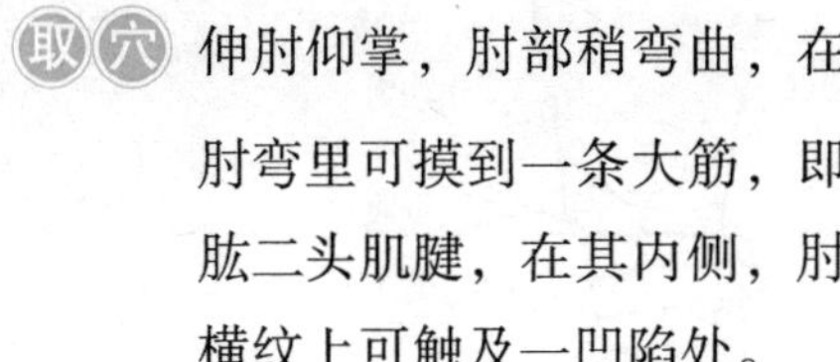

取穴 伸肘仰掌，肘部稍弯曲，在肘弯里可摸到一条大筋，即肱二头肌腱，在其内侧，肘横纹上可触及一凹陷处。

主治 胃痛，呕吐，泄泻，心痛，中暑，心悸，肘臂挛痛，网球肘。

常用疗法

按摩：用拇指指尖按压，点按时，用力要沉稳，不可浮而不实，否则达不到治疗效果。对儿童、体弱者按摩时间不宜太长。每次 2 ~3 分钟，每日 3 ~5 次。

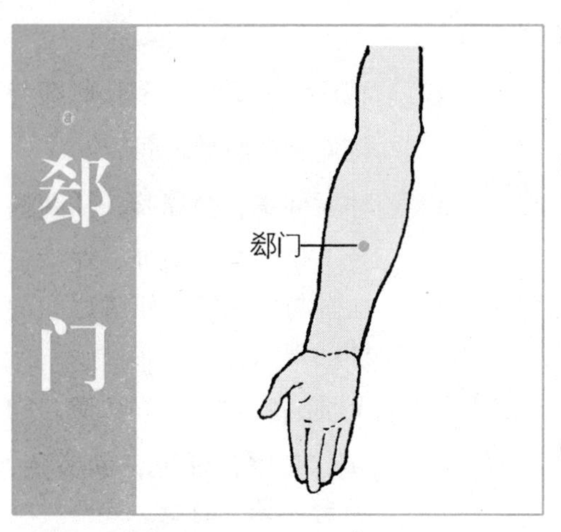

定位 在前臂掌侧，当曲泽与大陵连线上，腕横纹上 5 寸。

取穴 伸肘，微屈腕握拳，曲泽与大陵的连线中点处再向下量 1 横指，即 1 寸，掌长肌腱与桡侧腕屈肌腱之间的凹陷处。

主治 呕血，咳血，鼻出血，心痛，心悸，疔疮，癫痫，癔病。

常用疗法

按摩：用拇指指端按压，指压过程中可适当用力，效果更好。每次 3 ~5分钟，早晚各 1 次。

针灸：直刺 0.5 ~1.0 寸。可灸。

间使

定位 当曲泽与大陵的连线上，腕横纹上3寸，掌长肌腱与桡侧腕屈肌腱之间。

取穴 坐位，伸肘仰掌，微屈腕，从腕横纹上量4横指处，掌长肌腱与桡侧腕屈肌腱之间的凹陷中，按压有酸胀感。

主治 心痛，心悸，胃痛，呕吐，热病，疟疾，癫狂。

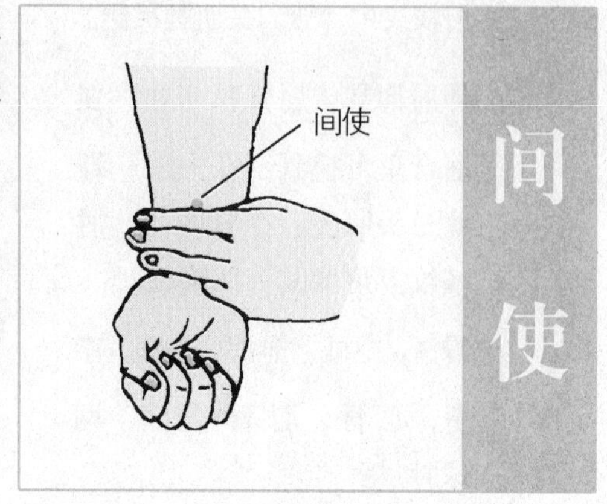

常用疗法

按摩：用拇指指端按压，每次2～3分钟，早晚各1次，两侧穴位交替进行。

针灸：直刺0.5～1.0寸。可灸。

艾灸：用艾条温灸，每次5～20分钟，每日1次，适用于前臂冷痛、心悸。

内关

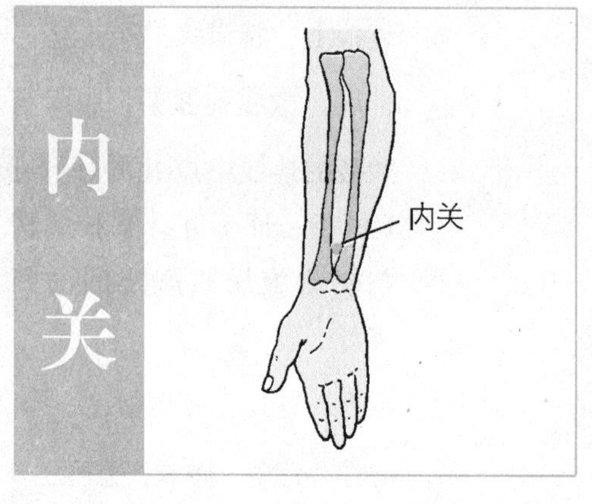

定位 腕横纹上2寸，掌长肌腱与桡侧腕屈肌腱之间。

取穴 伸肘仰掌，微屈腕，从腕横纹上量约2横指处，在掌长肌腱与桡侧腕屈肌腱之间的凹陷中。

主治 胃脘痛，呕吐，呃逆，胸闷，失眠，郁证，偏头痛，月经不调，眩晕。

常用疗法

按摩：用拇指指尖或指腹按压，同时可进行环状按摩，每次1～3分钟，早晚各1次。

针灸：直刺0.5～1.0寸。可灸。

艾灸：用艾条温灸此穴，每次5～20分钟，每日1次，适用于痛经者。

大陵

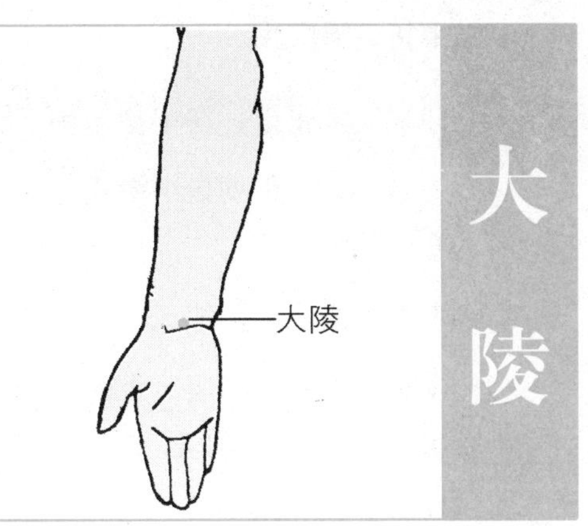

定位 在腕掌横纹的中点，掌长肌腱与桡侧腕屈肌腱之间。

取穴 仰掌，微屈腕关节，在掌后第一横纹的两筋之间，为取穴部位。

主治 心痛，心悸，胃痛，呕吐，失眠，癔病，腕关节痛，足跟痛，疥癣。

常用疗法

按摩：用拇指指尖或指腹按压，稍微用力，每次1~3分钟，早晚各1次，两侧穴位交替进行。

针灸：直刺0.3~0.5寸。可灸。

艾灸：用艾条温灸，每次5~20分钟，每日1次，适用于心绞痛。

劳宫

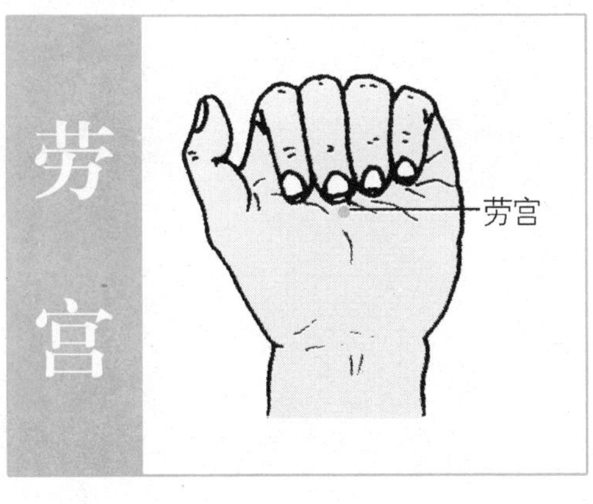

定位 在手掌心，当第二、三掌骨之间，握拳屈指时中指指尖处。

取穴 掌骨之间偏于第三掌骨，以中指、无名指之间切于掌心横纹，中指尖处。

主治 口疮，口臭，中暑呕吐，鹅掌风，心痛，呕吐，高血压，黄疸，食欲不振，手指麻木。

常用疗法

按摩：用拇指指端按压，用力适中，强度适宜，每次2~3分钟，早晚各1次。

针灸：直刺0.3~0.5寸。可灸。

艾灸：用艾条温灸，每次5~20分钟，每日1次。

中冲

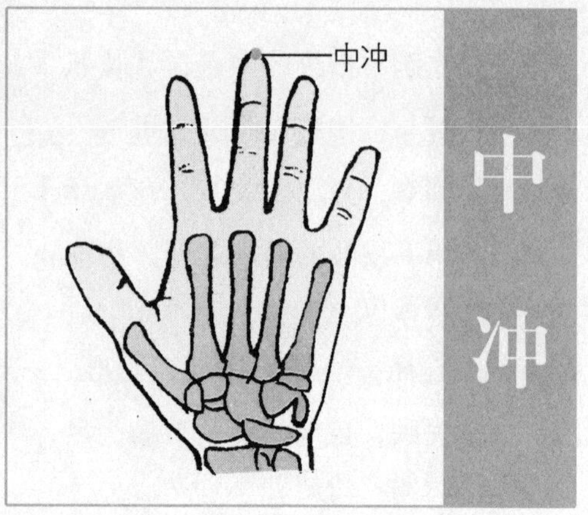

定位 中指尖端中央。

取穴 仰掌，微屈指，在中指末端尖端中央，距离指甲游离缘0.1寸处。

主治 中暑昏迷，小儿惊风，小儿夜啼，心痛，心烦，舌强肿痛，高血压，心肌炎，脑溢血。

常用疗法

按摩：用拇指指尖掐按，每次5~10分钟，每日2次。

针灸：直刺0.1寸。可灸。

艾灸：用艾条温灸，每次5~20分钟，每日1次。

第四章

足三阳穴位及治疗疾病

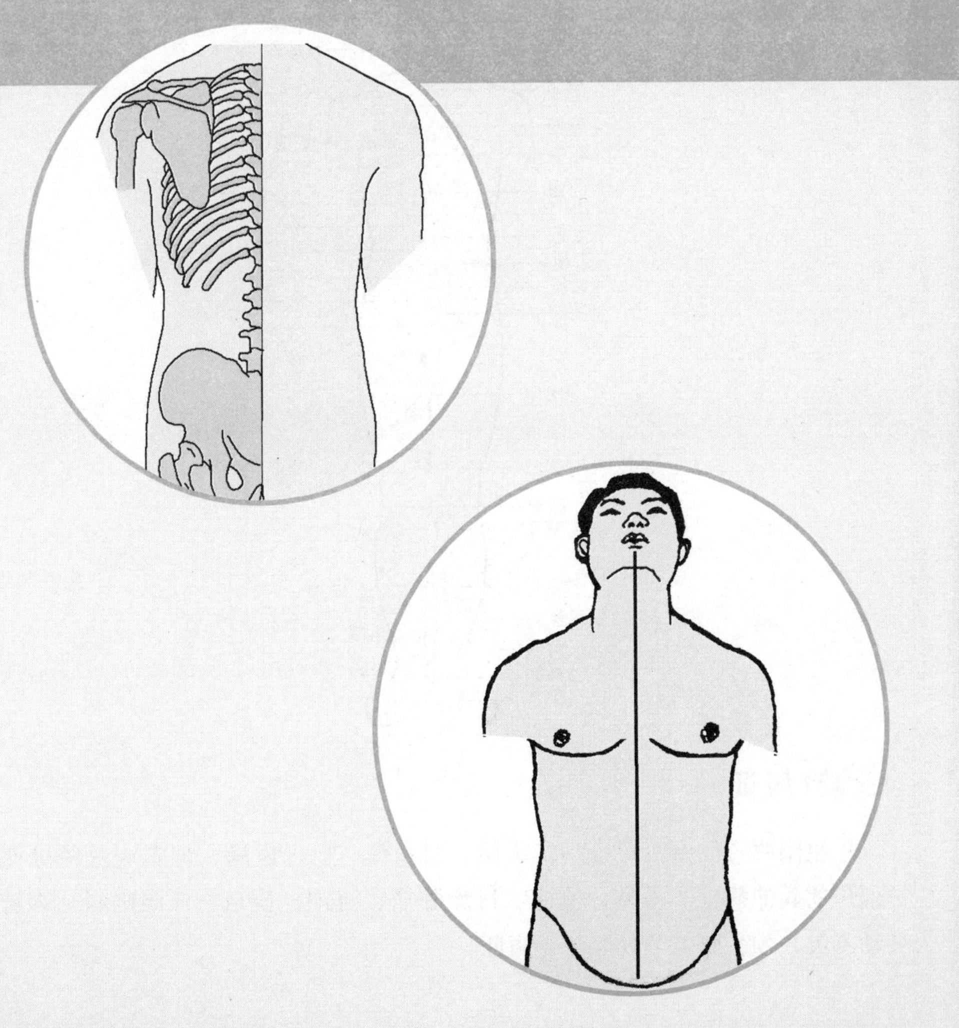

足 阳明胃经

循行路线

足阳明胃经首穴为承泣，末穴为厉兑，左右各45穴，其中15穴在下肢前外侧面，30穴在腹部、胸部和头面部。本经的循行路线是，由鼻部经过侧头部、面部、颈部、胸腹部、下肢外侧的前面，止于第二趾端。此经在体内联系本经之胃，以及相表里的脾。

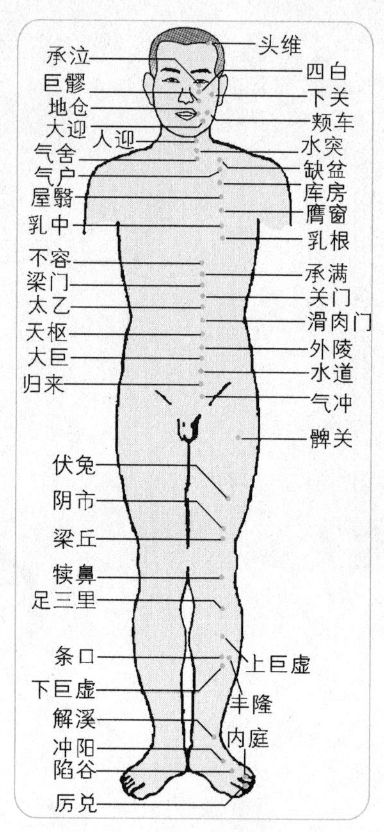

主治病证

足阳明胃经主治胃肠病，头面、目、鼻、口、齿痛，神志病及经脉循行部位的其他病证。鼻塞、流涕、目赤肿痛、流泪、夜盲、口眼㖞斜、脚趾活动不灵，颈、膝关节处酸痛等病证。

承泣

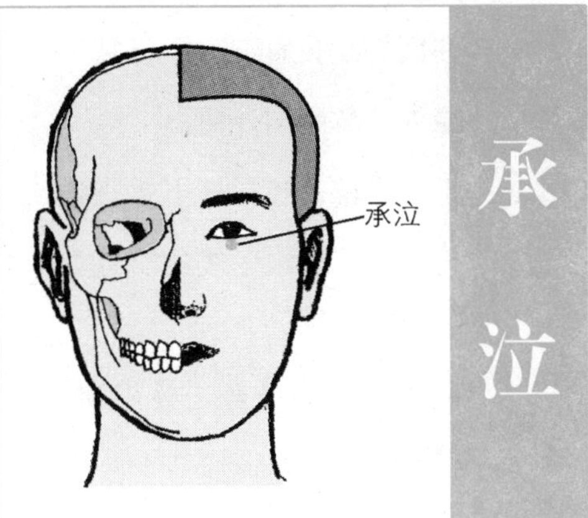

定位 在面部，瞳孔直下，眼球与眶下缘之间。

取穴 正坐位，直视前方，瞳孔直下0.7寸。

主治 目赤肿痛，迎风流泪，眼睑瞤动，夜盲，口眼歪斜，近视，散光。

常用疗法

按摩：以中指或食指指腹点揉或按揉，每次8~10分钟，双手交替进行。

针灸：向上轻推眼球，紧靠眼眶缓慢直刺0.3~0.5寸，不宜提插，注意避免刺伤眼球或刺破血管引起血肿。禁灸。

四白

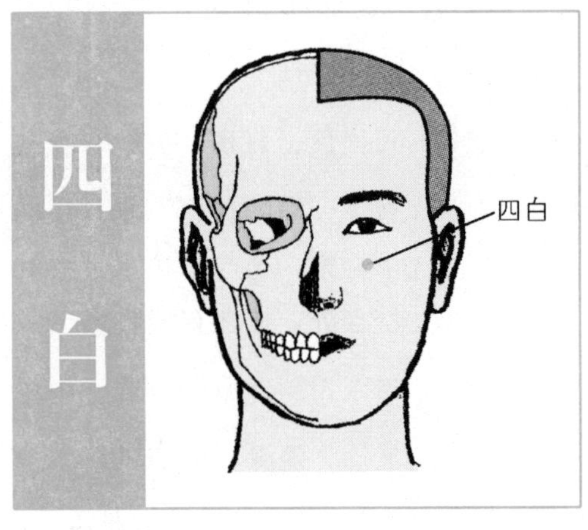

定位 在面部瞳孔直下，眶下孔凹陷处。

取穴 正坐位，直视前方，瞳孔直下，在眶下孔凹陷处，按之有酸胀感。

主治 目赤肿痛，目痒，夜盲，迎风流泪，眼睑瞤动，目眩，口眼歪斜。

常用疗法

按摩：以中指或食指指腹同时点揉双侧穴位，每次3~5分钟，早晚各1次。

针灸：直刺或斜刺0.2~0.5寸，不可深刺，注意避免损伤神经血管。

巨髎

定位 在面部瞳孔直下，平鼻翼下缘处，鼻唇沟外侧。

取穴 正坐平视，瞳孔直下垂直线与鼻翼下缘水平线的交点处为取穴部位。

主治 口眼歪斜，鼻塞，鼻出血，目翳，青盲，齿痛。

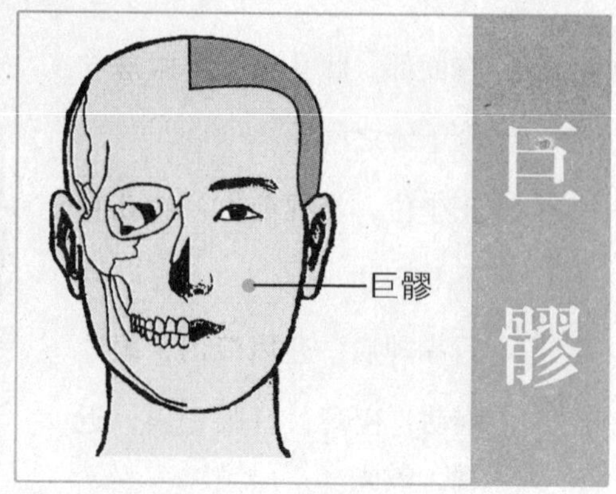

常用疗法

按摩：用手指指腹或指节向下按压，朝颧骨方向施力，同时进行圈状按摩。

针灸：斜刺或平刺 0.2 ~0.5 寸。可灸。

地仓

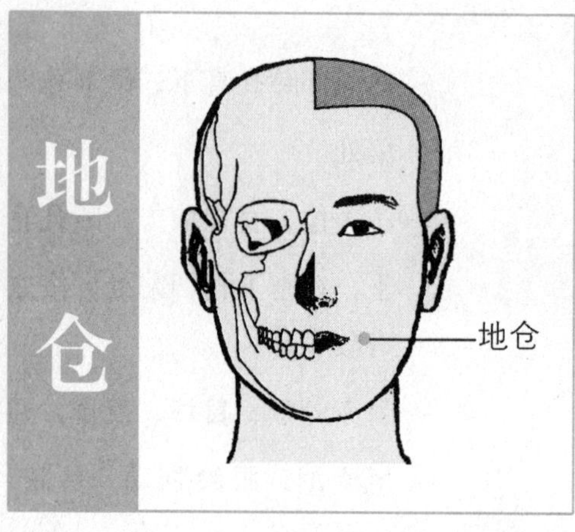

定位 在面部口角外侧，上直瞳孔。

取穴 正坐位，直视前方，在瞳孔直下，沿瞳孔直下垂直线向下轻推，至与口角水平线的交点处，按之有酸胀感。

主治 口眼歪斜，唇缓不收，中风失语，流涎，破伤风。

常用疗法

按摩：以中指或食指指腹同时点揉两侧穴位，每次 3 ~5 分钟，早晚各 1 次。

针灸：直刺 0.2 ~0.3 寸，也可以斜刺或平刺 0.5 ~0.8 寸，或向颊车平刺 1.0 ~1.5 寸。可灸。

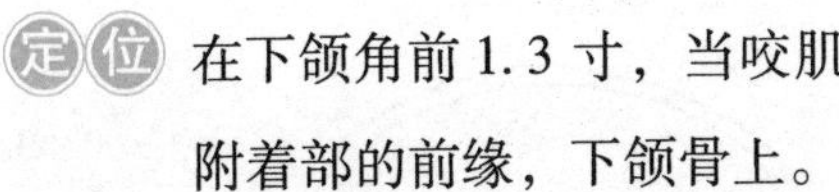

大迎

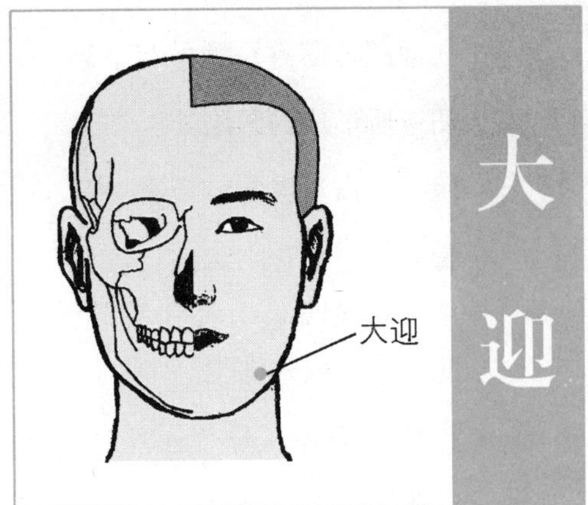

定位 在下颌角前1.3寸，当咬肌附着部的前缘，下颌骨上。

取穴 在下颌角前方，咬肌附着部前缘，当面动脉搏动处。闭口鼓气，下颌角前下方沟形凹陷处为取穴部位。

主治 颊肿，齿痛，口噤，舌强，口眼歪斜，牙关脱臼，颈痛。

常用疗法

按摩：用手指指腹或指节向下按压，同时进行圈状按摩，每次1~3分钟，每日2次。

针灸：斜刺或平刺0.3~0.5寸，或直刺0.2~0.3寸，或透刺颊车，注意绕开血管。可灸。

颊车

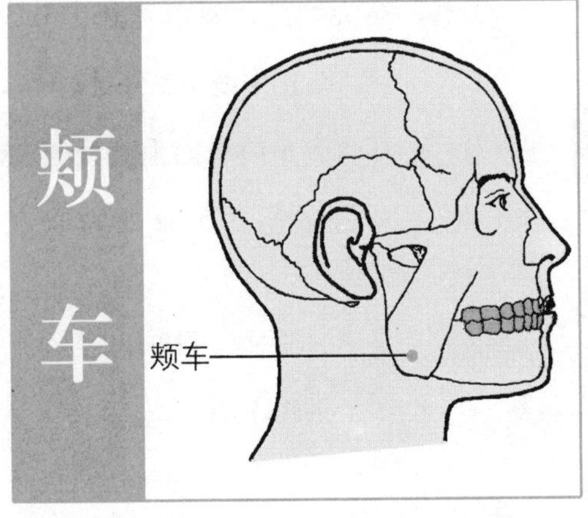

定位 在面颊部，下颌角前上方约1横指，当咀嚼时咬肌隆起，按之凹陷处。

取穴 侧坐，下颌角前上方约1横指，当咀嚼时咬肌隆起，放松时按之有酸胀感。

主治 口眼歪斜、颊肿、齿痛、牙关紧闭、失音、颈项强痛。

常用疗法

按摩：以中指或食指指腹同时点揉两侧穴位，每次3~5分钟，早晚各1次。

针灸：直刺0.3~0.5寸，或平刺0.5~1.0寸，或透刺地仓、大迎。可灸。

下关

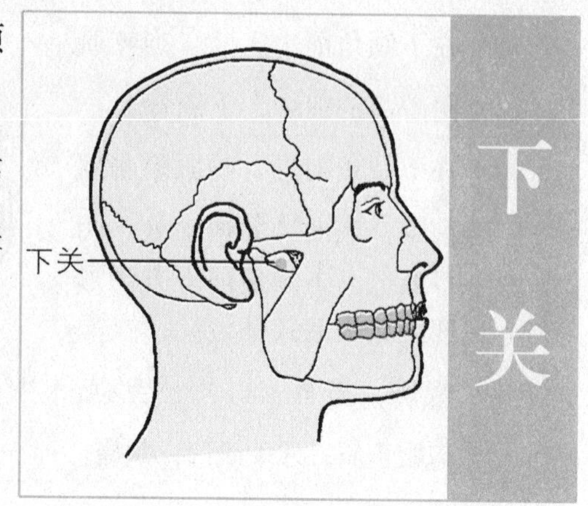

定位 在面部耳前方，颧弓与下颌切迹所形成的凹陷处。

取穴 闭口，由耳屏向前摸有一高骨，其下方有一凹陷，若张口，则该凹陷闭合和突起，此凹陷为取穴部位。

主治 齿痛、面痛、耳聋、耳鸣、口眼歪斜、眩晕。

常用疗法

按摩：以中指或食指指腹同时点揉两侧穴位，每次 3 ~5 分钟，早晚各1 次。

针灸：直刺0.3 ~0.5 寸，或深刺1.0 ~1.5 寸。可灸。

头维

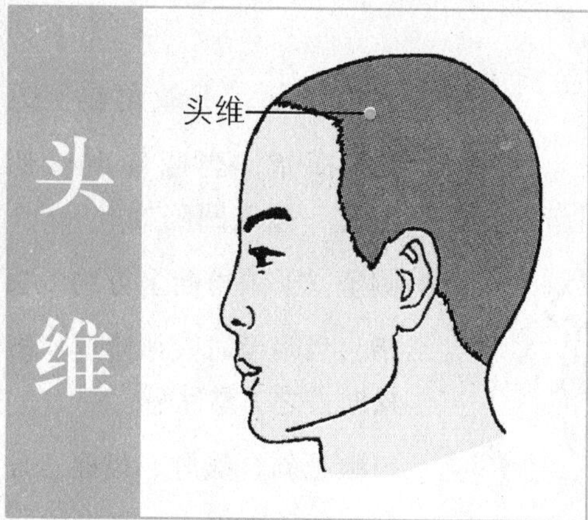

定位 在头侧部，额角发际上0.5寸，头正中线4.5 寸处。

取穴 耳前鬓角前缘向上直线与前发际交点上 5 分处为取穴部位。

主治 头痛，眼痛，目眩，迎风流泪，视物不明。

常用疗法

按摩：以中指或食指指腹同时点揉两侧穴位，每次 3 ~5 分钟，早晚各1 次。

针灸：平刺0.5 ~1.0 寸。

人迎

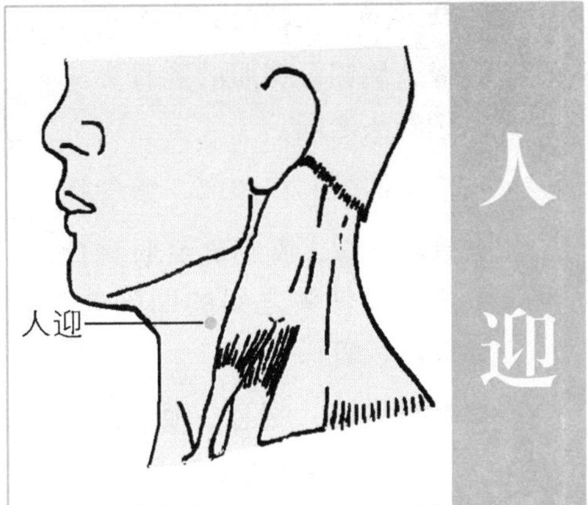

定位 在颈部，结喉旁，胸锁乳突肌的前缘，颈动脉搏动处。

取穴 摸颈总动脉搏动之内侧缘，平喉结处为取穴部位。

主治 胸满喘息，咽喉肿痛，头痛，高血压，低血压，瘰疬，瘿气，饮食难下。

常用疗法

按摩：用拇指和食指指腹同时按压两侧穴位。人迎穴不可采用点、按等刺激较大的手法。按摩力度宜轻不宜重，宜缓不宜急。对儿童尤其应当注意。每次 2 分钟，每日 3 次。

针灸：直刺 0.3～0.8 寸，注意绕开血管。

水突

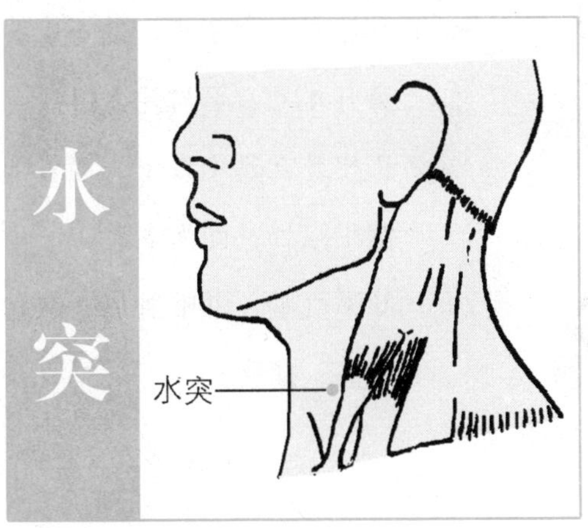

定位 在颈部，胸锁乳突肌的前缘，人迎与气舍连线的中点。

取穴 正坐，头微抬，人迎直下约 1 寸，胸锁乳突肌的前缘，按压有酸胀感。

主治 咳逆上气，喘息不得卧，咽喉肿痛，肩肿，呃逆，瘰疬，颈项强痛。

常用疗法

按摩：用食指和拇指指压穴位，按压时要注意力度，每次 2～3 分钟，每日 2 次。

针灸：直刺 0.3～0.5 寸，或斜刺 0.5～1.0 寸。可灸。

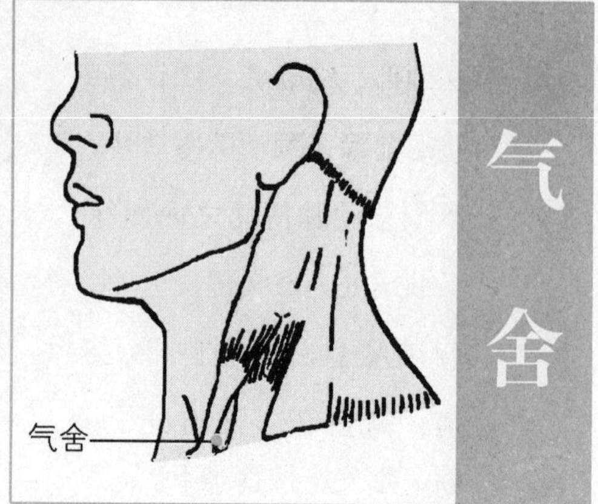

气舍

定位 在颈部，锁骨内侧端的上缘，胸锁乳突肌的胸骨头与锁骨头之间。

取穴 正坐仰靠，在颈部，锁骨胸骨端上缘，胸锁乳突肌胸骨头与锁骨头之间的凹陷处，按之有痛感处。

主治 咽喉肿痛，喘息，呃逆，瘿瘤，瘰疬，颈项强痛，肩肿。

常用疗法

按摩：用指尖指压两侧穴位。用力要适度，节奏宜缓和。对儿童或体弱者，施治时，应注意用力适度。每次2~3分钟，每日3~4次。

针灸：直刺0.3~0.5寸，不可深刺。可灸。

缺盆

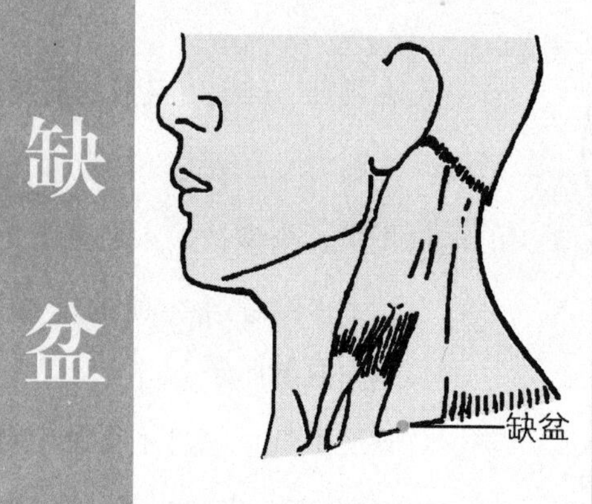

定位 在锁骨上窝中央，前正中线旁开4寸，下与乳头相直。

取穴 正坐，在乳中线上，锁骨上窝中点处，即为本穴。

主治 咳嗽气喘，咽喉肿痛，缺盆中痛，瘰疬。

常用疗法

按摩：用手指指腹或指节向下按压，同时进行圈状按摩。

针灸：直刺或斜刺0.3~0.5寸。可灸。孕妇禁针。

气户

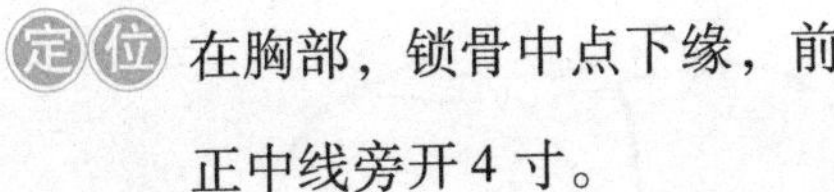

定位 在胸部，锁骨中点下缘，前正中线旁开4寸。

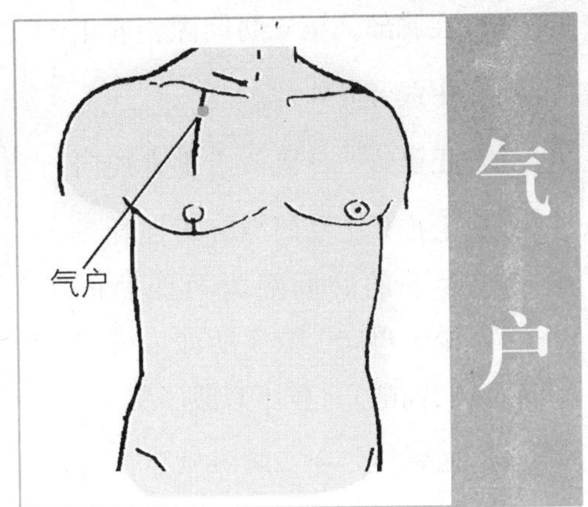

取穴 正坐位，在胸部，锁骨下缘，乳中线上，前正中线旁开4寸。

主治 咳嗽气喘，胸胁胀满，吐血，呃逆，胸背胁肋疼痛。

常用疗法

按摩：用手指指腹或指节向下按压，并进行圈状按摩。

针灸：斜刺或平刺0.5～0.8寸。可灸。

库房

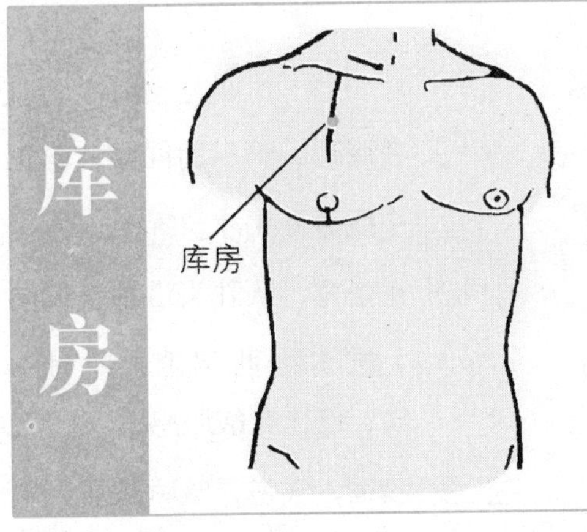

定位 在胸部，第一肋间隙，前正中线旁开4寸。

取穴 正坐位，从乳头沿垂直线向上推3个肋间隙，按压有酸胀感。

主治 咳嗽，气逆，咳唾脓血，胸胁胀痛，胸闷。

常用疗法

按摩：用手指指腹或指节向下按压，并进行圈状按摩。按压本穴时，注意力度适中，强度适宜。

针灸：斜刺或平刺0.5～0.8寸。可灸。

屋翳

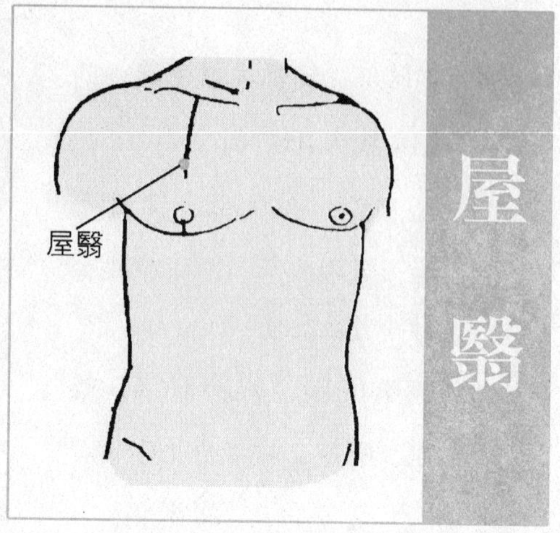

定位 在胸部，第二肋间隙，前正中线旁开4寸。

取穴 正坐位，从乳头沿垂直线向上推2个肋间隙（男性乳头所在的肋间隙为第四肋间隙，再向上数2肋即为第二肋间隙），按压有酸胀感。

主治 咳嗽，气逆，咳唾脓血，身肿，胸胁胀痛，乳痈。

常用疗法

按摩：用手指指腹或指节向下按压，并进行圈状按摩，每次3~5分钟，每日2次。

针灸：斜刺或平刺0.5~0.8寸。可灸。

膺窗

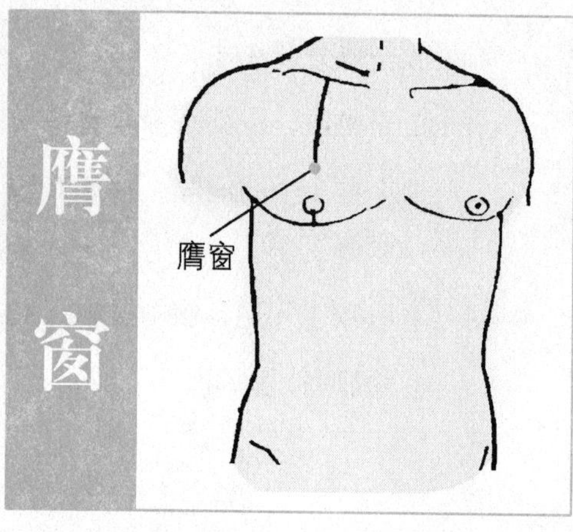

定位 在胸部，第三肋间隙，前正中线旁开4寸。

取穴 正坐位，从乳头沿垂直线向上推1个肋间隙，即为本穴，按压有酸胀感。

主治 咳嗽，气逆，咳唾脓血，胸胁胀痛，乳痈。

常用疗法

按摩：用手指指腹或指节向下按压，并进行圈状按摩，按压时掌握好力度，不可用力太大。

针灸：斜刺或平刺0.5~0.8寸。可灸。

乳中

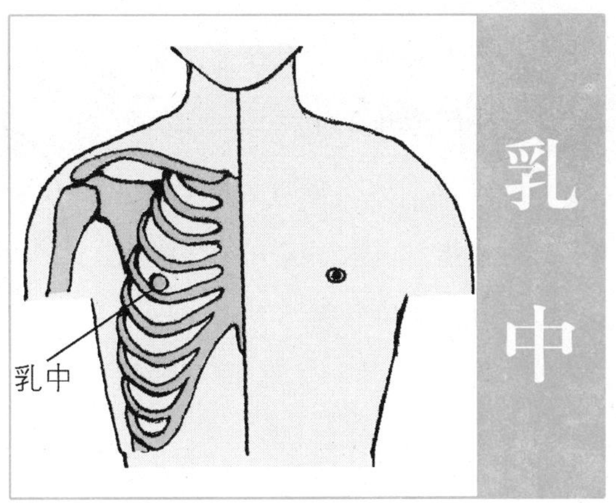

定位 在胸部，第四肋间隙，乳头中央，前正中线旁开4寸。

取穴 正坐位，乳头中央，距前正中线4寸，按压有酸胀感。

主治 小儿暴疠，中暑，热渴，胞衣不下。

常用疗法

按摩：用手指指腹向下按压，同时进行圈状按摩，每次3~5分钟，每日2次。

针灸：本穴不针不灸，只作胸腹部腧穴的定位标志。

乳根

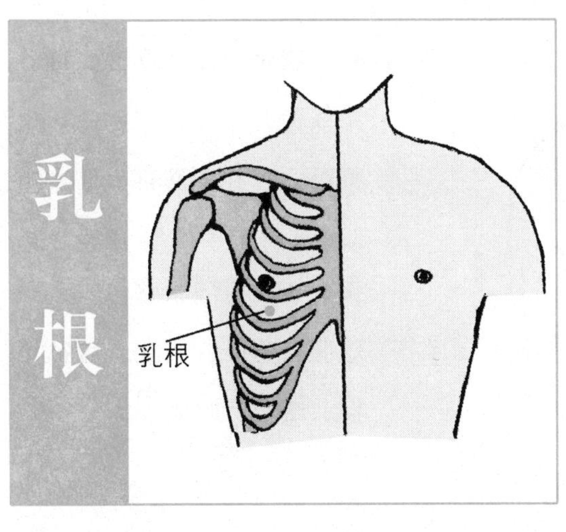

定位 在胸部，乳头直下，乳房根部，第五肋间隙，前正中线旁开4寸。

取穴 仰卧位，在胸部，男性当乳头直下，女性沿锁骨中线，第五肋间隙，距前正中线4寸，按压有酸胀感。

主治 咳嗽，气逆，胸胁胀痛，乳痈，乳汁少，噎嗝。

常用疗法

按摩：用手指指腹或指节向下按压，并进行圈状按摩，每次2~3分钟，每日2次。

针灸：斜刺或平刺0.5~0.8寸。可灸。

不容

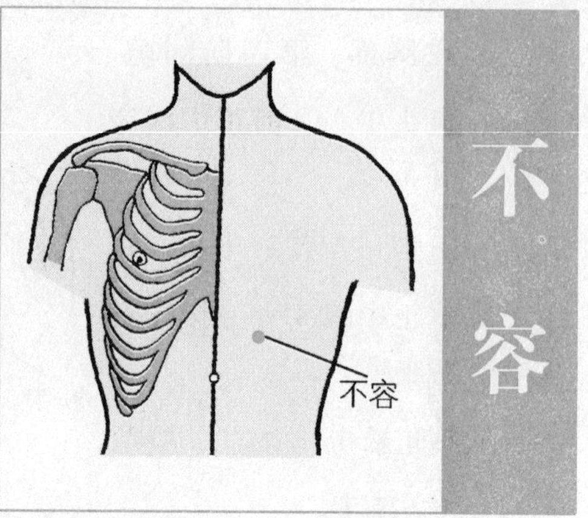

定位 在上腹部，脐上6寸，前正中线旁开2寸。

取穴 坐位，从肚脐向上量2个4横指，再水平旁开约2横指处，按压有酸胀感。

主治 腹胀，胃痛，呕吐，不欲食，咳喘。

常用疗法

按摩：用手指指腹或指节向下按压，并进行圈状按摩，用力适中，节奏舒缓。

针灸：直刺0.5~0.8寸。可灸。

承满

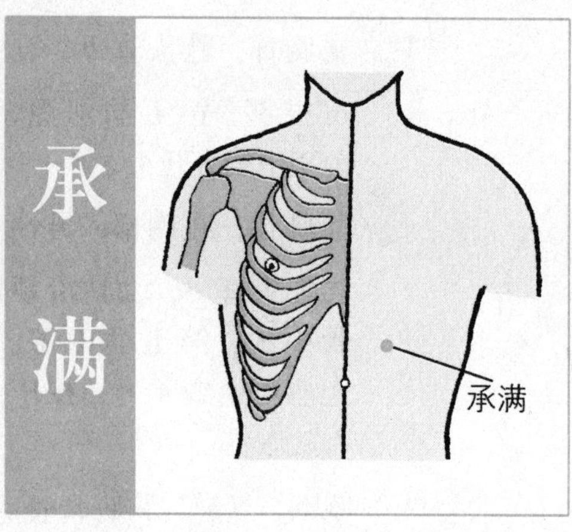

定位 在上腹部，脐上5寸，前正中线旁开2寸。

取穴 仰卧立，在上腹部，脐中上5寸，前正中线旁开约2横指，按压有酸胀感。

主治 腹胀，呕吐，胃痛，食欲不振，喘咳，呕血。

常用疗法

按摩：用手指指腹或指节向下按压，并进行圈状按摩，每次3~5分钟，每日2次。

针灸：直刺0.8~1.0寸。可灸。

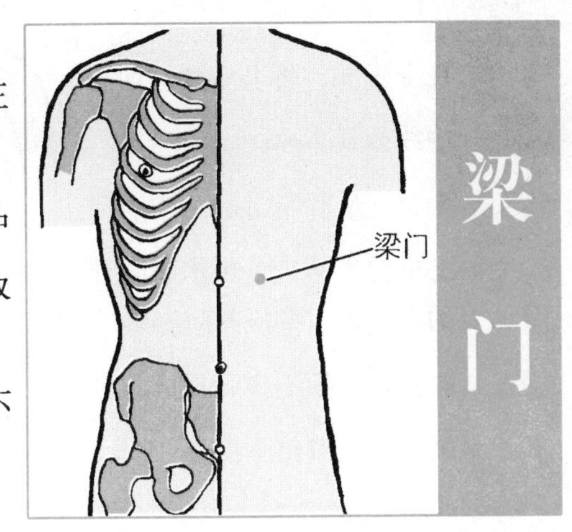

定位 在上腹部，脐上4寸，前正中线旁开2寸。

取穴 平肚脐与胸剑联合连线之中点，前正中线旁开2寸为取穴部位。

主治 腹胀，呕吐，胃痛，食欲不振，泄泻，胃下垂。

常用疗法

按摩：以中指指腹同时点揉两侧穴位，沿顺时针和逆时针交替进行，每次3~5分钟，早晚各1次。

针灸：直刺0.8~1.2寸。可灸。

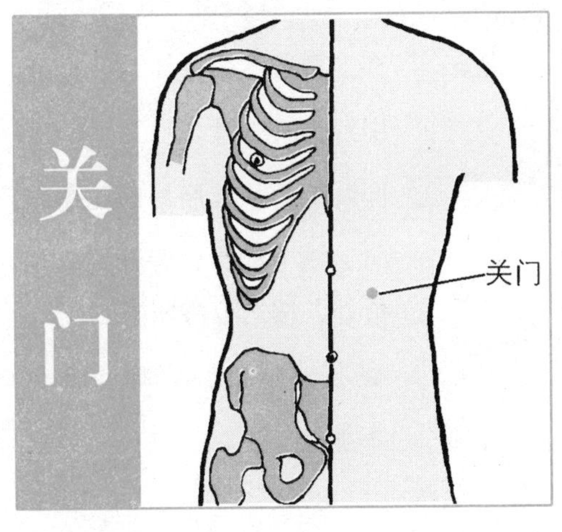

定位 在上腹部，脐上3寸，前正中线旁开2寸。

取穴 仰卧位，从肚脐沿前正中线向上量4横指（即3寸），再水平旁开约2横指，按之有酸胀感。

主治 腹痛，腹胀，食欲不振，水肿，肠鸣泄泻，遗尿。

常用疗法

按摩：用手指指腹或指节向下按压，并进行圈状按摩，按摩时注意不可用力过猛。

针灸：直刺0.8~1.2寸。可灸。

太乙

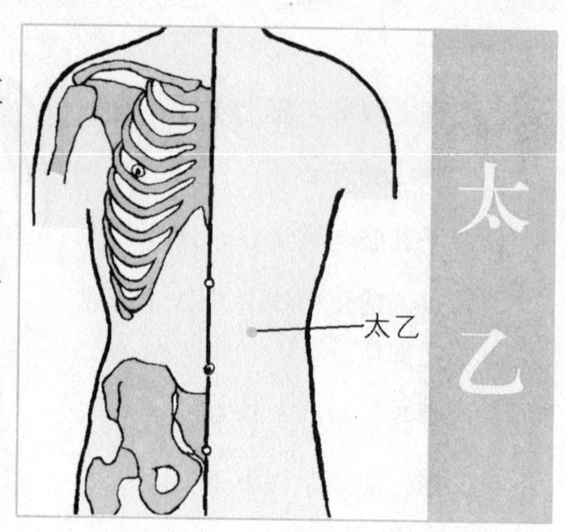

定位 在上腹部，脐上2寸，前正中线旁开2寸。

取穴 坐位，从肚脐沿前正中线向上量约2横指，再水平旁开约2横指，按压有酸胀感。

主治 癫狂，心烦不宁，胃痛，食欲不振，消化不良。

常用疗法

按摩：用手指指腹或指节向下按压，并进行圈状按摩。最好取仰卧位，让他人进行按摩。

针灸：直刺0.8~1.2寸。可灸。

滑肉门

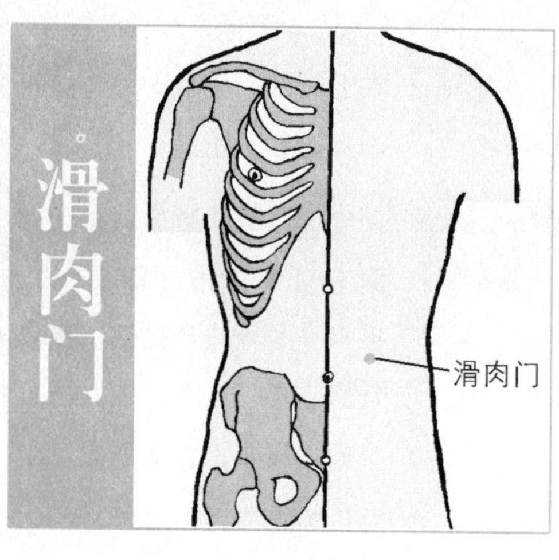

定位 在上腹部，脐上1寸，前正中线旁开2寸。

取穴 仰卧位，从肚脐沿前正中线向上量1横指，旁开约2横指处，按之有酸胀感。

主治 癫狂，呕吐，胃痛，食欲不振。

常用疗法

按摩：用指腹向下按压，然后放松，反复进行。每次2~3分钟，早晚各1次。

针灸：直刺1.0~1.5寸。可灸。

天枢

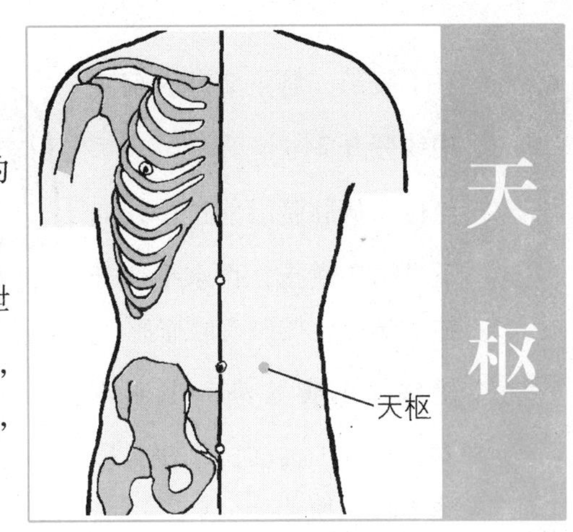

定位 在腹中部，脐旁2寸。

取穴 坐位或仰卧位，肚脐旁开约2横指处，按压有酸胀感。

主治 绕脐腹痛，腹胀，呕吐，泄泻，痢疾，便秘，阑尾炎，痛经，月经不调，疝气，水肿。

常用疗法

按摩：用食指指腹同时按揉两侧穴位，沿顺时针和逆时针交替进行，每次3～5分钟，早晚各1次。

针灸：直刺1.0～1.5寸。可灸，孕妇禁灸。

外陵

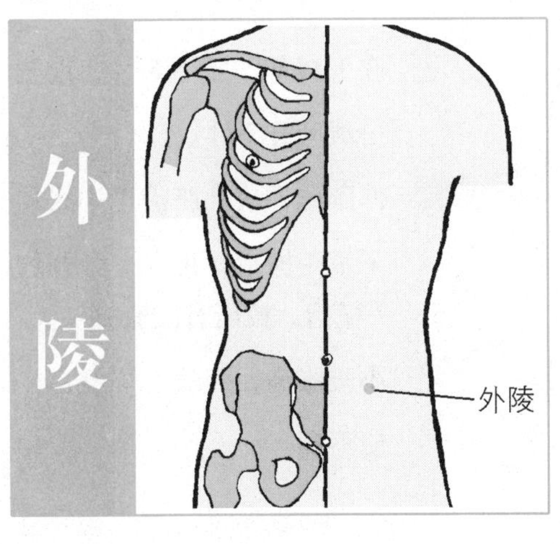

定位 在下腹部，脐下1寸，前正中线旁开2寸。

取穴 仰卧位，从肚脐沿正中线向下量1横指，再水平旁开约2横指。

主治 腹痛，腹胀，痢疾，疝气，月经痛。

常用疗法

按摩：用手指指腹或指节向下按压，并进行圈状按摩。每次3～5分钟，每日2次。

针灸：直刺1.0～1.5寸。可灸。

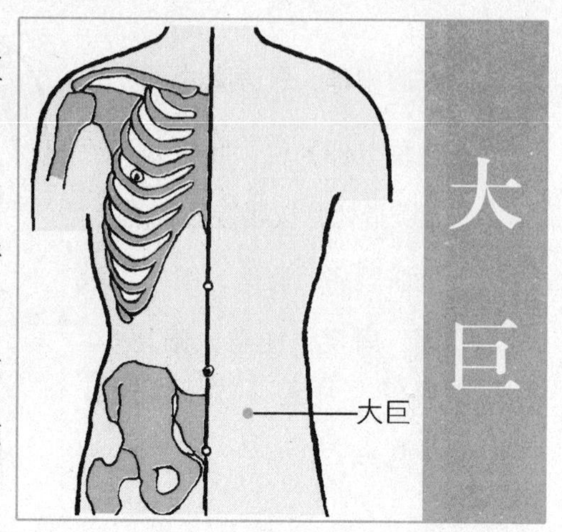

定位 在下腹部，脐下 2 寸，前正中线旁开 2 寸。

取穴 坐位，从肚脐沿前正中线向下量约 2 横指，再水平旁开约 2 横指，按压有酸胀感。

主治 腹痛，小腹胀满，小便不利，疝气，遗精，早泄，惊悸不眠，便秘。

常用疗法

按摩：用手指指腹或指节向下按压，并进行圈状按摩。

针灸：直刺 1.0 ~ 1.5 寸。可灸。

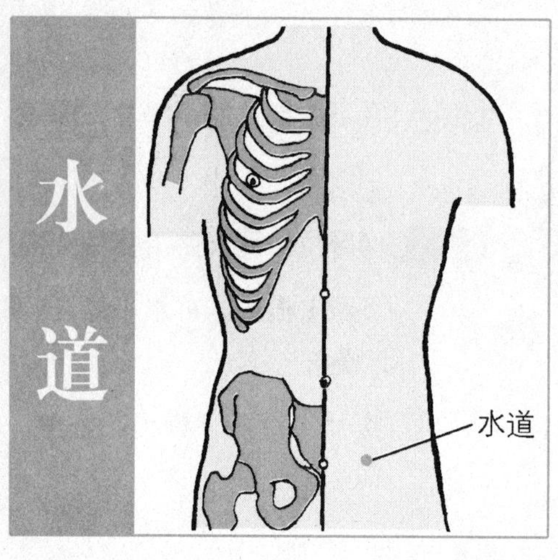

定位 在下腹部，脐下 3 寸，前正中线旁开 2 寸。

取穴 仰卧位，从肚脐沿正中线向下量 4 横指，再水平旁开约 2 横指，按压有酸胀感。

主治 小腹胀满，疝气，痛经，二便不利。

常用疗法

按摩：用手指指腹或指节向下按压，并进行圈状按摩。

针灸：直刺 1.0 ~ 1.5 寸。可灸。

艾灸：用艾条温灸此穴，每次 5 ~ 20 分钟，每日 1 次。

归来

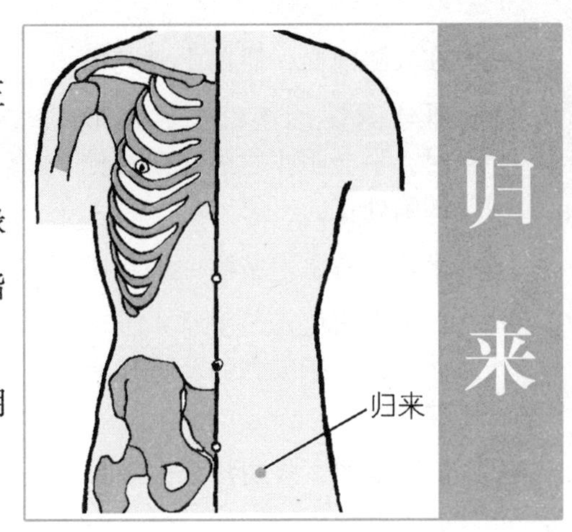

定位 在下腹部，脐下4寸，前正中线旁开2寸。

取穴 前正中线上，耻骨联合上缘上1横指处，再旁开2横指处为取穴部位。

主治 小腹胀满，疝气，经闭，阴挺，白带，阴茎痛。

常用疗法

按摩：用食指指腹同时点揉两侧穴位，沿顺时针和逆时针交替进行，每次3~5分钟，早晚各1次。

针灸：直刺1.0~1.5寸。可灸。

气冲

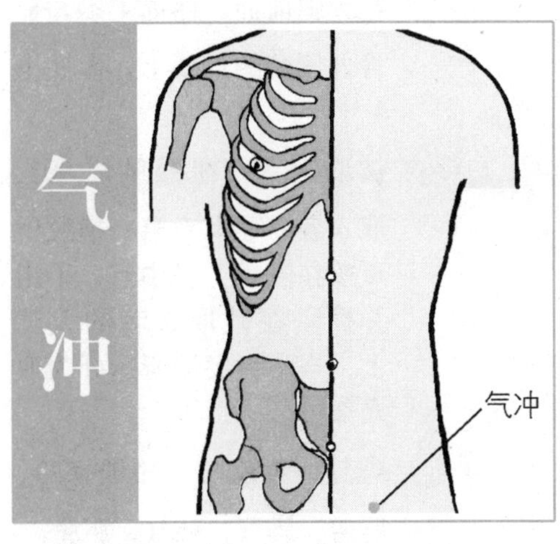

定位 在腹股沟稍上方，脐下5寸，前正中线旁开2寸。

取穴 仰卧位，在腹股沟稍上方，耻骨联合上缘，肚脐下5寸，距前正中线约2横指，按压有酸胀感。

主治 外阴肿痛，腹痛，疝气，月经不调，痛经，不孕，胎产诸疾，茎中痛。

常用疗法

按摩：用手指指腹或指节向下按压，并进行圈状按摩。按摩本穴时，要力度适中，强度适宜。

针灸：直刺0.5~1.0寸。可灸。

髀关

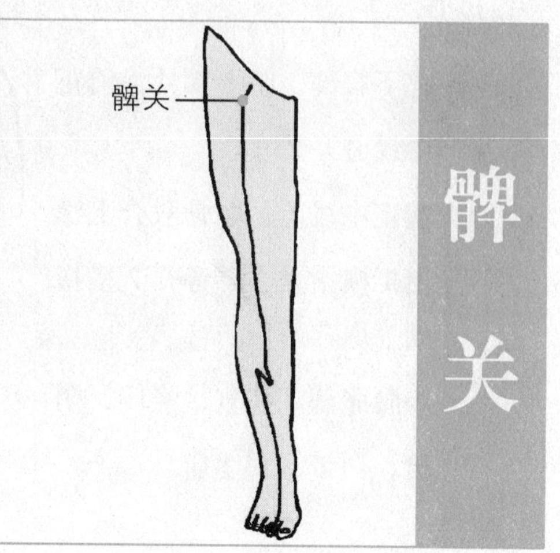

定位 在大腿前面，髂前上棘与髌骨外侧端的连线上，屈股时，平会阴，居缝匠肌外侧凹陷处。

取穴 坐位，右手手掌第一横纹中点按于伏兔穴，手掌平伸向前，在中指尖到处，按压有酸胀感。

主治 髀股痿痹，腰腿疼痛，下肢麻木不仁。

常用疗法

按摩：用手指指腹或指节向下按压，并进行圈状按摩。

针灸：直刺1.0~2.5寸。可灸。

伏兔

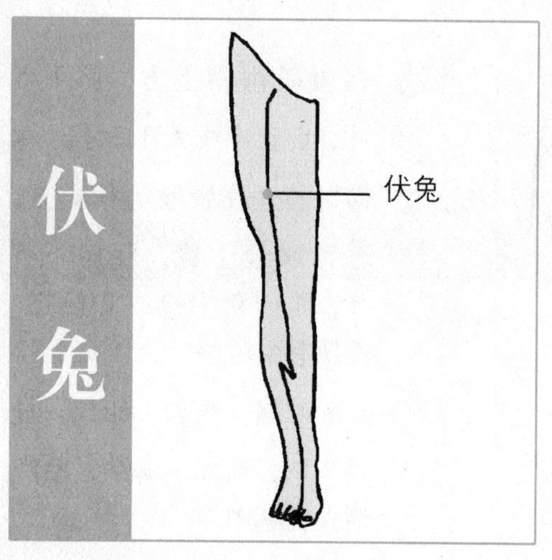

定位 在大腿前面，髂前上棘与髌骨外侧端的连线上，髌底上6寸。

取穴 被取穴者正坐屈膝成90°，取穴者以手掌后第一横纹中点按在髌骨上缘中点，手指并拢压在被取穴者的大腿上，当中指尖端所达处为取穴部位。

主治 脚气，荨麻疹，腰腿寒冷，麻痹，脚气，疝气，腹胀。

常用疗法

按摩：用拇指指腹按揉穴位，每次2~3分钟，早晚各1次，两侧穴位可同时按揉。

针灸：直刺1.0~1.5寸。可灸。

阴市

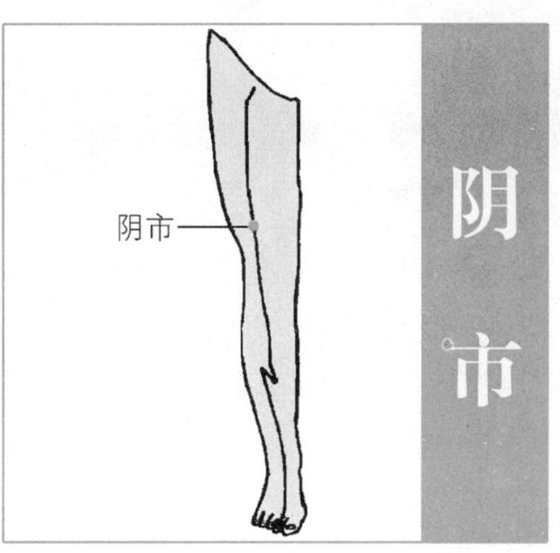

定位 在大腿前面，髂前上棘与髌骨外侧端的连线上，髌底上3寸。

取穴 正坐屈膝，于膝盖外上缘直上4横指处，按压有明显的酸疼感。

主治 腿膝麻痹，下肢不遂，酸痛，屈伸不利，腰痛，寒疝，腹胀腹痛。

常用疗法

按摩：用手指指腹或指节向下按压，并进行圈状按摩。每次2~3分钟，每日2次。

针灸：直刺1.0~2.0寸。可灸。

梁丘

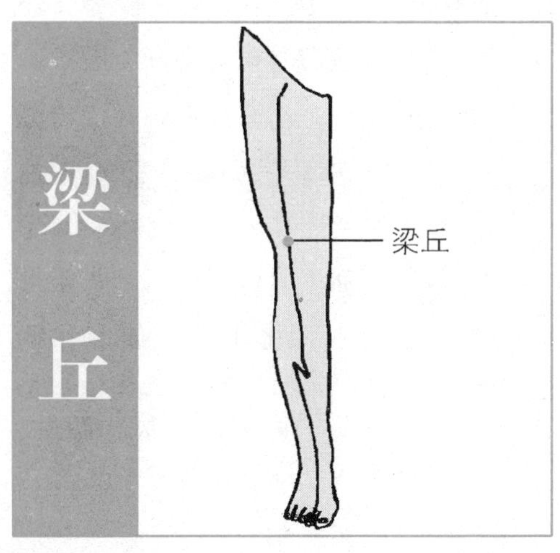

定位 屈膝，在大腿前面，髂前上棘与髌骨外侧端的连线上，髌底上2寸。

取穴 下肢用力蹬直时，髌骨外上缘上方可见一凹陷，此凹陷正中处为取穴部位。

主治 胃痛，膝肿，下肢不遂，乳痈。

常用疗法

按摩：用拇指指腹按揉穴位，每次2~3分钟，早晚各1次，两侧穴位可同时按揉。

针灸：直刺1.0~1.2寸。可灸。

犊鼻

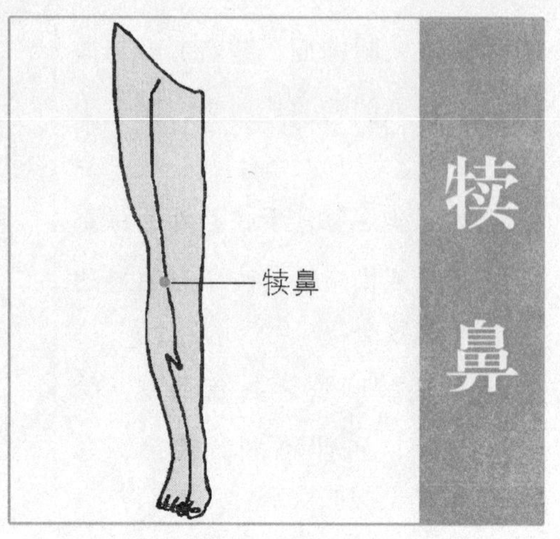

定位 屈膝，在膝部，髌骨与髌韧带外侧凹陷中。

取穴 坐位，屈膝成135°，在髌骨下缘，髌韧带外侧凹陷中，按压有酸胀感。

主治 膝关节痛，脚气，下肢麻木。

常用疗法

按摩：用中指同时点揉两侧穴位，每次2~3分钟，早晚各1次。

针灸：稍向内斜刺0.5~1.0寸，或透刺膝眼。可灸。

足三里

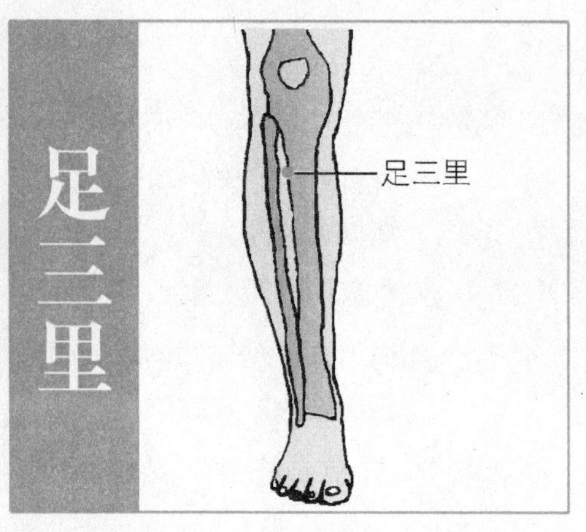

定位 在小腿前外侧，犊鼻下3寸，胫骨前缘旁开1横指。

取穴 站位，用同侧手张开虎口围住髌骨上外缘，余四指向下，中指尖处为取穴部位。

主治 胃痛，腹胀，泄泻，头晕耳鸣，消化不良，便秘，痢疾，喘咳痰多，乳痈，心悸气短，癫狂，中风，膝肿，鼻疾，脚气，水肿。

常用疗法

按摩：用拇指指腹点揉，每次2~3分钟，早晚各1次，两侧穴位可同时或交替点揉。

针灸：直刺1.0~2.5寸。可灸。

艾灸：用艾条温灸此穴，每次5~20分钟，每日1次。

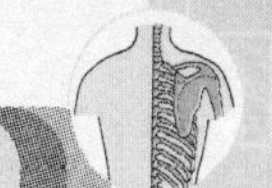

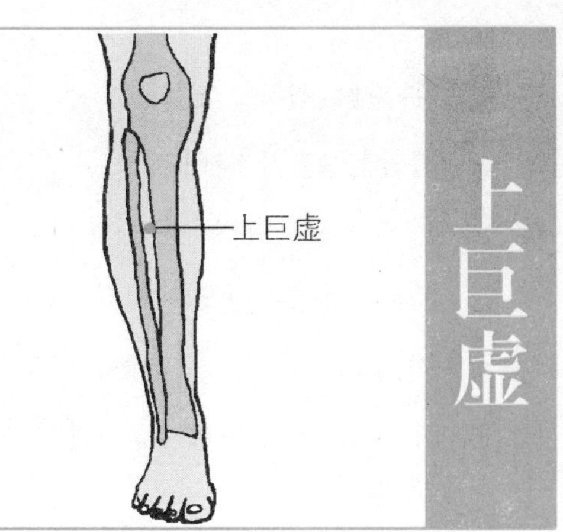

定位 在小腿前外侧，犊鼻下6寸，胫骨前缘旁开1横指处。

取穴 坐位屈膝，从足三里向下量4横指，在胫、腓骨之间可触及一凹陷处。

主治 腹痛，腹胀，痢疾，肠痈，泄泻，便秘，中风瘫痪，脚气，下肢麻木。

常用疗法

按摩：用拇指指腹点揉穴位，每次2~3分钟，早晚各1次，两侧穴位交替进行。

针灸：直刺1.0~2.0寸。可灸。

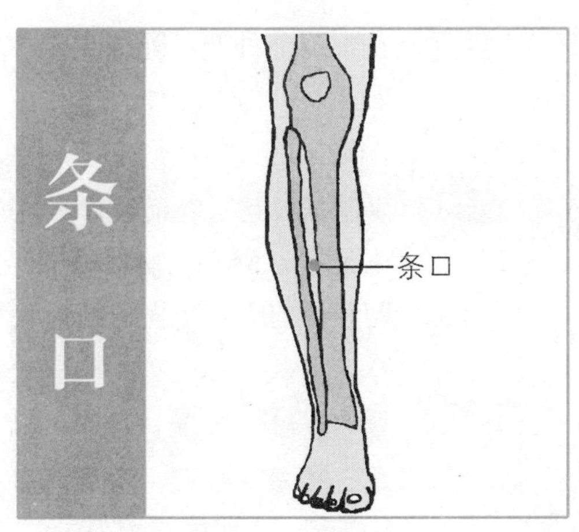

定位 在小腿前外侧，犊鼻下8寸，胫骨前缘旁开1横指处。

取穴 平腘横纹与外踝尖连线之中点，在胫骨、腓骨之间，距胫骨前嵴1横指处为取穴部位。

主治 小腿冷痛，麻痹，脘腹疼痛，跗肿，下肢转筋，肩臂痛，脚气。

常用疗法

按摩：用拇指指腹点揉，每次2~3分钟，早晚各1次，两侧穴位可同时或交替进行。

针灸：直刺1.0~1.5寸。可灸。

下巨虚

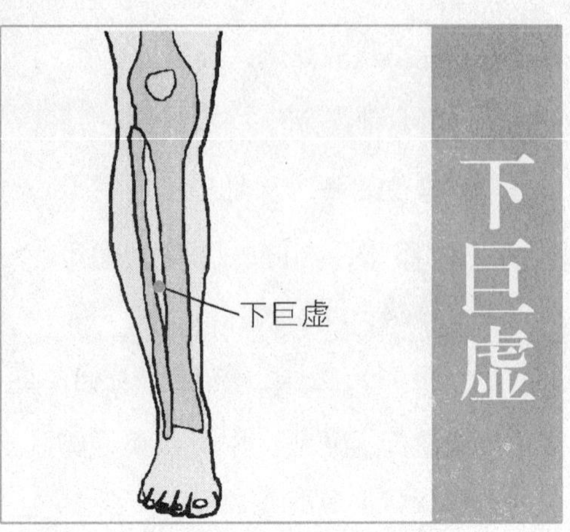

定位 在小腿前外侧，犊鼻下 9 寸，胫骨前缘旁开 1 横指。

取穴 条口下约 1 横指，距胫骨前嵴约 1 横指处为取穴部位。

主治 泄泻，小腹痛，腰脊痛引睾丸，乳痈，下肢痿痹，大便脓血。

常用疗法

按摩：用手指指腹或指节向下按压，并进行圈状按摩。

针灸：直刺 1.0~1.5 寸。可灸。

艾灸：用艾条温灸此穴，每次 5~20 分钟，每日 1 次。

丰隆

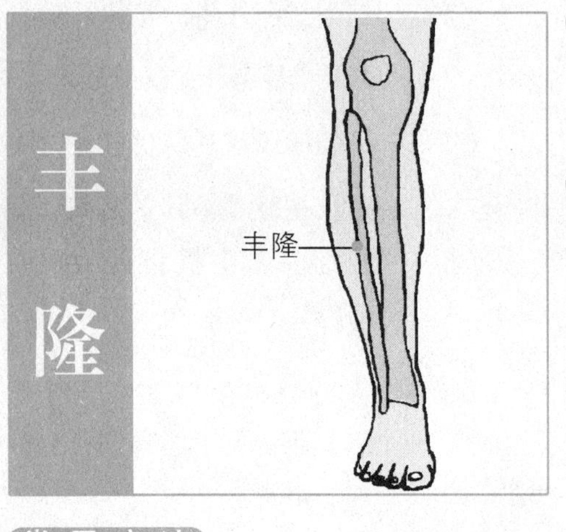

定位 在小腿前外侧，外踝尖上 8 寸，条口外，胫骨前缘旁开 2 横指。

取穴 平腘横纹与足腕横纹连线之中点，在胫骨、腓骨之间，距胫骨前嵴约 2 横指处为取穴部位。

主治 咳嗽痰多，哮喘，胸痛，头痛，眩晕，癫狂，痫证，咽喉肿痛，大便难，下肢痿痹。

常用疗法

按摩：用拇指指腹点揉穴位，每次 2~3 分钟，早晚各 1 次，两侧穴位可同时或交替点揉。

针灸：直刺 1.0~1.5 寸。可灸。

解溪

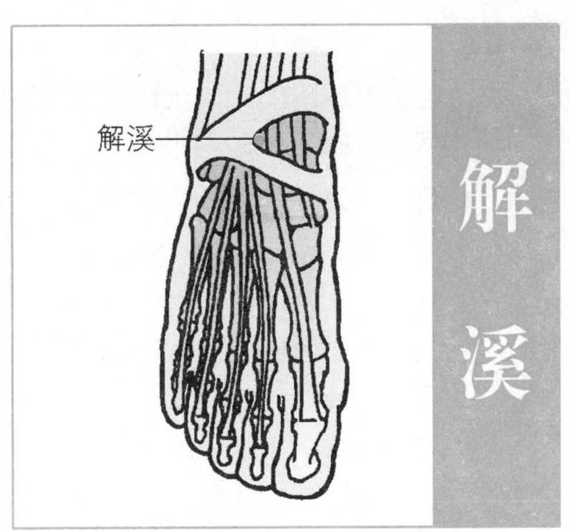

定位 在足背与小腿交界处的横纹中央凹陷处，拇长伸肌腱与趾长伸肌腱之间，足背动脉搏动处。

取穴 足背屈，踝关节前横纹中两条大筋之间的凹陷中，与第二足趾正对处为取穴部位。

主治 头面浮肿，面赤，目赤，头痛眩晕，腹胀，便秘，下肢痿痹，癫疾。

常用疗法

按摩：用双手拇指分别按压两侧穴位，每次2~3分钟，早晚各1次。

针灸：直刺0.3~1.0寸。可灸。

冲阳

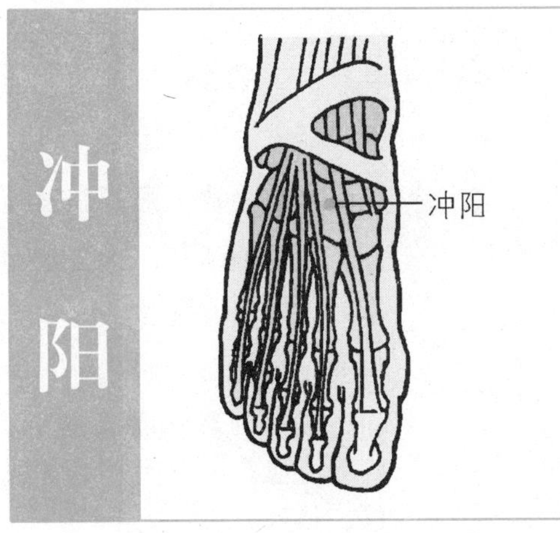

定位 在足背最高处，拇长伸肌腱与趾长伸肌腱之间，足背动脉搏动处。

取穴 在足背最高处，第二、三跖骨与中间楔状骨之间，可触及足背动脉搏动。

主治 胃痛，腹胀，厌食，口眼歪斜，面肿齿痛，足痿无力，脚背红肿，癫狂。

常用疗法

按摩：用手指指腹或指节向下按压，并进行圈状按摩。按摩时要掌握力度，不要用力过猛。

针灸：直刺0.3~0.5寸，注意绕开血管。可灸。

陷谷

定位 在足背，第二、三跖骨结合部前方凹陷处，或于趾缝纹端的内庭穴直上2寸处。

取穴 足背，第二、三趾缝纹端直上两横指（中指及第四指），约1.5寸处，当第二、三跖骨结合部之前的凹陷中为取穴部位。

主治 面目浮肿，肠鸣泄泻，水肿，腹痛，足背肿痛。

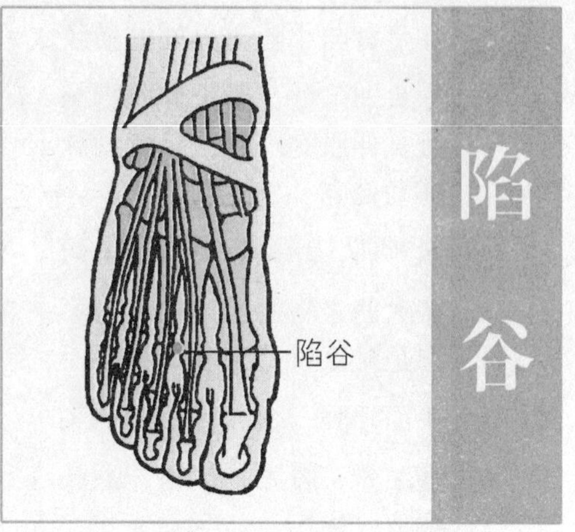

常用疗法

按摩：用手指指腹或指节向下按压，并进行圈状按摩。

针灸：直刺0.3~0.5寸。可灸。

艾灸：用艾条温灸此穴，每次5~20分钟，每日1次。

内庭

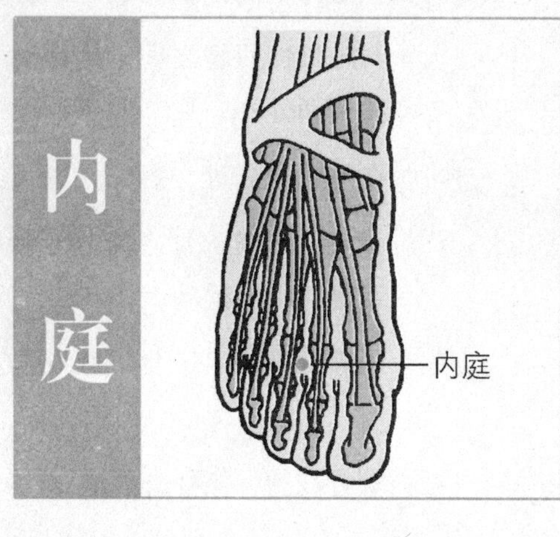

定位 在足背，第二、三趾间，趾蹼缘后方赤白肉际处。

取穴 正坐，在足背，第二、三趾间，趾蹼缘后方赤白肉际处，按压有酸胀感。

主治 齿痛，头痛，目痛，口眼歪斜，喉痹，鼻出血，腹痛，腹胀，泄泻，痢疾，足背肿痛，热病。

常用疗法

按摩：用拇指指腹点揉穴位，每次2~3分钟，早晚各1次，两侧穴位可同时或交替点揉。

针灸：直刺0.3~0.5寸，或斜刺0.5~0.8寸。可灸。

艾灸：用艾条温灸此穴，每次5~20分钟，每日1次。

厉兑

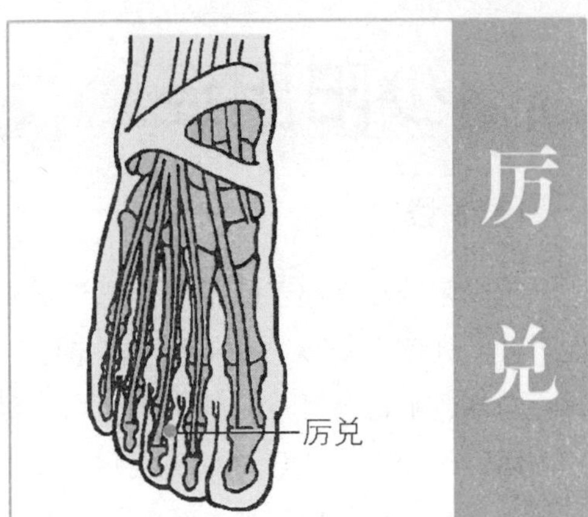

定位 在足第二趾末节外侧，趾甲角旁开0.1寸。

取穴 第二趾趾甲角外侧缘线与下缘线之交点处为取穴部位。

主治 面肿，口眼歪斜，齿痛，鼻出血，鼻渊，胸腹胀满，足胫寒冷，多梦，癫狂。

常用疗法

按摩：用拇指和食指分别捏住第二脚趾的指尖两侧，向中央方向施压，或用棒状物按压穴位。

针灸：直刺0.1寸，或向上斜刺0.2~0.3寸。可灸。

艾灸：牙痛、鼻出血患者，可用艾条温灸此穴，每次5~20分钟，每日1次。

足少阳胆经

循行路线

足少阳胆经穴起于瞳子髎，止于足窍阴，左右各44穴，其中15穴分布在下肢的外侧面，29穴分布于臀、侧胸、侧头部。本经起于眼外角，向上到达额角部，下行至耳后，外折向上行，经额部至眉上，复返向耳后，再沿颈部侧面行于少阳三焦经之前，至肩上退后，交出于少阳三焦经之后，向下进入缺盆。此经在体内联系本经之胆，以及相表里的肝。

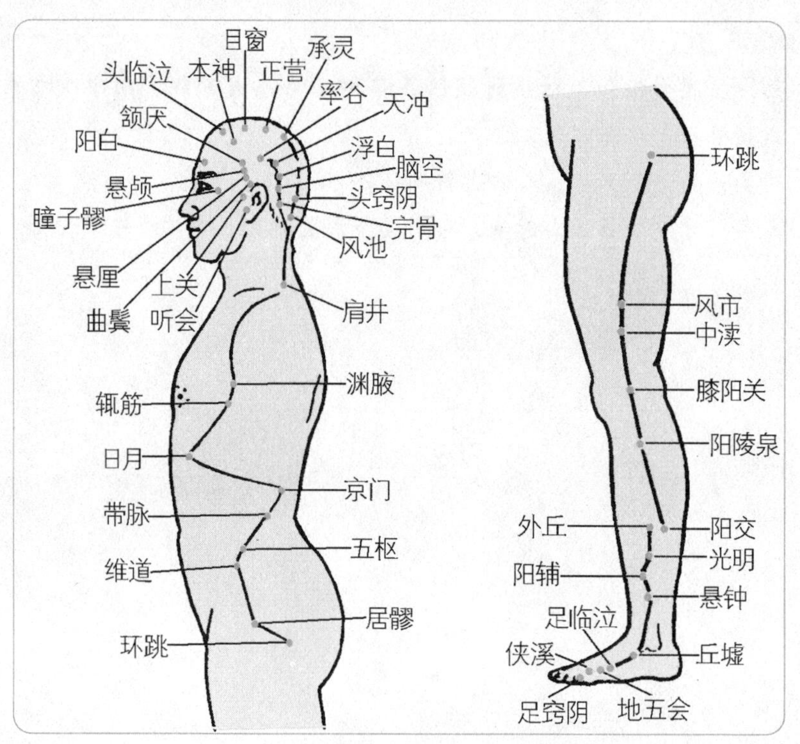

主治病证

足少阳胆经主治侧头、目、耳、咽喉病，神志病，热病以及经脉循行部位的其他病证。寒热、口苦、自汗出、胁痛、偏头痛、外眼角痛、目眩、癫狂、疟疾、颈及锁骨上窝肿痛、腋下淋巴结肿大、股、膝、小腿外侧疼痛等病证。

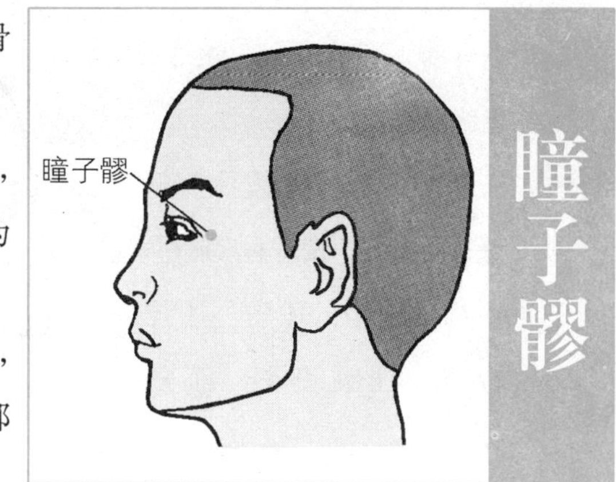

定位 目外眦旁0.5寸，眶骨外缘凹陷中。

取穴 眼眶骨外缘有一凹陷，距外眼角0.5寸处，为取穴部位。

主治 头痛，目赤肿痛，目翳，角膜炎，白内障，面部浮肿。

常用疗法

按摩：用中指或食指指腹同时点揉两侧穴位，每次3～5分钟，早晚各1次。

针灸：斜刺或平刺0.3～0.5寸。

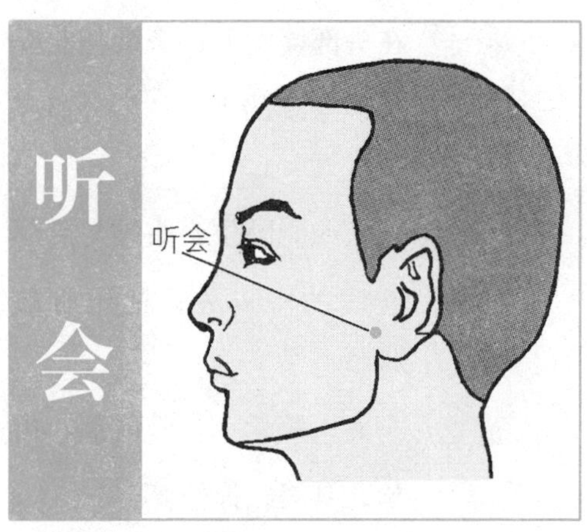

定位 在面部，耳屏间切迹的前方，下颌骨髁突的后缘，张口有凹陷处。

取穴 侧坐位，张口取穴，手置于耳屏下方，下颌骨髁突后缘，按压有一凹陷，张口时凹陷更明显，按压时可有酸胀感。

主治 耳鸣，耳聋，牙痛，口渴，下颌脱臼，口眼歪斜，面痛，头痛。

常用疗法

按摩：用中指或食指指腹按揉，沿圈状进行按摩，每次3～5分钟，早晚各1次。

针灸：直刺0.5～1.0寸。可灸。

上关

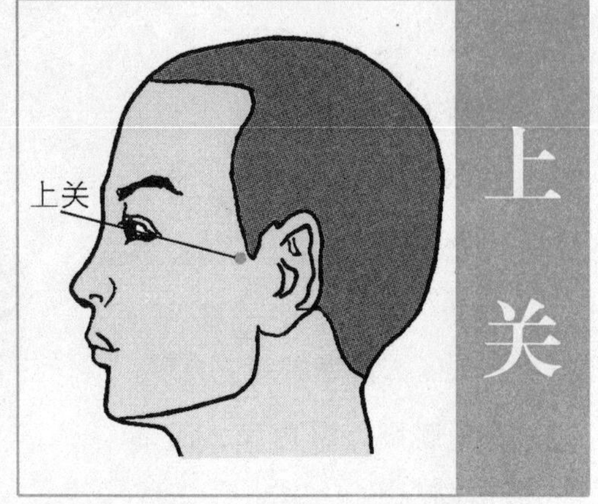

定位 在耳前，下关直上，颧弓的上缘凹陷处。

取穴 正坐位，取耳前颧弓上侧，张口时有孔，按压有酸胀感。

主治 头痛，眩晕，耳鸣，耳聋，齿痛，口眼歪斜，面痛，惊痫。

常用疗法

按摩：用手指指腹或指节按压，沿圈状进行按摩，按摩时注意力度适中。

针灸：直刺 0.5 ~0.8 寸。可灸。

颔厌

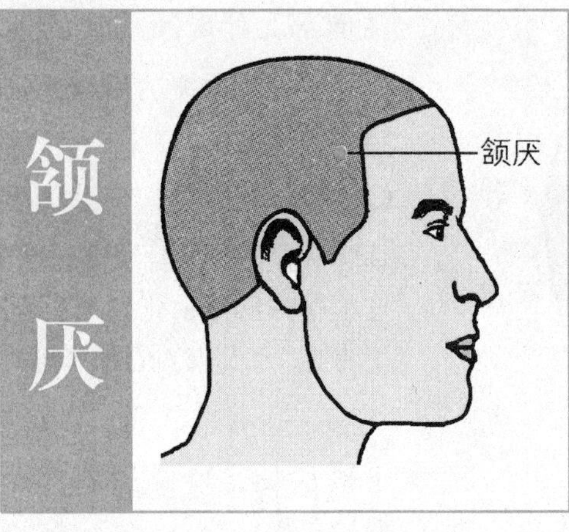

定位 在头部鬓发上，头维与曲鬓弧形连线的上 1/4 与下 3/4 交点处。

取穴 侧坐或侧卧位，头维与悬颅连线的中点处，按压有酸胀感。

主治 头痛，眩晕，目外眦痛，齿痛，耳鸣，惊痫。

常用疗法

按摩：以指尖画圈的方式持续按摩本穴。刚开始按摩时不要太用力，先轻轻地压迫即可，最后再稍微加重力道。

针灸：平刺 0.5 ~0.8 寸。可灸。

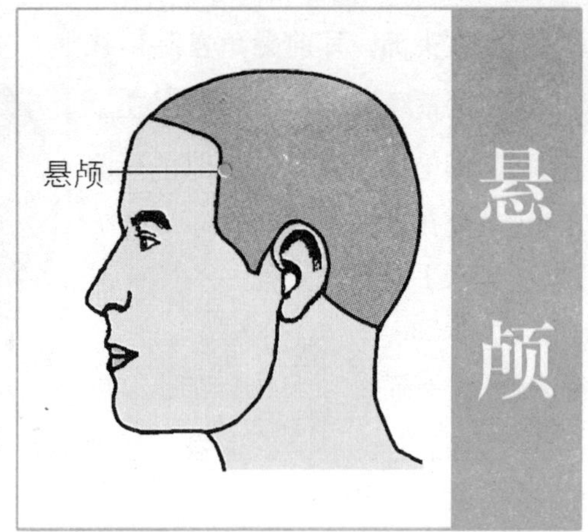

定位 在头部鬓发上，头维与曲鬓弧形连线的中点处。

取穴 侧坐或侧卧位，先取头维与曲鬓穴，在头维至曲鬓的弧形连线中点处，按压有酸胀感。

主治 偏头痛，目赤肿痛，目外眦痛，齿痛。

常用疗法

按摩：用食指和中指轻轻按揉，节奏舒缓，每次1～3分钟，早晚各1次。

针灸：平刺0.5～0.8寸。可灸。

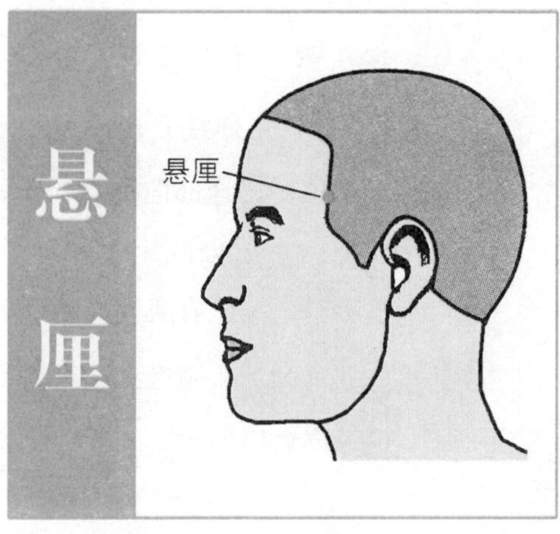

定位 在头部鬓发上，头维与曲鬓弧形连线的上3/4与下1/4交点处。

取穴 侧坐后侧卧位，先取悬颅与曲鬓穴，在悬颅至曲鬓的弧形连线中点处，按压有酸胀感。

主治 偏头痛，目外眦痛，面肿痛，耳鸣，上齿痛。

常用疗法

按摩：用食指和中指按揉，每次1～3分钟，早晚各1次。

针灸：平刺0.5～0.8寸。可灸。

定位 在头部，耳前鬓角发际后缘的垂线与耳尖水平线交点处。

取穴 侧坐位，穴位在头部，耳前鬓角发际后缘的垂线与耳尖水平线的交点处，按压有酸胀感。

主治 偏头痛，颌颊肿，呕吐，齿痛，目赤肿痛，项强，牙关紧闭。

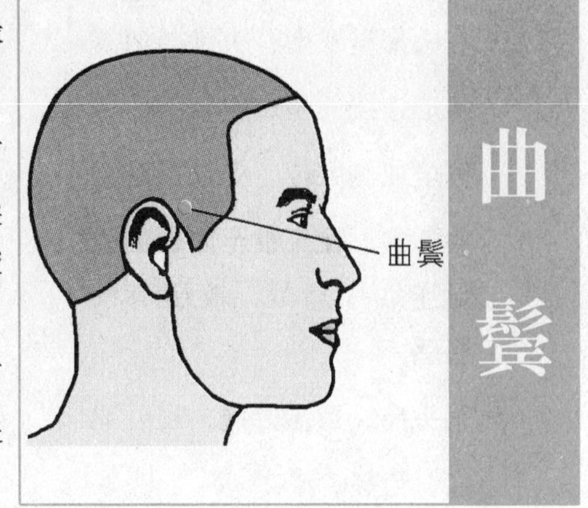

常用疗法

按摩：用手指指腹或指节按压，沿圈状进行按摩，每次3~5分钟，每日2次。

针灸：平刺0.5~0.8寸。可灸。

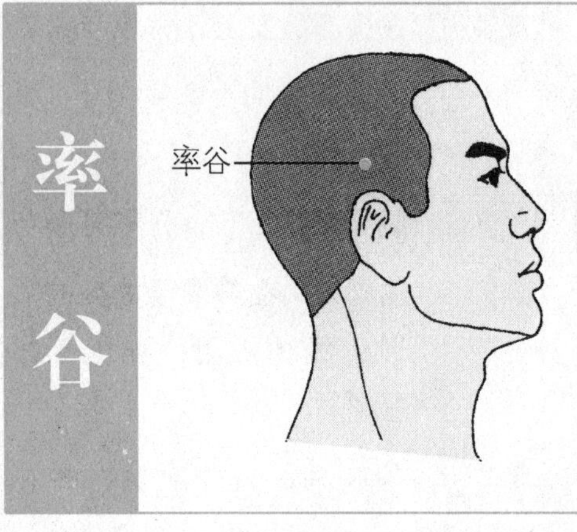

定位 在头部，耳尖直上入发际1.5寸，角孙直上方。

取穴 侧坐位，将耳部向前折，于耳尖直上入发际1.5寸处，咀嚼时，按压有肌肉鼓动。

主治 头痛，眩晕，呕吐，小儿惊风，高血压。

常用疗法

按摩：用中指或食指指腹同时点揉两侧穴位，每次3~5分钟，早晚各1次。

针灸：平刺0.5~0.8寸。可灸。

天冲

定位 在头部，耳根后缘直上入发际 2 寸，率谷穴后 0.5 寸处。

取穴 侧坐位或侧卧位，从耳后根源直上入发际量约 2 横指处，按压有痛感。

主治 头痛，齿龈肿痛，癫痫。

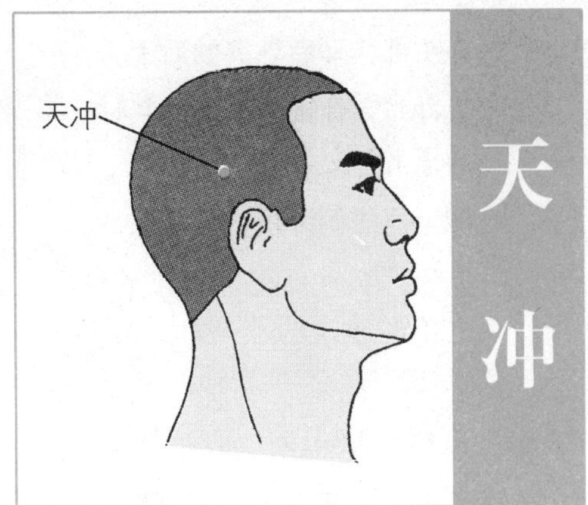

常用疗法

按摩：四指并拢揉按，在本穴施以点法时，注意用力适度，节奏和谐。按时，不可用力太猛，应逐渐加力。每次 1 ~3 分钟。

针灸：平刺 0.3 ~0.8 寸。可灸。

浮白

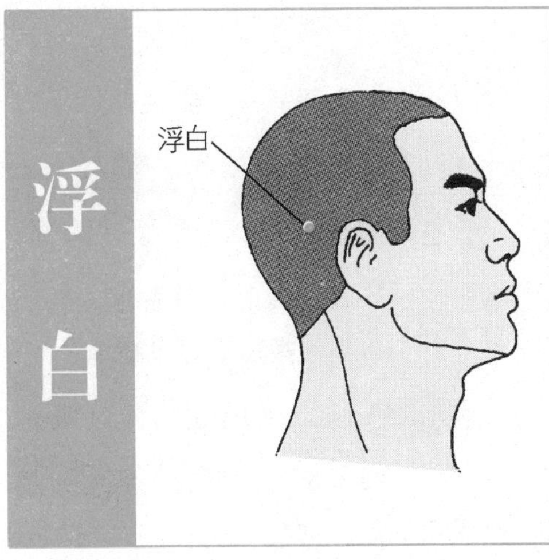

定位 在头部，耳后乳突的后上方，天冲与完骨弧形连线的中 1/3 与上 1/3 交点处。

取穴 侧坐位或侧卧位，先取天冲、完骨，于两穴间与耳廓平行之弧形连线的上、中 1/3 折点处，按压有酸胀感。

主治 头痛，颈项强痛，耳聋，耳鸣，齿痛，甲状腺肿大，瘿气，臂痛不举，足痿不行。

常用疗法

按摩：用手指指腹或指节按压，沿圈状进行按摩。

针灸：平刺 0.3 ~0.8 寸。可灸。

头窍阴

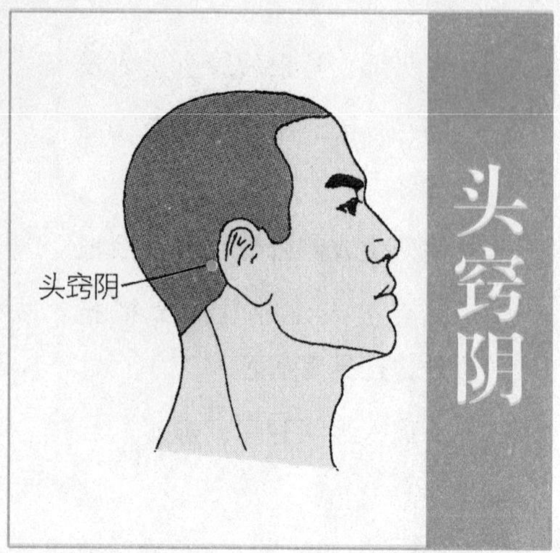

定位 在头部，耳后乳突的后上方，天冲与完骨弧形连线的中1/3与下1/3交点处。

取穴 侧坐位或侧卧位，先取天冲、完骨，于两穴间与耳郭平行之弧形连线的下、中1/3折点处，按压有酸胀感。

主治 头痛，眩晕，耳聋，耳鸣，耳痛，颈项强痛，口苦，胸胁痛。

常用疗法

按摩：用手指指腹或指节按压，沿圈状进行按摩。按摩时，上半身要保持挺直的状态。

针灸：平刺0.3～0.8寸。可灸。

完骨

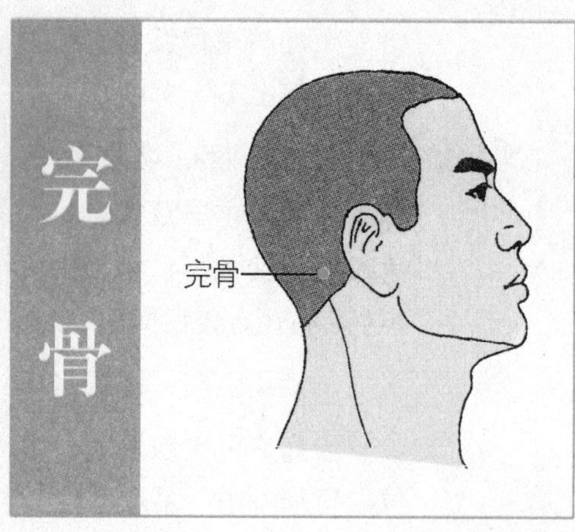

定位 在头部，耳后乳突的后下方凹陷处。

取穴 侧坐位或侧卧位，在头部，耳后乳突下方沿后缘，有凹陷，按压有振动感。

主治 头痛，颈项强痛，口眼歪斜，癫痫，颊肿，喉痹，龋齿，疟疾。

常用疗法

按摩：用拇指指腹轻轻按压。按摩本穴，可采用点、按、揉等手法。在施治时，注意用力适度。

针灸：斜刺0.5～0.8寸。可灸。

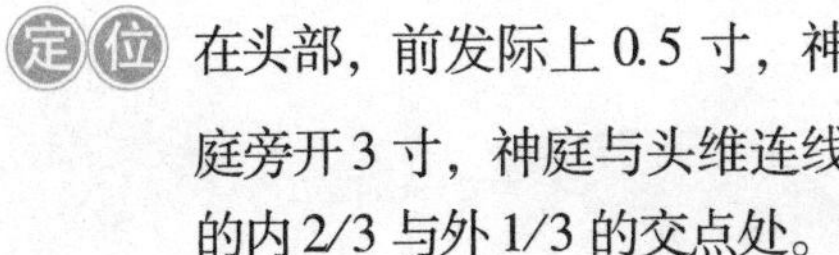

定位 在头部，前发际上0.5寸，神庭旁开3寸，神庭与头维连线的内2/3与外1/3的交点处。

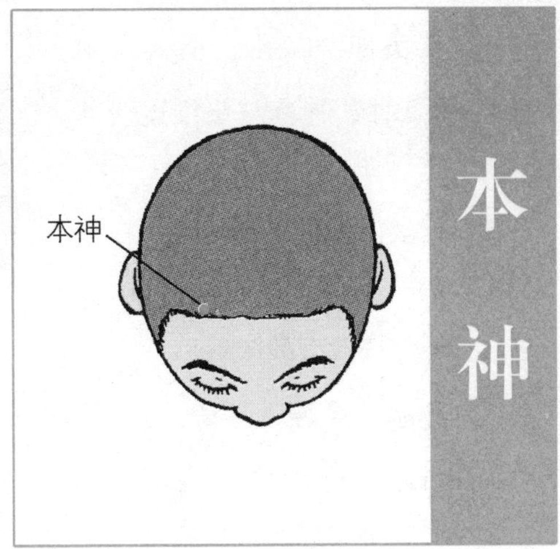

取穴 正坐位，在头部，先取神庭穴与头维穴，在两者弧形连线的内2/3与外1/3交点处，按压有酸胀感。

主治 头痛，目眩，颈项强痛，胸胁痛，癫痫，小儿惊风，半身不遂。

常用疗法

按摩：用手指指腹或指节按压，沿圈状进行按摩。

针灸：平刺0.3~0.5寸。可灸。

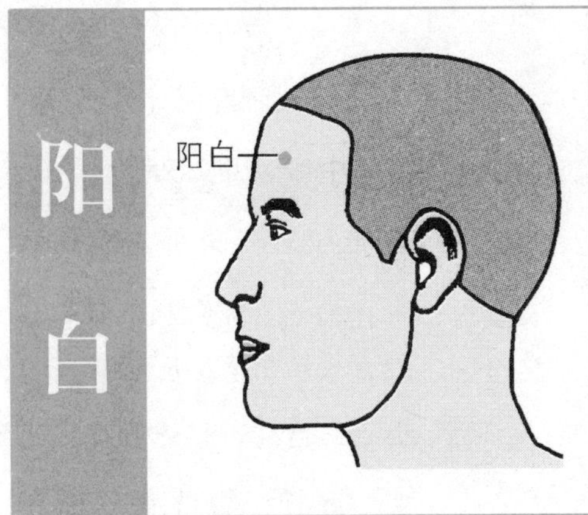

定位 在前额部，瞳孔直上，眉上1寸。

取穴 正坐位，在头部，目正视，自眉中直上1横指处，按压有酸胀感。

主治 头痛，目眩，目痛，视物模糊，外眦疼痛，眼睑瞤动。

常用疗法

按摩：用中指或食指指腹同时点揉两侧穴位，每次3~5分钟，早晚各1次。

针灸：平刺0.5~0.8寸。可灸。

头临泣

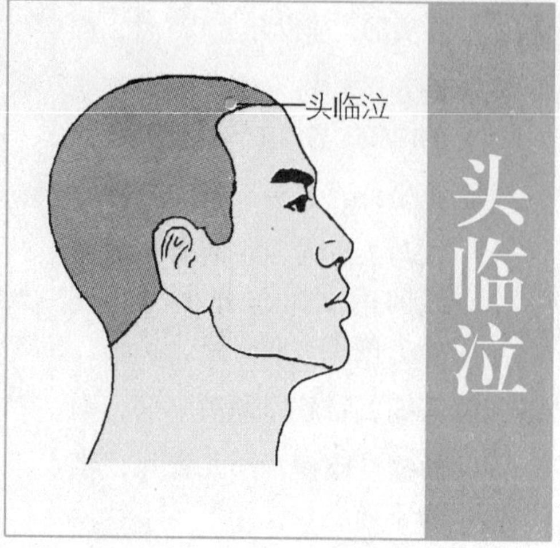

定位 在头部，瞳孔直上入发际0.5寸，神庭与头维连线的中点处。

取穴 正坐位，目正视，穴位在头部，神庭与头维连线的中点处，按压有酸胀感。

主治 鼻塞，鼻渊，耳聋，头痛，目眩，目赤痛，流泪，目翳，小儿惊痫，热病。

常用疗法

按摩：用中指或食指指腹同时点揉两侧穴位，每次3～5分钟，早晚各1次。

针灸：平刺0.3～0.8寸。可灸。

目窗

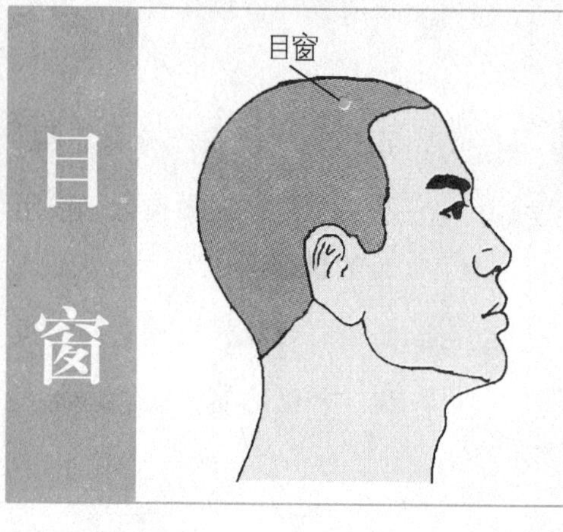

定位 在头部，前发际上1.5寸，头正中线旁开2.25寸。

取穴 正坐位，在头部，瞳孔直上，自前发际直上1.5寸处，按压可有酸胀感。

主治 头痛，目眩，目赤肿痛，近视，远视，青光眼，面浮肿，龋齿，小儿惊痫。

常用疗法

按摩：用食指或中指按揉，每次1～3分钟，早晚各1次。

针灸：平刺0.3～0.8寸。可灸。

正营

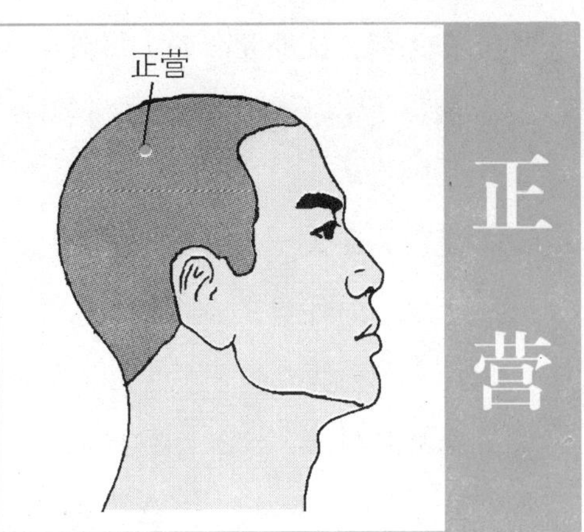

定位 在头部，前发际上 2.5 寸，头正中线旁开 2.25 寸。

取穴 在目窗穴后 1 寸，即瞳孔直上，入发际 2.5 寸。

主治 头痛，头晕，目眩，牙痛。

常用疗法

按摩：用手指指腹或指节按压，沿圈状进行按摩。

针灸：平刺 0.3 ~0.5 寸。可灸。

承灵

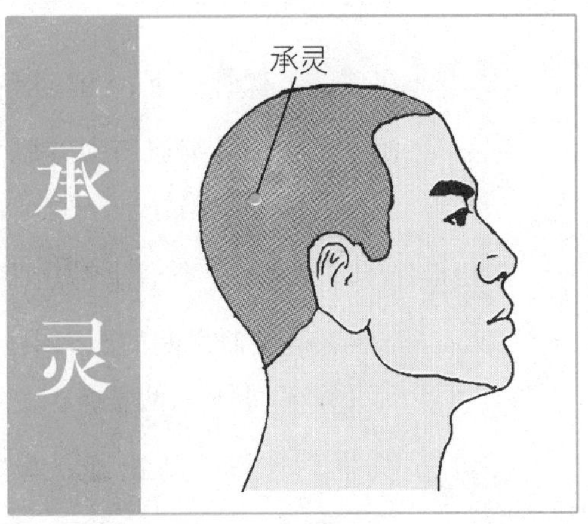

定位 在头部，前发际上 4 寸，头正中线旁开 2.25 寸。

取穴 在正营穴后 1.5 寸，即瞳孔直上，入发际 4 寸。

主治 头痛，眩晕，目痛，鼻渊，鼻出血，鼻窒。

常用疗法

按摩：用手指指腹或指节按压，沿圈状进行按摩。每天早晚各 1 次，每次 1 ~3 分钟。

针灸：平刺 0.3 ~0.5 寸。可灸。

脑空

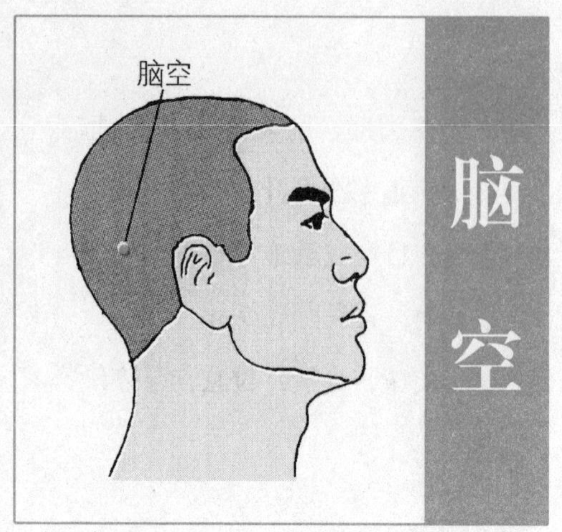

定位 在头部，枕外隆凸的上缘外侧，头正中线旁开2.25寸，平脑户。

取穴 坐位，在头部，沿枕外隆凸上缘，向外量3横指处，按压有酸胀感。

主治 头痛，目眩，颈项强痛，目赤肿痛，鼻痛，耳聋，癫痫，惊悸。

常用疗法

按摩：用手指指腹或指节按压，沿圈状进行按摩。

针灸：平刺0.3~0.5寸。可灸。

风池

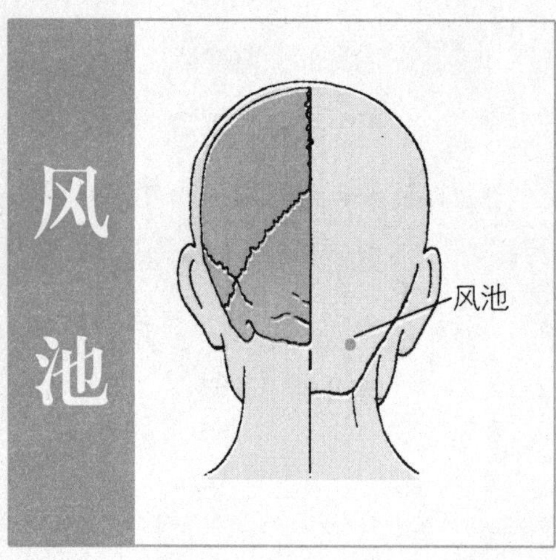

定位 在项部，枕骨之下，与风府相平，胸锁乳突肌与斜方肌上端之间的凹陷处。

取穴 坐位，在头部，枕骨下斜方肌与胸锁乳突肌之间的凹陷中，约平风府，按压有酸胀感。

主治 头痛，眩晕，鼻出血，鼻渊，耳聋，热病，中风，目赤痛，流泪，口眼歪斜。

常用疗法

按摩：用大拇指指尖同时点揉两侧穴位，每次3~5分钟，早晚各1次。

针灸：斜刺0.8~1.2寸，或平刺，透刺。可灸。

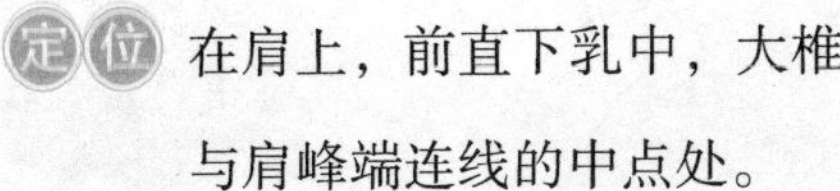

定位 在肩上，前直下乳中，大椎与肩峰端连线的中点处。

取穴 坐位，在肩上，大椎与肩峰端连线的中点上，向下直对乳头。

主治 肩背臂痛，乳痈，中风，瘰疬，难产，手臂不举，颈项强痛。

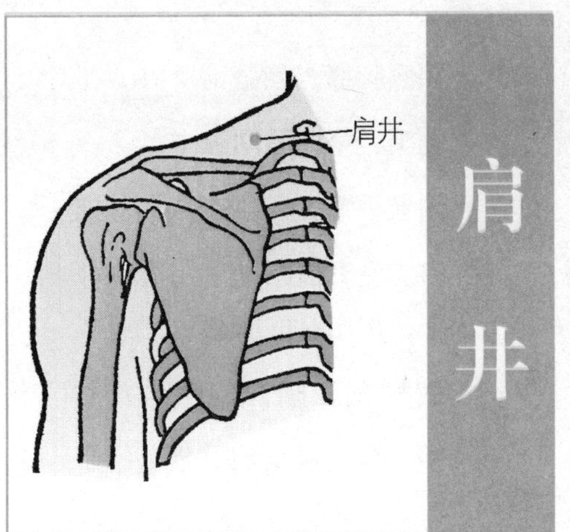

常用疗法

按摩：用中指指腹按揉，每次 2 ~3 分钟，早晚各 1 次。

针灸：直刺 0.5 ~0.8 寸，不可深刺。可灸。孕妇禁针。

艾灸：用艾条温灸，每次 5 ~20 分钟，每日 1 次，适用于中风、脚气。

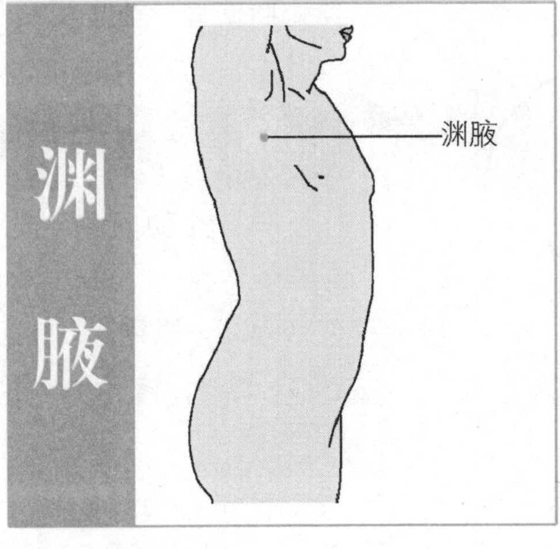

定位 在侧胸部，举臂，腋中线上，腋下 3 寸，第四肋间隙。

取穴 侧坐位或侧卧位，举臂，穴位在腋中线上，从腋下向下量 4 横指处，按压有酸胀感。

主治 胸满，胁痛，腋下肿，臂痛不举。

常用疗法

按摩：用手指指腹或指节按压，沿圈状进行按摩。

针灸：斜刺或平刺 0.5 ~0.8 寸，禁深刺。可灸。

辄筋

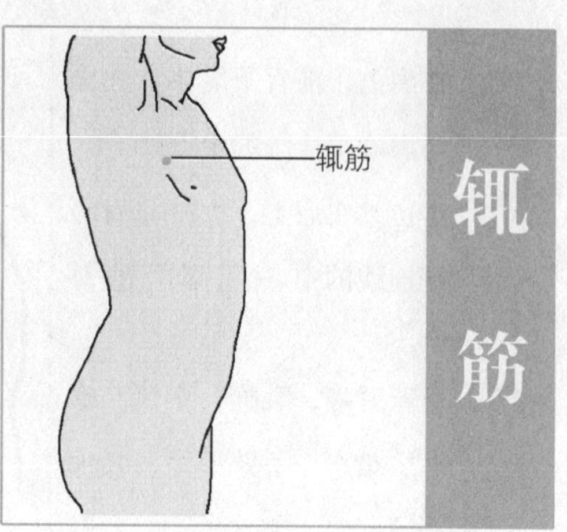

定位 在侧胸部，渊腋前1寸，平乳头，第四肋间隙中。

取穴 侧坐举臂，穴位在从渊腋穴向前量1横指处，与乳头相平，按压有酸胀感。

主治 胸胁痛，喘息，呕吐，吞酸，腋下肿，肩臂痛。

常用疗法

按摩：用手指指腹或指节按压，沿圈状进行按摩。按压时注意力度适中。

针灸：斜刺或平刺0.5~0.8寸，禁深刺。可灸。

日月

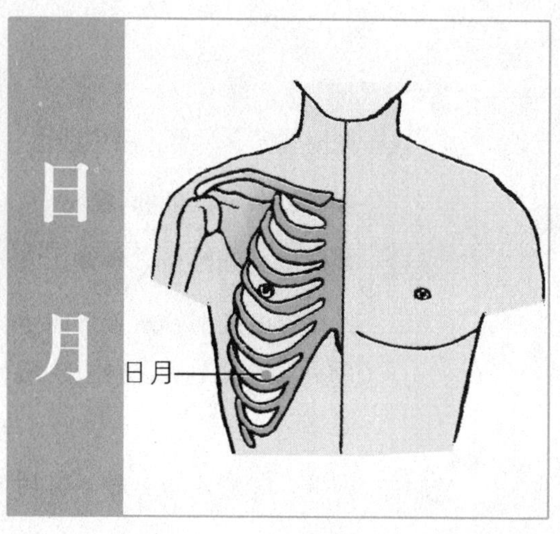

定位 在上腹部，乳头直下，第七肋间隙。前正中线旁开4寸。

取穴 侧坐举臂，在上腹部，于锁骨中线上，自乳头向下推3个肋间隙，按压有酸胀感。

主治 胸胁疼痛，胀满，呕吐，吞酸，胃炎，腋下肿，肩臂痛。

常用疗法

按摩：用大拇指指腹同时按揉两侧穴位，每次3~5分钟，早晚各1次。

针灸：平刺或斜刺0.5~0.8寸，禁深刺。可灸。

艾灸：用艾条温灸此穴，每次5~20分钟，每日1次，适用于胸胁痛者。

京门

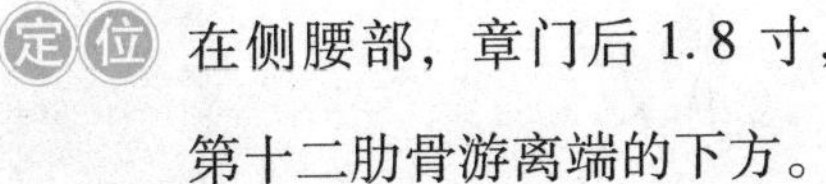

定位 在侧腰部，章门后1.8寸，第十二肋骨游离端的下方。

取穴 坐位或侧卧位，先取章门穴，在其后1.8寸处，按压有酸胀感。

主治 肠鸣，泄泻，腹胀，腰胁痛，水肿，肾炎，疝痛，高血压，耳聋。

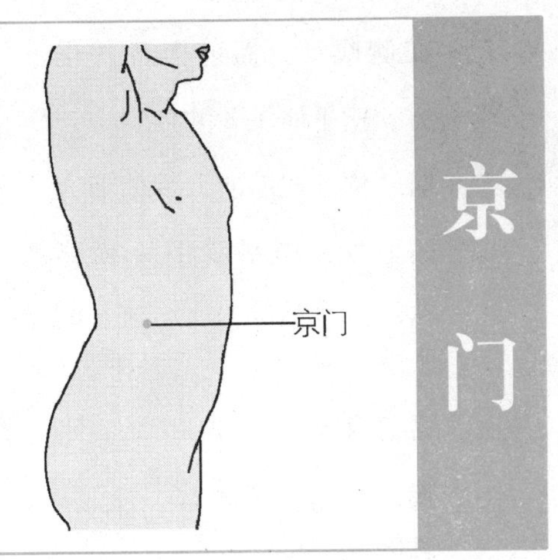

常用疗法

按摩：用拇指指腹同时按揉两侧穴位，每次3~5分钟，早晚各1次。

针灸：直刺或斜刺0.5~1.0寸。可灸。

带脉

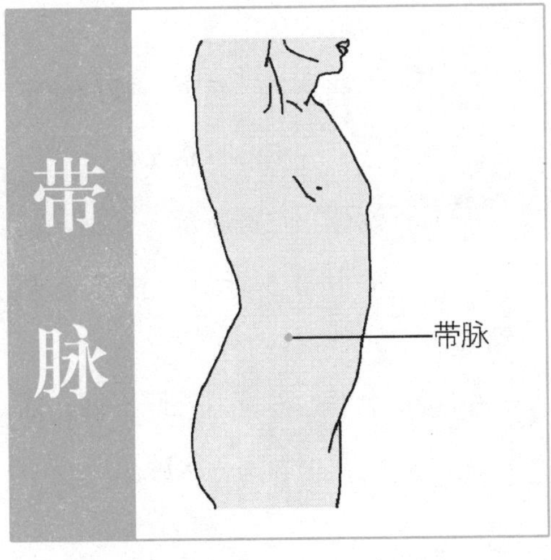

定位 在侧腰部，章门下1.8寸，第十一肋骨游离端下方垂线与脐水平线的交点处。

取穴 腋中线上，与通过脐中的水平线相交，为取穴部位。

主治 月经不调，赤白带下，疝气，腰胁痛，子宫内膜炎，附件炎，盆腔炎，阴道炎，带状疱疹。

常用疗法

按摩：用拇指指腹同时按揉两侧穴位，每次3~5分钟，早晚各1次。

针灸：直刺0.5~0.8寸。可灸。

五枢

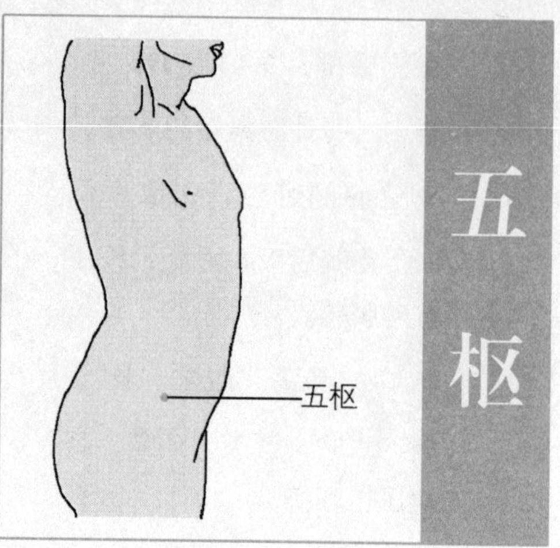

定位 在侧腹部，髂前上棘的前方，横平脐下3寸处。

取穴 取站位，在髂前上棘的前方凹陷处，横平脐下4横指处，与关元相平，按压有酸胀感。

主治 月经不调，赤白带下，阴挺，疝气，少腹痛，便秘，腰胯痛。

常用疗法

按摩：用手指指腹或指节按压，沿圈状进行按摩。

针灸：直刺0.5~1.0寸。可灸。

维道

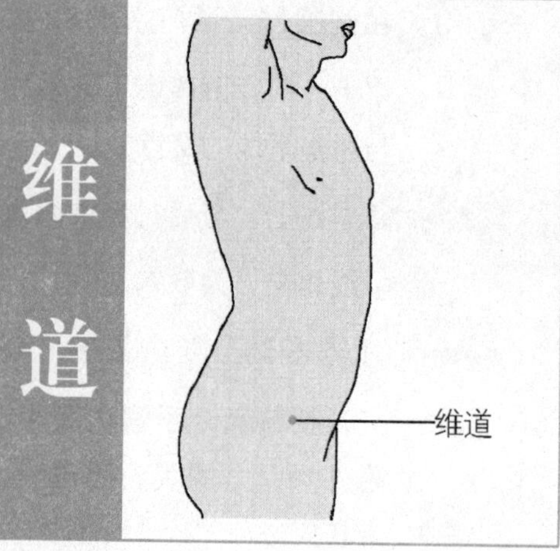

定位 在侧腹部，髂前上棘的前下方，五枢前下0.5寸。

取穴 站位，在侧腹部，五枢穴前下方0.5寸处，按压有酸胀感。

主治 带下，阴挺，月经不调，疝气，少腹痛，水肿。

常用疗法

按摩：用手指指腹或指节按压，沿圈状进行按摩。每次2~3分钟，每日2次。

针灸：斜刺0.8~1.5寸。可灸。

居髎

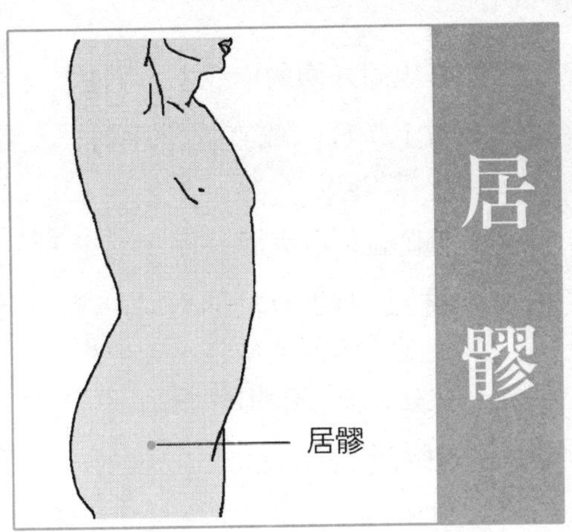

定位 在髋部，髂前上棘与股骨大转子最凸点连线的中点处。

取穴 侧卧位，在髋部，在髂前上棘与股骨大转子最高点连线的中点处，按压有酸胀感。

主治 腰腿痹痛，瘫痪，足痿，疝气。

常用疗法

按摩：用手指指腹或指节按压，沿圈状进行按摩。

针灸：直刺或斜刺1.0～2.0寸。可灸。

环跳

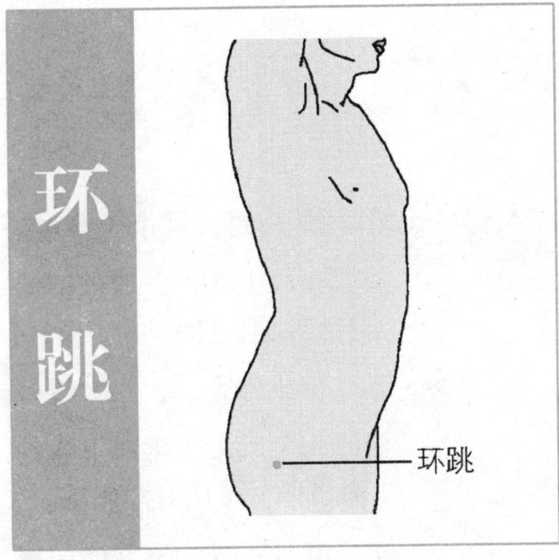

定位 在股外侧部，侧卧屈股，股骨大转子最凸点与骶管裂孔连线的外1/3与中1/3交点处。

取穴 侧卧位，伸直下腿，屈上腿，以拇指关节横纹按在股骨大转子上，拇指指向脊柱，当拇指尖处，按压有酸胀感。

主治 腰胯疼痛，半身不遂，下肢痿痹，风疹，腰扭伤。

常用疗法

按摩：用手指指腹或肘尖点揉，每次3～5分钟，早晚各1次。

针灸：直刺1.5～3.0寸。可灸。

艾灸：用艾条温灸，每次5～20分钟，每日1次，适用于下肢痹痛。

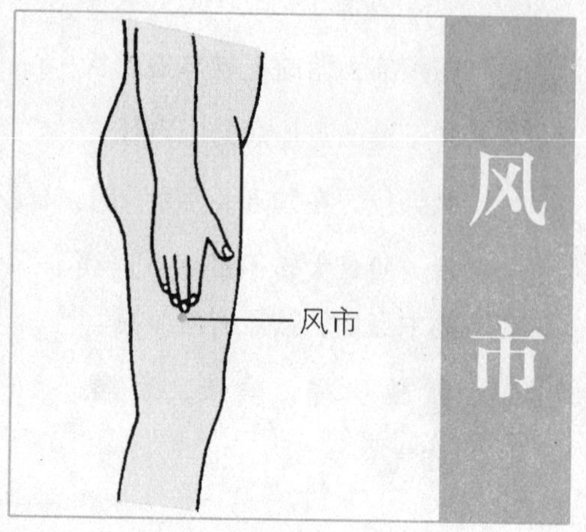

风市

定位 在大腿外侧的中线上，腘横纹上 7 寸，或直立垂手时，中指尖处。

取穴 仰卧位，在大腿外侧部的中线上，两手自然伸直时，在大腿外侧部的中线上，中指尖处，按压有明显的酸胀感。

主治 中风半身不遂，下肢痿痹，麻木，全身瘙痒，脚气。

常用疗法

按摩：用中指指尖或拇指指腹按揉，沿圈状进行按摩，每次 3～5 分钟，早晚各 1 次。

针灸：直刺 1.0～2.0 寸。可灸。

艾灸：用艾条温灸，每次 5～20 分钟，每日 1 次，适用于下肢痹痛、下肢偏瘫。

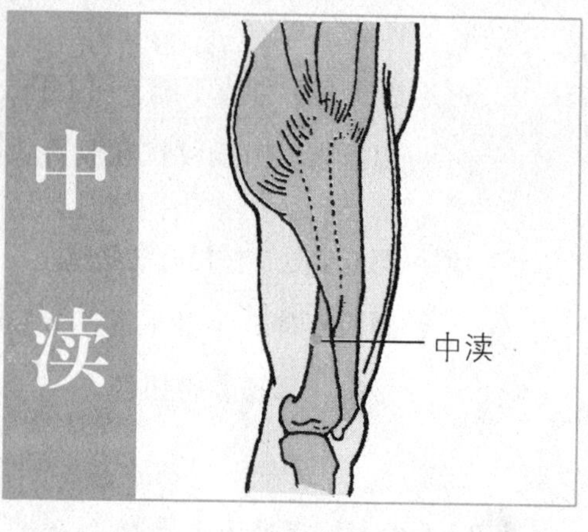

中渎

定位 在大腿外侧，风市下 2 寸，或腘横纹上 5 寸，股外侧肌与股二头肌之间。

取穴 站立位或仰卧位，在大腿外侧，先取风市，再向下量约 2 横指处，按压有酸胀感。

主治 中风半身不遂，下肢痿痹麻木，脚气，坐骨神经痛。

常用疗法

按摩：用手指指腹或指节按压，沿圈状进行按摩。

针灸：直刺 1.5～2.5 寸。可灸。

膝阳关

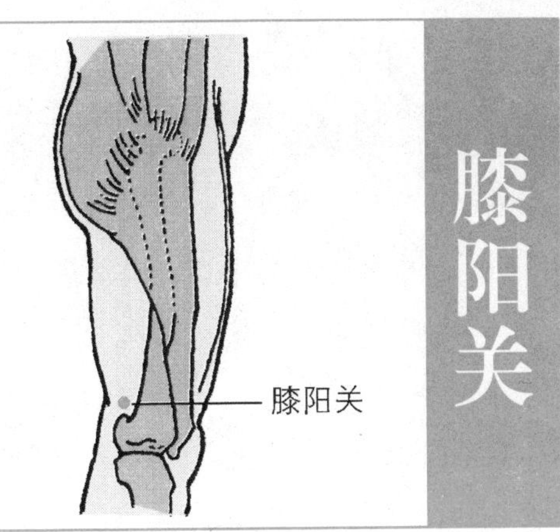

定位 在膝外侧，阳陵泉上3寸，股骨外上髁上方的凹陷处。

取穴 正坐屈膝90°或仰卧位，在膝外侧，先取阳陵泉，再向上量4横指处，股骨外上髁上方的凹陷处，按压有酸胀感。

主治 膝膑肿痛，腘筋挛急，鹤膝风，小腿麻木。

常用疗法

按摩：用手指指腹或指节按压，沿圈状进行按摩。

针灸：直刺1.0~1.5寸。可灸。

阳陵泉

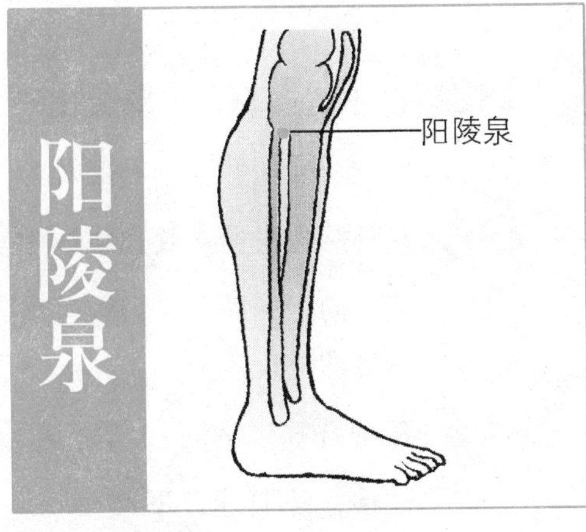

定位 在小腿外侧，腓骨头前下方凹陷处。

取穴 坐位，屈膝呈90°，膝关节外下方，腓骨小头前缘与下缘交叉处的凹陷，为取穴部位。

主治 半身不遂，下肢痿痹麻木，口苦，呕吐，黄疸，膝肿痛，脚气，胁肋痛，小儿惊风，破伤风。

常用疗法

按摩：用拇指指尖同时或交替点揉两侧穴位，每次3~5分钟，早晚各1次。

针灸：直刺1.0~2.0寸。可灸。

艾灸：用艾条温灸，每次5~20分钟，每日1次，适用于膝痛、下肢痹痛、呕吐、胁肋痛。

阳交

定位 在小腿外侧，外踝尖上7寸，腓骨后缘。

取穴 正坐位或仰卧位，在膝中与外踝尖连线的中点，向下量1横指处，腓骨后缘处，按压有酸胀感。

主治 胸胁胀满疼痛，面肿，惊狂，癫疾，膝股痛，胸膜炎，癫狂，精神病，肝炎。

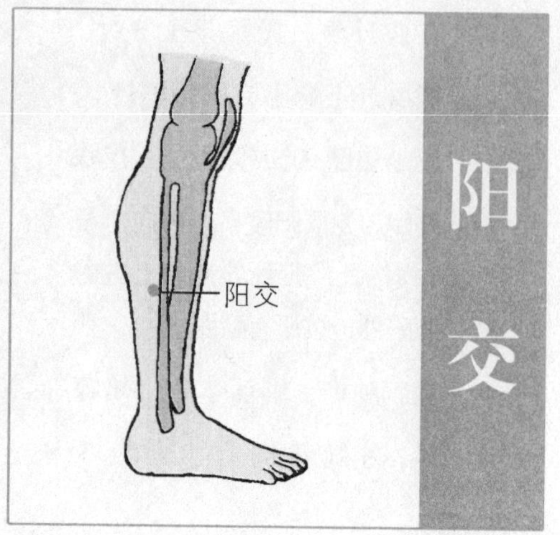

常用疗法

按摩：用手指指腹或指节按压，沿圈状进行按摩。

针灸：直刺1.0~2.0寸。可灸。

外丘

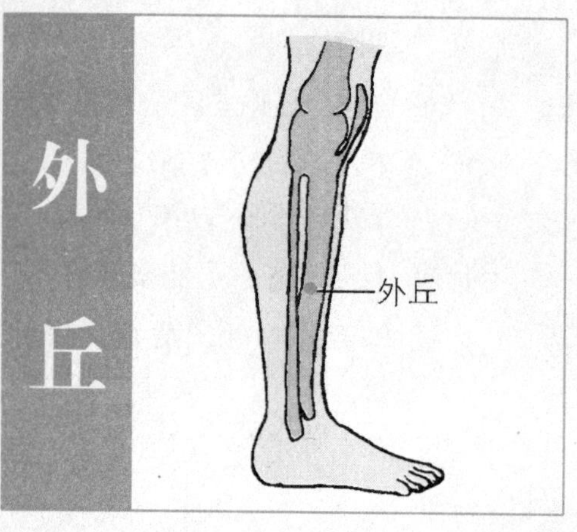

定位 在小腿外侧，外踝尖上7寸，腓骨前缘，平阳交穴。

取穴 从外踝尖与腘横纹连线的中点，向下一横指，当腓骨前缘处即外丘穴。

主治 颈项强痛，胸胁胀满疼痛，癫疾，膝股痛，下肢痿痹，小儿龟胸，脚气。

常用疗法

按摩：用手指指腹或指节按压，沿圈状进行按摩。

针灸：直刺1.0~2.0寸。可灸。

光明

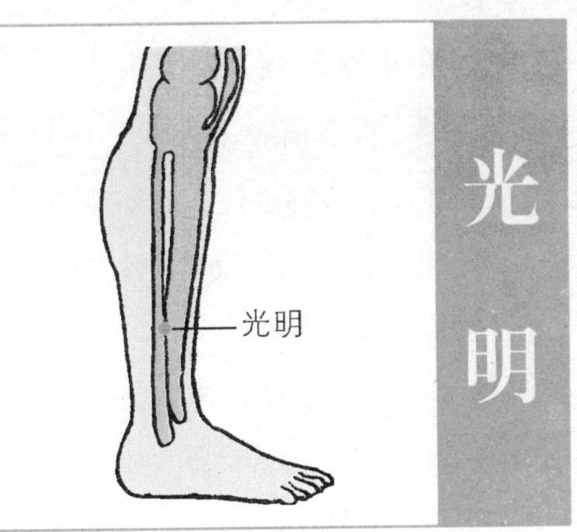

定位 在小腿外侧，外踝尖上5寸，腓骨前缘。

取穴 将外踝尖与腘横纹连线分成4等份，由下1/4向上1横指，当腓骨前缘处，为取穴部位。

主治 目痛，夜盲，白内障，乳肿痛，颊肿，膝痛，下肢痿痹。

常用疗法

按摩：用手指指腹或指节按压，沿圈状进行按摩。

针灸：直刺1.0~2.0寸。可灸。

艾灸：用艾条温灸此穴，每次5~20分钟，每日1次，适用于白内障患者。

阳辅

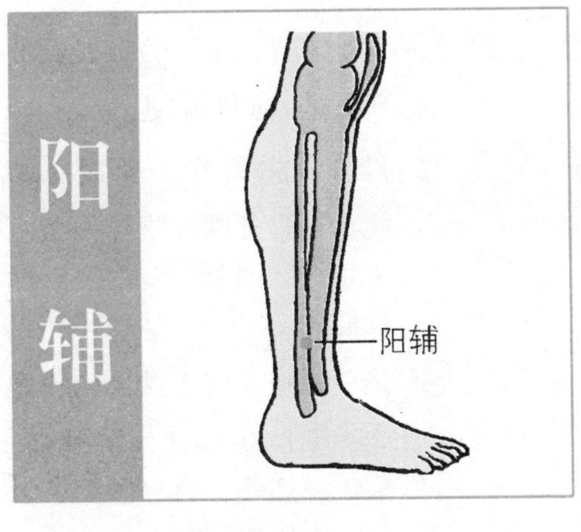

定位 在小腿外侧，外踝尖上4寸，腓骨前缘稍前方。

取穴 正坐位或仰卧位，在膝中与外踝尖连线的下1/4处，光明穴下1横指处，腓骨前缘处，按压有酸胀感。

主治 偏头痛，目外眦痛，膝关节炎，腋下痛，扁桃体，疟疾，半身不遂，胸胁下肢外侧痛。

常用疗法

按摩：用拇指指腹揉按，每次1~3分钟。

针灸：直刺1.0~2.0寸。可灸。

艾灸：用艾条温灸，每次5~20分钟，每日1次，适用于下肢痹痛、中风下肢偏瘫。

悬钟

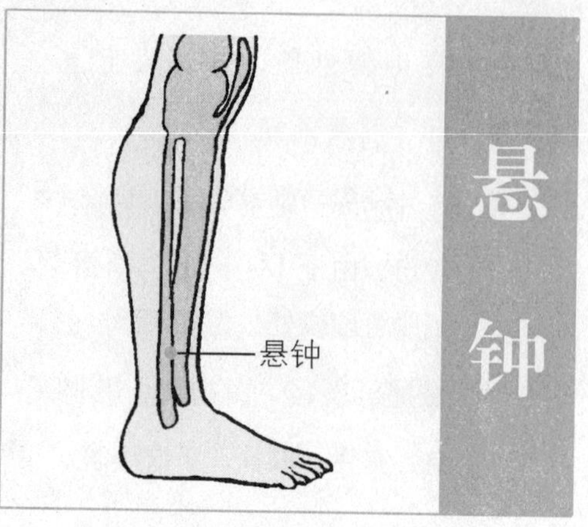

定位 在小腿外侧，外踝尖上3寸，腓骨前缘。

取穴 正坐位或仰卧位，从外踝尖向上量4横指处，腓骨前缘，按压有酸胀感。

主治 半身不遂，胁肋疼痛，膝腿痛，脚气，腋下肿，颈项强痛，胸腹胀满。

常用疗法

按摩：用拇指指腹同时或交替点揉两侧穴位，每次3~5分钟，早晚各1次。

针灸：直刺1.0~1.5寸。可灸。

丘墟

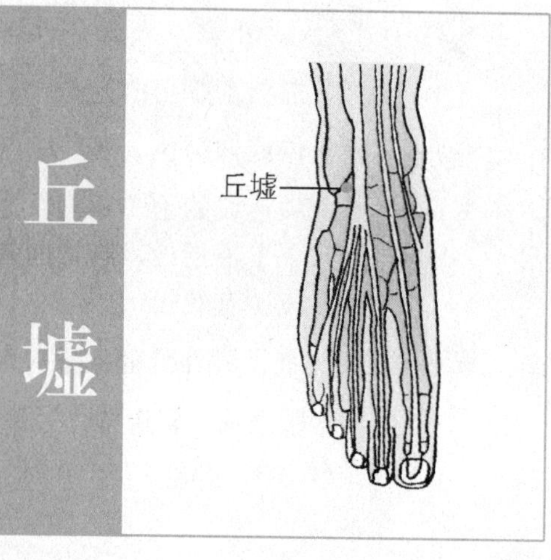

定位 在足外踝的前下方，趾长伸肌腱的外侧凹陷处。

取穴 过外踝前缘作一条竖直切线，再过外踝下缘作一条水平切线，两条切线的交点即丘墟穴。

主治 颈项强痛，腋下肿，胸胁疼痛，下肢痿痹，外踝肿痛，疟疾，疝气，目赤肿痛，目翳，中风偏瘫。

常用疗法

按摩：用拇指指腹同时或交替点揉两侧穴位，每次3~5分钟，早晚各1次。

针灸：直刺0.5~1.0寸。可灸。

足临泣

定位 在足背外侧，足第四跖趾关节的后方，小趾伸肌腱的外侧凹陷处。

取穴 侧坐，当小趾向上翘时，可看到第五趾长伸肌腱，在肌腱的外侧，按压有痛感。

主治 头痛，目外眦痛，胁肋痛，疟疾，中风偏瘫，痹痛不仁，目眩，乳痈，瘰疬，足跗肿痛。

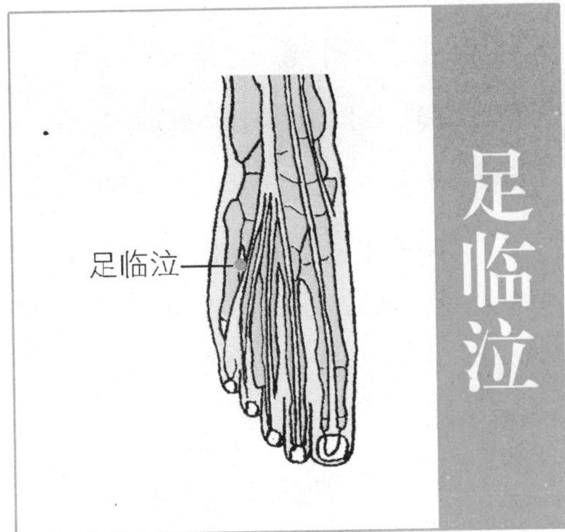

常用疗法

按摩：用拇指指腹同时或交替点揉两侧穴位，每次3～5分钟，早晚各1次。

针灸：直刺0.5～0.8寸。可灸。

地五会

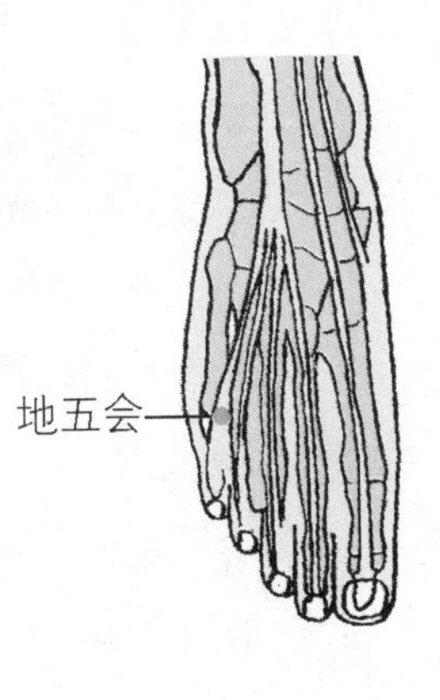

定位 在足背外侧，足第四跖趾关节的后方，第四、五跖骨之间，小趾伸肌腱的内侧缘。

取穴 侧坐，当小趾向上翘时，可看到第五趾长伸肌腱，在肌腱的内侧，按压有痛感。

主治 头痛，目赤痛，耳鸣，耳聋，胸满，胁痛，腋肿痛，乳痈，跗肿。

常用疗法

按摩：用拇指指腹揉按，每次1～3分钟。

针灸：直刺0.5～0.8寸。可灸。

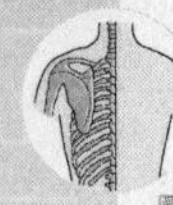

侠溪

定位 在足背外侧，足第四、五趾间，趾蹼缘后方赤白肉际处。

取穴 侧坐，在足背第四、五趾之间连接处的缝纹头，赤白肉际处，按压有酸胀感。

主治 头痛，眩晕，耳鸣，耳聋，惊悸，疟疾，目外眦痛，胸胁痛，膝股痛，足跗肿痛。

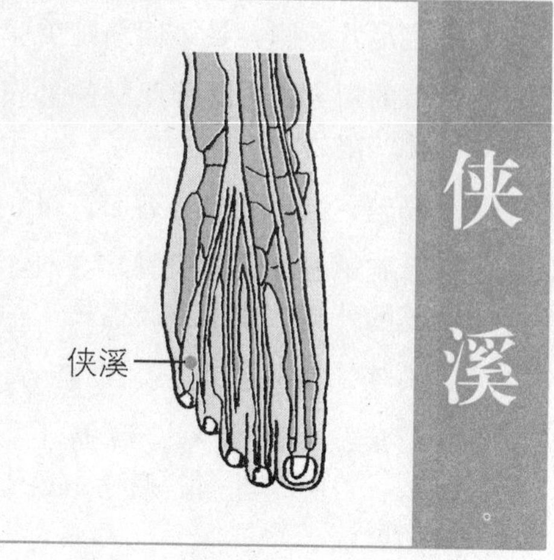

常用疗法

按摩：用拇指指腹同时点揉两侧穴位，每次3~5分钟，早晚各1次。

针灸：直刺0.3~0.5寸。可灸。

足窍阴

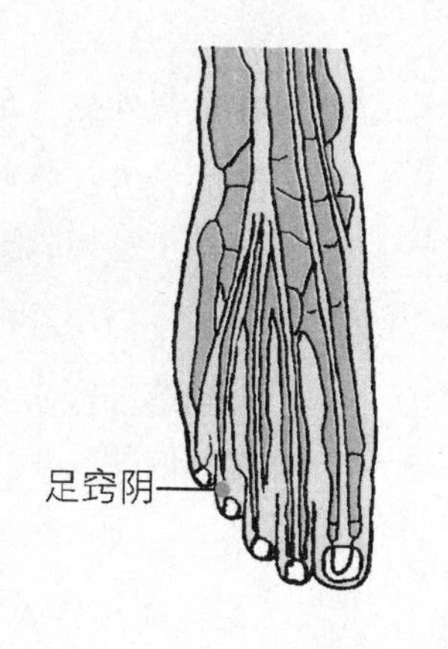

定位 在足第四趾末节外侧，趾甲角旁开0.1寸。

取穴 侧坐，在第四趾外侧，由第四趾趾甲外侧缘与下缘各作一垂线，两垂线的交点处，按压有酸胀感。

主治 偏头痛，目眩，多梦，耳聋，耳鸣，喉痹，胸胁痛，足跗肿痛，目赤肿痛。

常用疗法

按摩：用拇指指尖掐按，每次3~5分钟，早晚各1次。

针灸：直刺0.1寸。可灸。

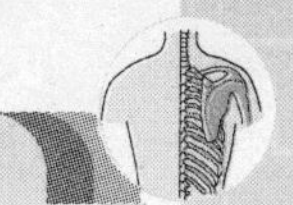

足太阳膀胱经

循行路线

足太阳膀胱经每侧 67 个穴位，首穴睛明，末穴至阴，其中 49 个分布于头面部、颈部和腰背部，18 个在下肢和足部。本经起于目内眦，上过额部，交会于巅顶，属督脉。此经在体内联系本经之膀胱，以及相表里的肾，还联系脑。

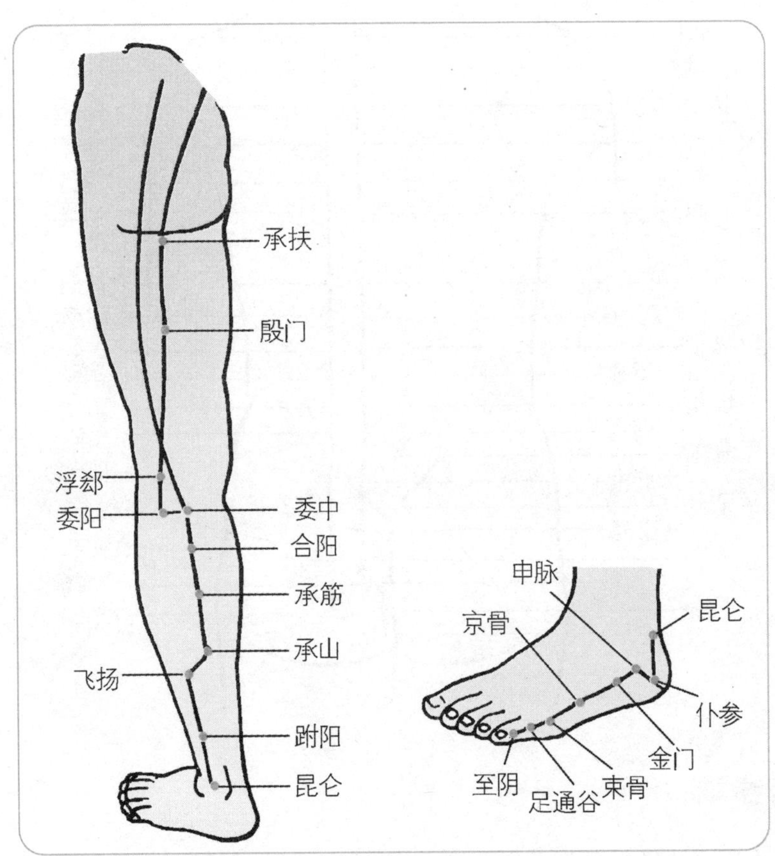

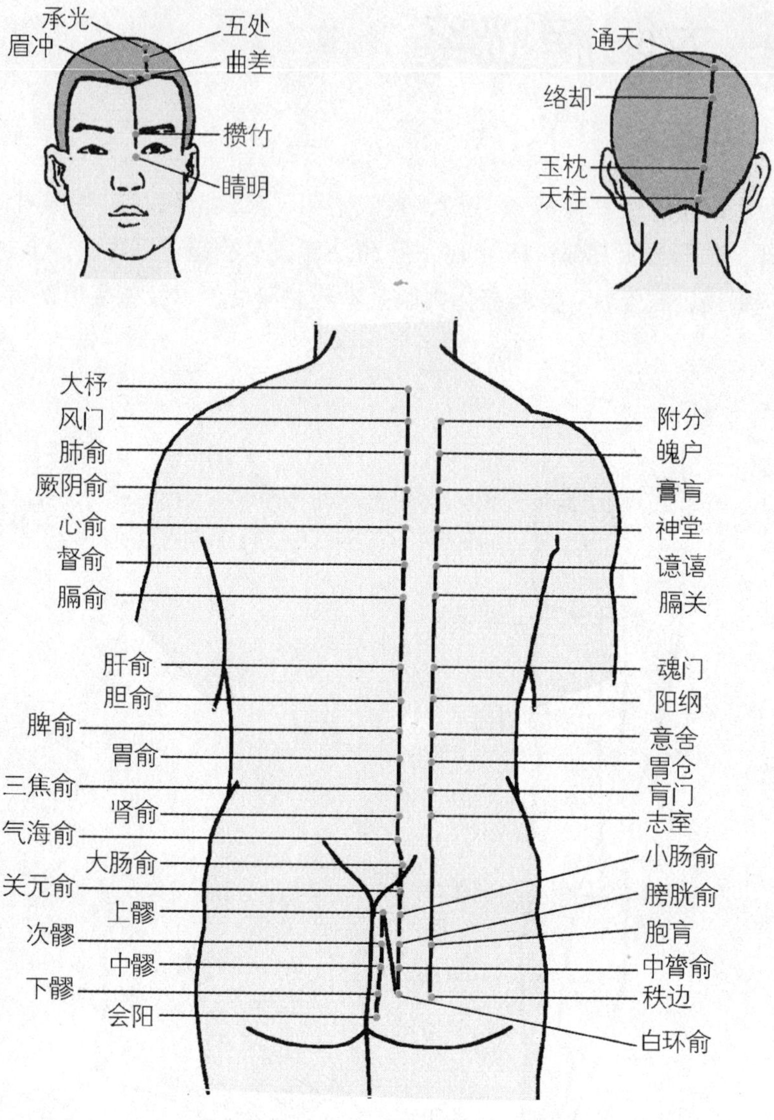

承光
五处
眉冲
曲差
攒竹
睛明

通天
络却
玉枕
天柱

大杼
风门
肺俞
厥阴俞
心俞
督俞
膈俞
肝俞
胆俞
脾俞
胃俞
三焦俞
肾俞
气海俞
大肠俞
关元俞
上髎
次髎
中髎
下髎
会阳

附分
魄户
膏肓
神堂
譩譆
膈关
魂门
阳纲
意舍
胃仓
肓门
志室
小肠俞
膀胱俞
胞肓
中膂俞
秩边
白环俞

主治病证

足太阳膀胱经主治头、项、目、背、腰、下肢部病证以及神志病，背部第一侧线的背俞穴及第二侧线相平的腧穴，主治与其相关的脏腑病证和有关的组织器官病证。恶寒、发热、鼻塞、鼻出血、头痛、目痛、遗尿、癫狂、疟疾、项背痛、腰痛、臀部及下肢后侧疼痛、足小趾麻木、腹胀等病证。

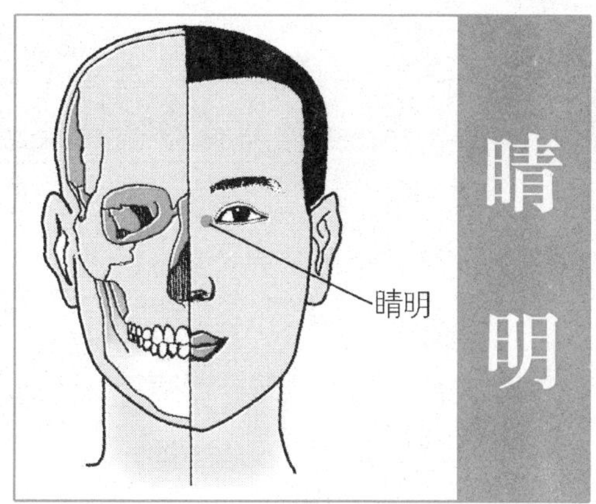

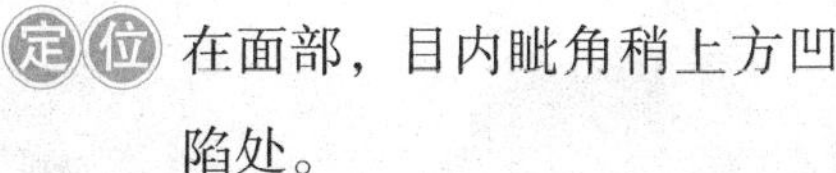

定位 在面部，目内眦角稍上方凹陷处。

取穴 正坐位，目视前方，手置于内侧眼角稍上方，轻轻按压，有一凹陷处，按压有酸胀感。

主治 目赤肿痛，流泪，目眦痒痛，视物不明，目眩，近视，夜盲，色盲，青盲。

常用疗法

按摩：用中指或食指指腹同时点揉两侧穴位，每次3～5分钟，早晚各1次。

针灸：患者闭目，医生以左手食指将眼球推向外侧方固定，紧靠眶缘直刺0.3～0.5寸，禁提插、捻转。出针后按压针孔片刻，以防出血。

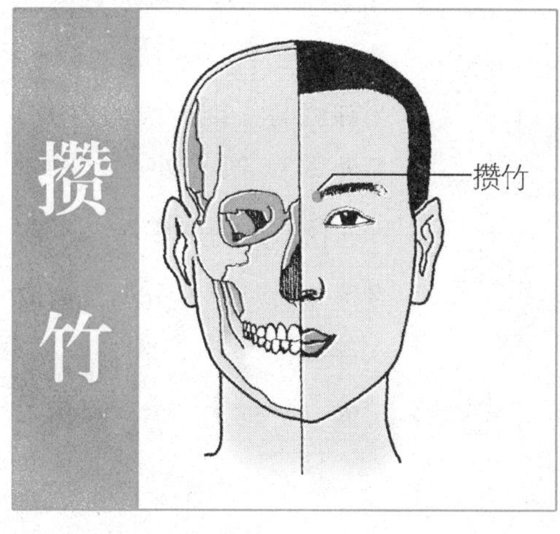

定位 在面部，当眉头陷中，眶上切迹处，与睛明穴相直。

取穴 正坐位，目视前方，在眉毛内侧端有一隆起处，按压有酸胀感。在眉头处上下移动时，会感觉到有一条细筋，攒竹穴就在此处。

主治 头痛，口眼歪斜，目视不明，迎风流泪，目赤肿痛，眉棱骨痛，眼睑下垂。

常用疗法

按摩：用中指或食指指腹同时点揉两侧穴位，每次3～5分钟，早晚各1次。

针灸：平刺0.3～0.5寸。

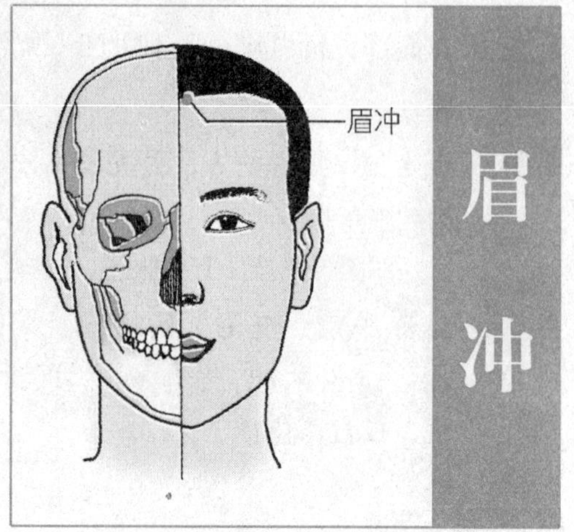

眉冲

定位 在头部，当攒竹直上入发际0.5寸，神庭与曲差连线之间。

取穴 正坐位，在攒竹穴直上，入发际0.5寸处，神庭与曲差连线之间，按压有痛感。

主治 头痛，目眩，视物不明，鼻塞，癫痫。

常用疗法

按摩：用中指指腹揉按，每次1~3分钟，两侧穴位交替进行。

针灸：平刺或斜刺0.3~0.5寸。

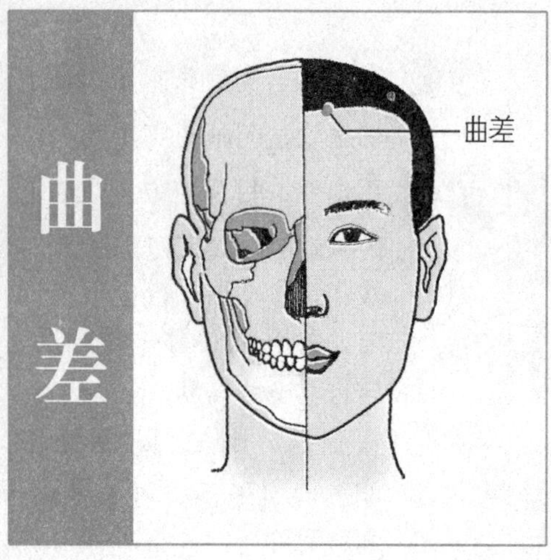

曲差

定位 在头部前发际督脉的神庭穴旁开1.5寸，入发际0.5寸，当神庭与头维连线的内1/3与外2/3连接点处。

取穴 即头维穴向内4横指，平前发际正中直上5分处，为取穴部位。

主治 头痛，目眩，目痛，视物不明，鼻塞，鼻出血。

常用疗法

按摩：用食指指腹按压，每次1~3分钟，两侧穴位交替进行。

针灸：平刺0.5~0.8寸，或斜刺0.3~0.5寸。

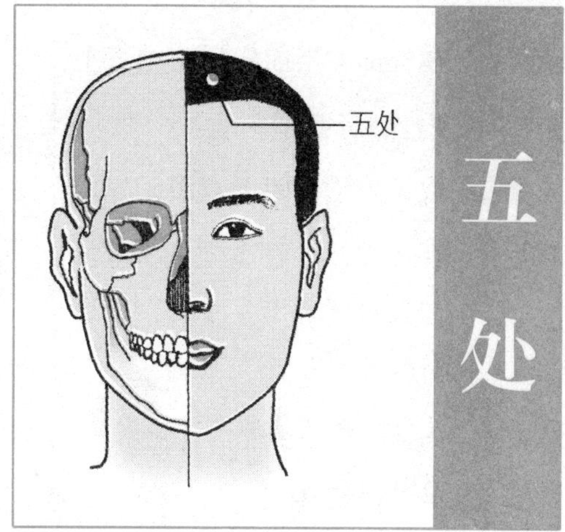

定位 在头部，当前发际正中直上1寸，旁开1.5寸。

取穴 正坐位，手指自眉头向上推，在入发际1寸处，再旁开1.5寸处，按压有酸胀感。

主治 头痛，目眩，目视不明，癫痫，脊强反折。

常用疗法

按摩：用食指指腹按压，每次1~3分钟。

针灸：平刺0.5~0.8寸，或斜刺0.3~0.5寸。

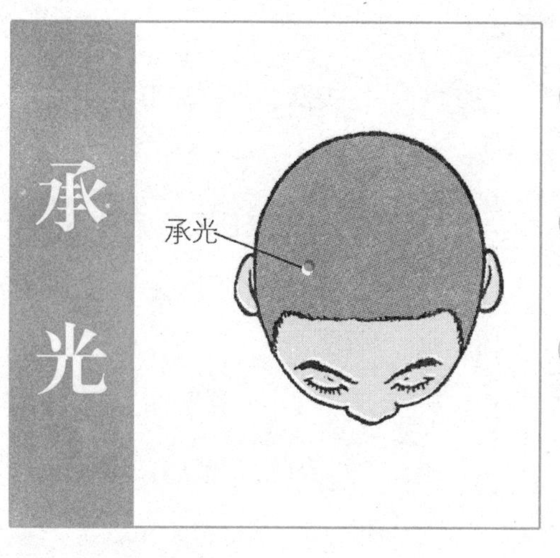

定位 在头部，当前发际正中直上2.5寸，旁开1.5寸。

取穴 先找到百会穴，当百会穴与前发际之中点再旁开1.5寸。

主治 头痛，目眩，目视不明、鼻塞流涕，热病无汗、呕吐烦心。

常用疗法

按摩：用手指指腹或指节向下按压，沿圈状进行按摩。

针灸：平刺或斜刺0.3~0.5寸。

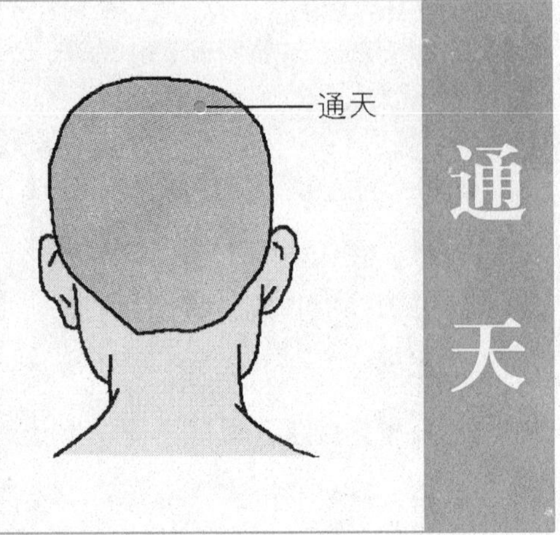

通天

定位 在头部，当前发际正中直上4寸，旁开1.5寸。

取穴 取正坐位，闭上双眼，先取百会穴，在百会穴向前量1寸处再旁开1.5寸处，按压有酸胀感。

主治 头痛，眩晕，鼻塞，鼻出血，鼻渊，颈项转侧难，眩晕。

常用疗法

按摩：用手指指腹或指节向下按压，沿圈状进行按摩。

针灸：平刺或斜刺0.3~0.5寸。

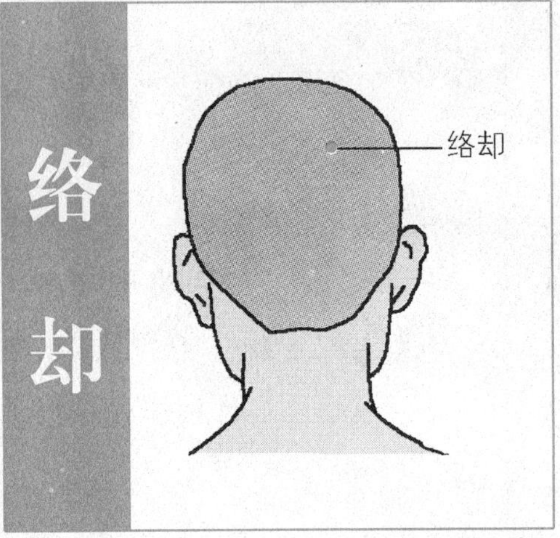

络却

定位 在头部，当前发际正中直上5.5寸，旁开1.5寸。

取穴 在头部，通天穴后1.5寸，旁开1.5寸即是，按压有痛感。

主治 头晕，目视不明，青盲内障，耳鸣，瘿瘤，癫狂。

常用疗法

按摩：用手指指腹或指节向下按压，沿圈状进行按摩。

针灸：平刺或斜刺0.3~0.5寸。

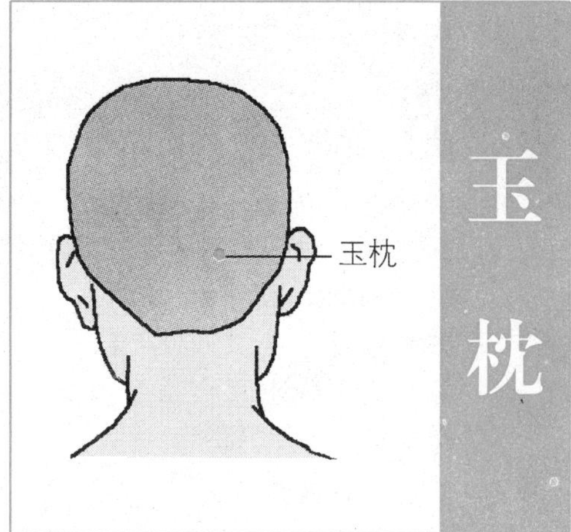

定位 在后枕部，枕外粗隆上缘之外侧，当脑户穴旁开 1.3 寸，直下对天柱穴。

取穴 取坐位，沿后发际正中线向上轻推触及枕骨，由此旁开 1.3 寸处，在骨性隆起的外上缘可触及一凹陷，按压有酸胀感。

主治 头痛，眩晕，目痛，不能远视。

常用疗法

按摩：用手指指腹或指节向下按压，沿圈状进行按摩。

针灸：平刺或斜刺 0.3 ~0.5 寸。

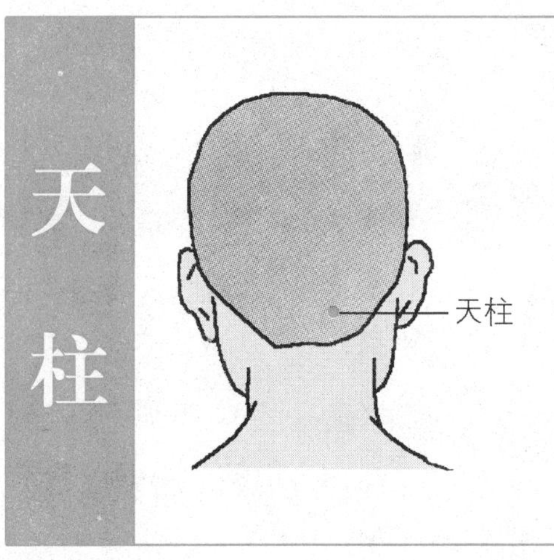

定位 在项部大筋（斜方肌）外缘之后发际凹陷中，约当后发际正中旁开 1.3 寸。

取穴 低头，后发际正中直上 5 分处是哑门穴，由哑门穴旁开约 2 横指，项部大筋的外侧缘为取穴部位。

主治 头痛，项强，鼻塞，癫狂痫，肩背病，落枕。

常用疗法

按摩：用两手拇指指尖分别点揉两侧穴位，每次 3 ~5 分钟，早晚各 1 次。

针灸：直刺或斜刺 0.5 ~1.0 寸，不可向内上方深刺，以防伤及延髓。可灸。

大杼

定位 在背部，当第一胸椎棘突下，旁开1.5寸。

取穴 低头，可见颈背部交界处椎骨有一高突，并能随颈部左右转动而转动者，即第七颈椎，其下为大椎。由大椎再向下1个椎骨，旁开约2横指（食指、中指）处，为取穴部位。

主治 咳嗽，发热，目眩，项强，肩背痛，鼻塞，癫狂。

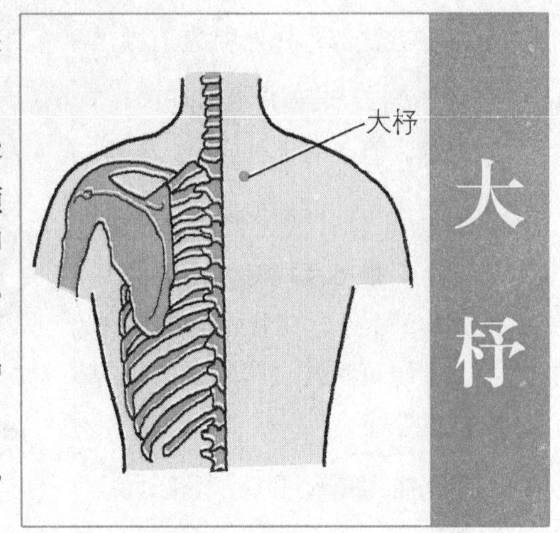

常用疗法

按摩：用手指指腹或指节按压，沿圈状进行按摩。

针灸：斜刺0.5～0.8寸。可灸。

艾灸：用艾条温灸此穴，每次5～20分钟，每日1次，适用于咳嗽痰多。

风门

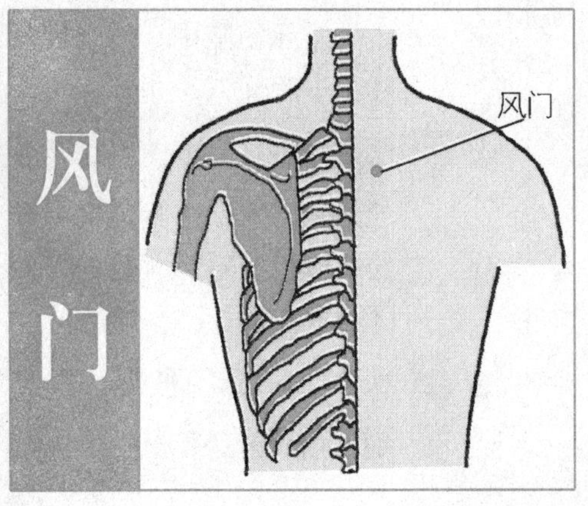

定位 第二胸椎棘突下，旁开1.5寸。

取穴 大椎穴往下2个椎骨，其下缘旁开约2横指（食指、中指）处，为取穴部位。

主治 感冒，咳嗽，头痛项强，哮喘，胸中热，身热，胸背痛，荨麻疹。

常用疗法

按摩：用中指指腹点揉，每次2～3分钟，早晚各1次，双手交替进行。

针灸：斜刺0.5～0.8寸。可灸。

艾灸：用艾条温灸，每次5～20分钟，每日1次。

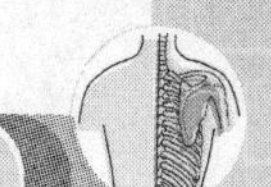

定位 第三胸椎棘突下，旁开1.5寸。

取穴 大椎穴往下3个椎骨，即第三胸椎，其下缘旁开约2横指（食指、中指）处，为取穴部位。

主治 肺炎，肺结核，支气管哮喘，支气管炎，感冒，胸膜炎，肩背痛，吐血，喉痹。

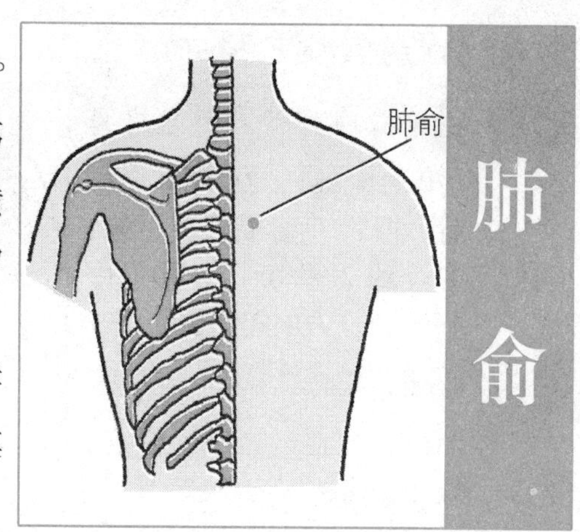

常用疗法

按摩：用拇指指腹同时点揉两侧穴位，每次2~3分钟，早晚各1次。

针灸：斜刺0.5~0.8寸。可灸。

艾灸：用艾条温灸，每次5~20分钟，每日1次。

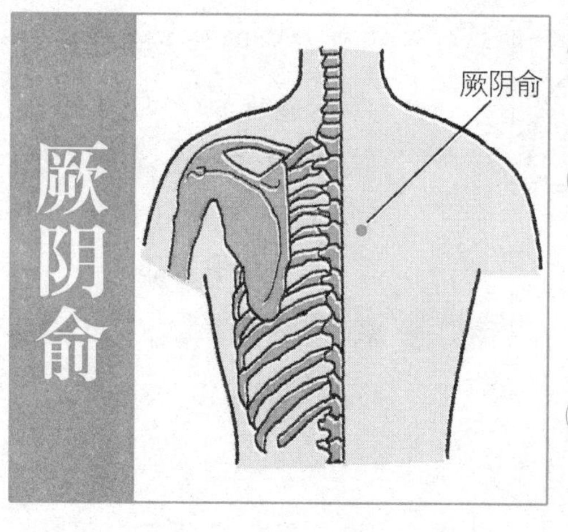

定位 第四胸椎棘突下，旁开1.5寸。

取穴 大椎穴往下4个椎骨，即第四胸椎，其下缘旁开约2横指（食指、中指）处，为取穴部位。

主治 呕吐，咳嗽，胸闷，心绞痛，心悸，胸胁痛。

常用疗法

按摩：以指尖轻轻按摩或以拇指指腹稍加力揉压。

针灸：斜刺0.5~0.8寸。可灸。

艾灸：用艾条温灸，每次5~20分钟，每日1次。

心俞

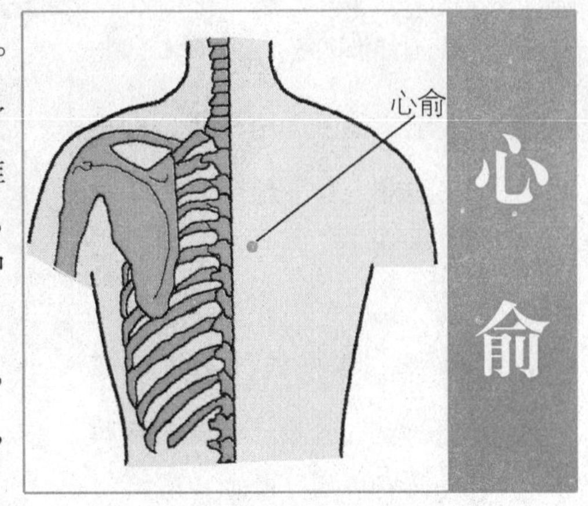

定位 第五胸椎棘突下，旁开1.5寸。

取穴 由平双肩胛骨下角之椎骨（第七胸椎），往上2个椎骨，即第五胸椎棘突下缘，旁开约2横指（食指、中指）处，为取穴部位。

主治 心痛，心悸，胸闷，气短，咳嗽，吐血，失眠，健忘，癫痫，遗精，盗汗。

常用疗法

按摩：用拇指指腹同时按揉两侧穴位，每次2～3分钟，早晚各1次。

针灸：斜刺0.5～0.8寸。可灸。

督俞

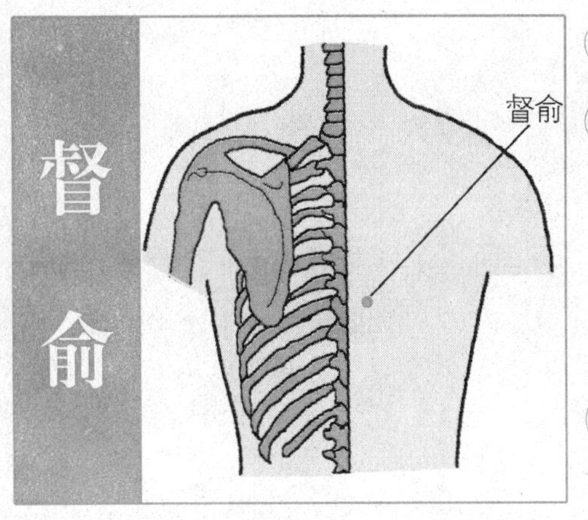

定位 第六胸椎棘突下，旁开1.5寸。

取穴 由平双肩胛骨下角之椎骨（第七胸椎），往上1个椎骨，即第六胸椎棘突下缘，旁开约2横指（食指、中指）处，为取穴部位。

主治 恶心发热，胸闷，心绞痛，心悸，胃痛。

常用疗法

按摩：以手指指腹或指节按摩，或以双掌按揉，每次4～5下，同时沿圈状进行按摩。

针灸：斜刺0.5～0.8寸。可灸。

艾灸：用艾条温灸此穴，每次5～20分钟，每日1次，适用于心痛、胸闷患者。

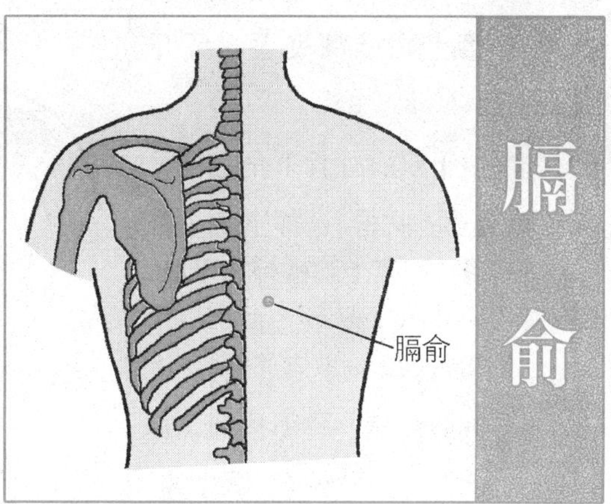

定位 第七胸椎棘突下，旁开1.5寸。

取穴 由平双肩胛骨下角之椎骨（第七胸椎），其棘突下缘旁开约2横指（食指、中指）处，为取穴部位。

主治 胃脘痛，呃逆，噎嗝，咳嗽，气喘，咳血，黄疸，便血，骨蒸盗汗。

常用疗法

按摩：用拇指指腹同时按揉两侧穴位，每次2~3分钟，早晚各1次。

针灸：斜刺0.5~0.8寸。可灸。

艾灸：用艾条温灸，每次5~20分钟，每日1次，适用于血虚、瘀血诸证。

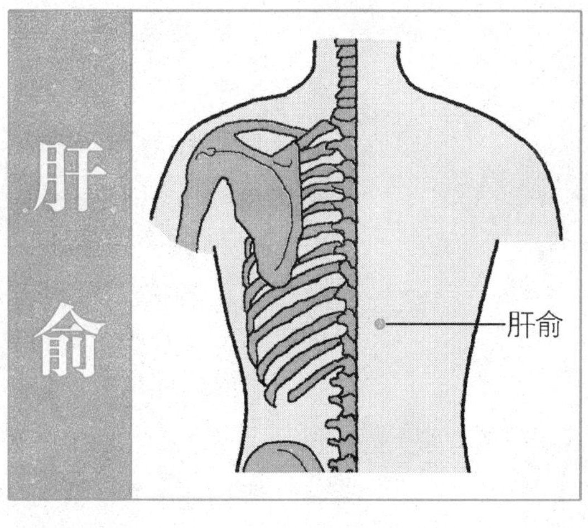

定位 第九胸椎棘突下，旁开1.5寸。

取穴 由平双肩胛骨下角之椎骨（第七胸椎），往下2个椎骨，即第九胸椎棘突下缘，旁开约2横指（食指、中指）处，为取穴部位。

主治 黄疸，吐血，衄血，目赤，眩晕，夜盲，迎风流泪，癫狂，痫症，寒疝。

常用疗法

按摩：用拇指指腹同时按揉两侧穴位，每次2~3分钟，早晚各1次。

针灸：斜刺0.5~0.8寸。可灸。

艾灸：用艾条温灸，每次5~20分钟，每日1次，适用于少腹痛、疝气。

胆俞

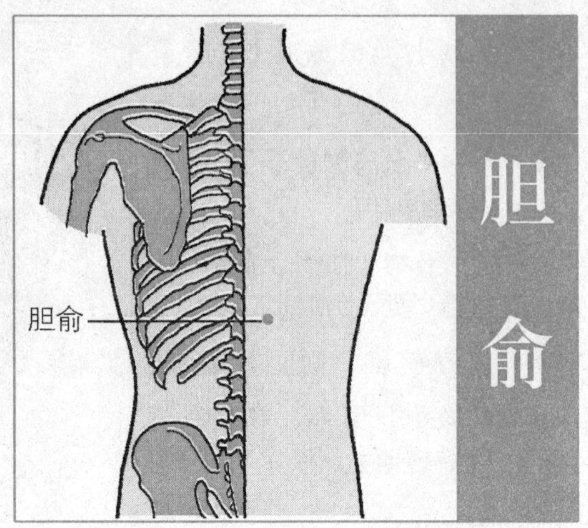

定位 第十胸椎棘突下，旁开1.5寸。

取穴 由平双肩胛骨下角之椎骨（第七胸椎），往下3个椎骨，即第十胸椎棘突下缘，旁开约2横指（食指、中指）处，为取穴部位。

主治 胸腹胀满，胁肋疼痛，黄疸，口苦，呕吐，咽中痛，头痛，夜盲，骨蒸潮热。

常用疗法

按摩：用拇指指腹同时按揉两侧穴位，每次2~3分钟，早晚各1次。

针灸：斜刺0.5~0.8寸。可灸。

脾俞

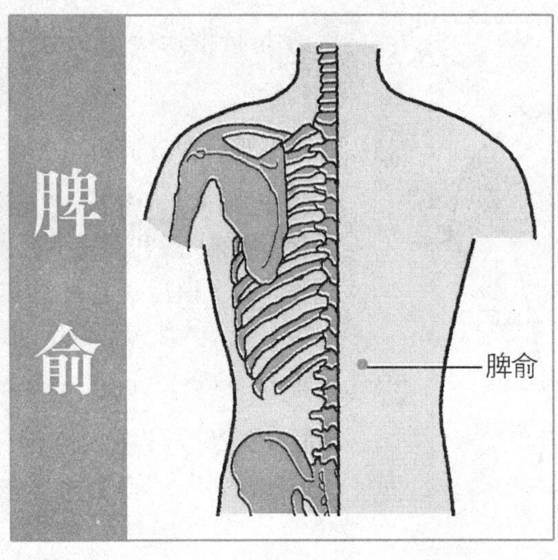

定位 第十一胸椎棘突下，旁开1.5寸。

取穴 与肚脐中相对应处即第二腰椎，由第二腰椎往上3个椎体，即第十一胸椎，其棘突下缘旁开约2横指（食指、中指）处，为取穴部位。

主治 腹胀，胃痛，黄疸，呕吐，泄泻，痢疾，便血，水肿，肩背酸痛。

常用疗法

按摩：用拇指指腹同时按揉两侧穴位，每次2~3分钟，早晚各1次。

针灸：斜刺0.5~0.8寸。可灸。

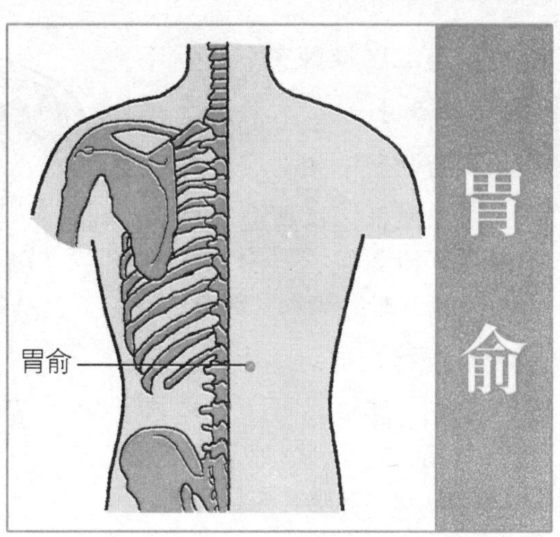

定位 第十二胸椎棘突下，旁开1.5寸。

取穴 与肚脐中相对应处即为第二腰椎，由第二腰椎往上2个椎体，即第十二胸椎，其棘突下缘旁开约2横指（食指、中指）处，为取穴部位。

主治 胃痛，呕吐，胃下垂，胸胁痛，腹胀，肠鸣。

常用疗法

按摩：用拇指指腹同时按揉两侧穴位，每次2～3分钟，早晚各1次。

针灸：斜刺0.5～0.8寸。可灸。

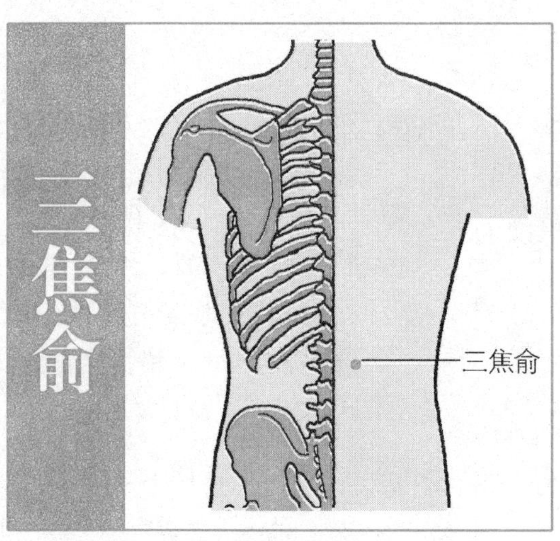

定位 第一腰椎棘突下，旁开1.5寸。

取穴 与肚脐中相对应处即第二腰椎，由第二腰椎往上1个椎体，即第一腰椎，其棘突下缘旁开约2横指（食指、中指）处，为取穴部位。

主治 呕吐，腹胀，肠鸣，水肿，消化不良，肾炎，小便不利，腹泻，腰背痛。

常用疗法

按摩：用拇指指尖用力向下按压。

针灸：直刺0.5～1.0寸。可灸。

肾俞

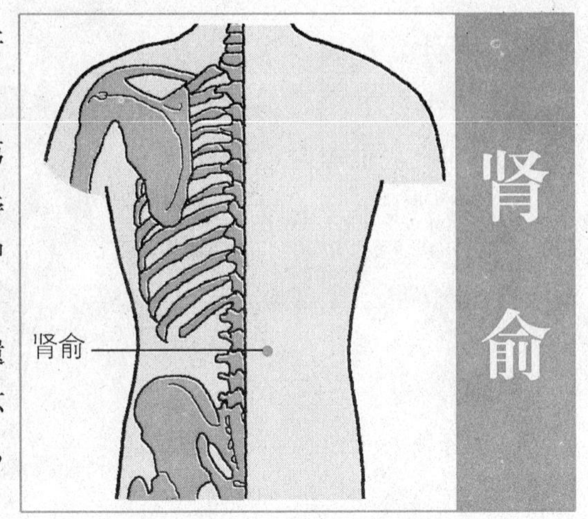

定位 第二腰椎棘突下，旁开1.5寸。

取穴 与肚脐中相对应处即第二腰椎，其棘突下缘旁开约2横指（食指、中指）处，为取穴部位。

主治 阳痿，早泄，遗尿，遗精，腰膝酸软，月经不调，痛经，慢性盆腔炎，耳聋，耳鸣，头昏目眩。

常用疗法

按摩：用拇指指腹同时按揉两侧穴位，每次2~3分钟，早晚各1次。

针灸：直刺0.5~1.0寸。可灸。

艾灸：用艾条温灸，每次5~20分钟，每日1次，适用于腰膝酸软、水肿、月经不调。

气海俞

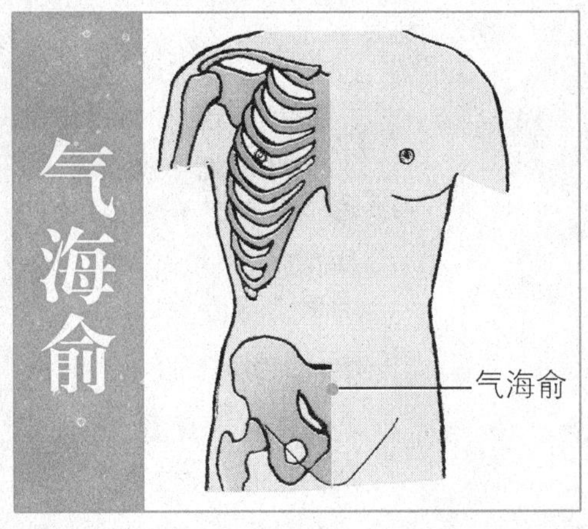

定位 第3腰椎棘突下，旁开1.5寸。

取穴 俯卧，与肚脐中相对应处即第二腰椎，第二腰椎往下1个椎体，即第三腰椎，其棘突下缘旁开2横指（食指、中指）处，为取穴部位。

主治 腰痛，腰膝酸软，月经不调，痛经，痔疮。

常用疗法

按摩：用手指指腹或指节向下按压，同时沿圈状进行按摩。

针灸：直刺0.5~1.0寸。可灸。

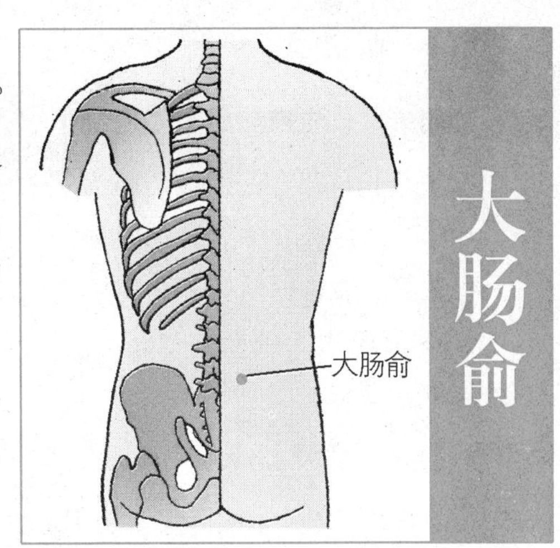

定位 第四腰椎棘突下，旁开1.5寸。

取穴 两侧髂前上棘连线与脊柱之交点，即第四腰椎棘突下，其旁开约2横指（食指、中指）处，为取穴部位。

主治 腹痛，腹泻，腹胀，腹鸣，便秘，痢疾，腰痛，脱肛，遗尿。

常用疗法

按摩：用拇指指腹同时按揉两侧穴位，每次2～3分钟，早晚各1次。

针灸：直刺0.8～1.2寸。可灸。

艾灸：用艾条温灸，每次5～20分钟，每日1次，适用于泄泻、腰背酸冷。

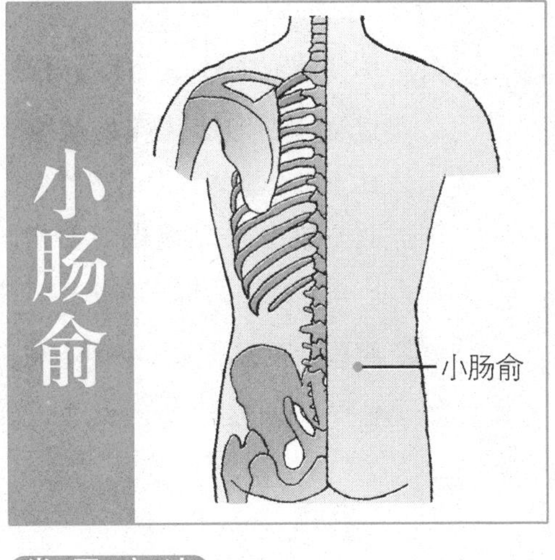

定位 在骶部，当骶正中嵴旁1.5寸，平第一骶后孔。

取穴 俯卧位，先摸髂后上嵴内缘，其与背脊正中线之间为第一骶后孔，平该孔的椎体为第一骶椎，旁开2横指（食指、中指）处，为取穴部位。

主治 遗尿，尿血，腹胀，痢疾，遗精，腰腿痛，糖尿病，痔疮，疝气，白带异常。

常用疗法

按摩：用拇指按压。

针灸：直刺或斜刺0.8～1.0寸。可灸。

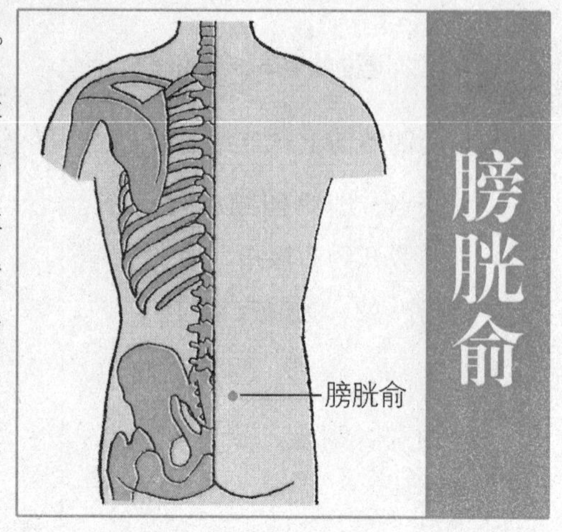

定位 第二骶椎棘突下，旁开1.5寸。

取穴 俯卧位，先摸髂后上嵴内缘下，其与背脊正中线之间为第二骶后孔，平该孔的椎体为第二骶椎，其旁开约2横指（食指、中指）处，为取穴部位。

主治 腹泻，便秘，癃闭，阳痿，遗精，遗尿，糖尿病。

常用疗法

按摩：用拇指指腹同时按揉两侧穴位，每次2~3分钟，早晚各1次。

针灸：直刺或斜刺0.8~1.2寸。可灸。

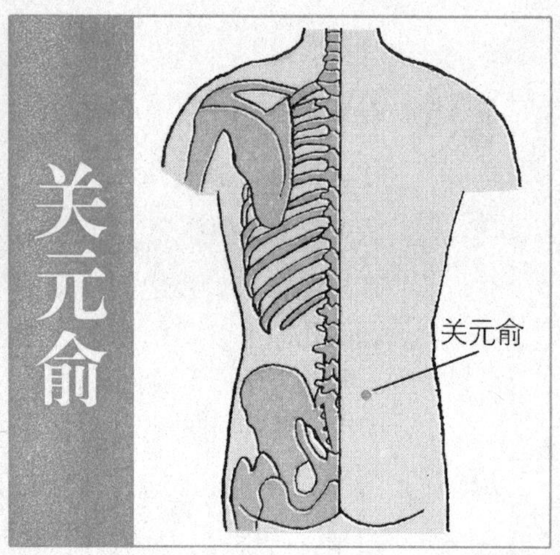

定位 第五腰椎棘突下，旁开1.5寸。

取穴 两侧髂前上棘之连线与脊柱之交点，即第四腰椎棘突，往下1个椎体，即第五腰椎，其下缘旁开2横指（食指、中指）处，为取穴部位。

主治 腹泻，腹胀肠鸣，小便不利，遗尿，糖尿病，腰腿痛。

常用疗法

按摩：用手指指腹或指节向下按压，同时沿圈状进行按摩。

针灸：直刺0.8~1.2寸。可灸。

艾灸：用艾条温灸，每次5~20分钟，每日1次，适用于泄泻、妇人瘕聚。

白环俞

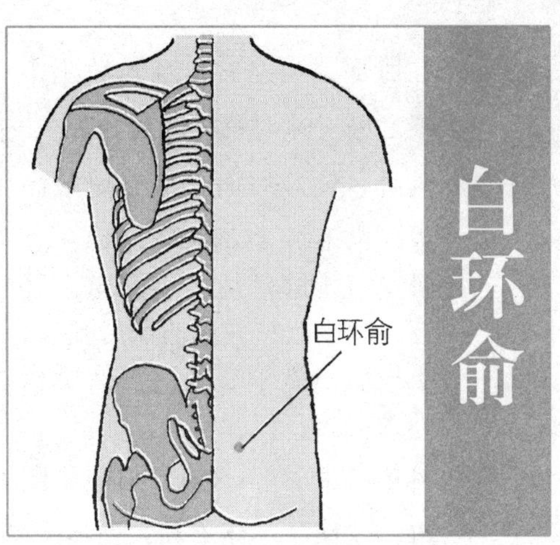

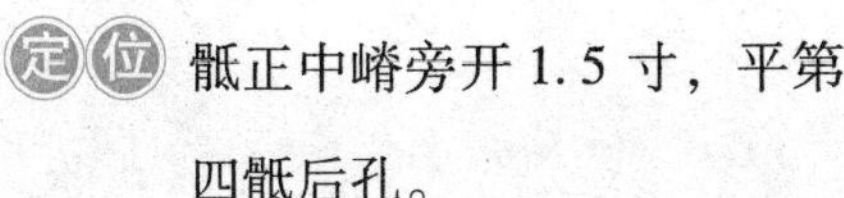

定位 骶正中嵴旁开 1.5 寸，平第四骶后孔。

取穴 第三骶椎下一横指，其旁开约 2 横指（食指、中指）处，为取穴部位。

主治 月经不调，带下病，遗尿，遗精，疝气，脱肛。

常用疗法

按摩：用手指指腹或指节向下按压，同时沿圈状进行按摩。

针灸：直刺 0.8 ~1.5 寸。可灸。

中膂俞

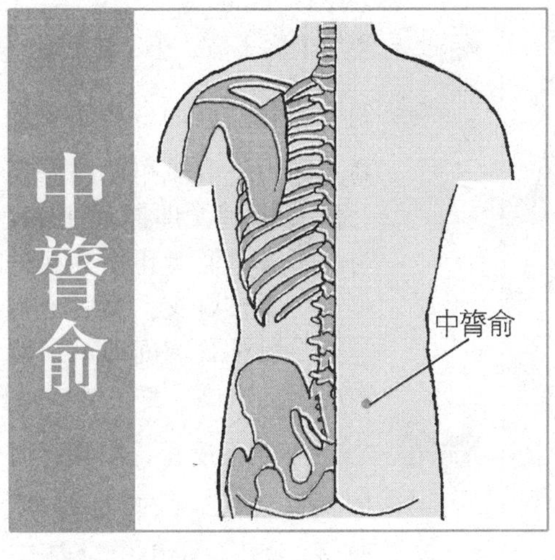

定位 在骶部，当骶正中嵴旁 1.5 寸，平第三骶后孔。

取穴 俯卧位，先摸髂后上嵴内缘，其与背脊正中线之间为第一骶后孔，平该孔的椎体为第一骶椎，向下 2 椎，即第三骶椎，其旁开约 2 横指（食指、中指）处，为取穴部位。

主治 腹胀，痢疾，糖尿病，坐骨神经痛，腰腿痛。

常用疗法

按摩：用拇指指腹按压。按摩本穴可采用点、按、揉、击等手法，力度应逐渐增加。

针灸：直刺 1.0 ~1.5 寸。可灸。

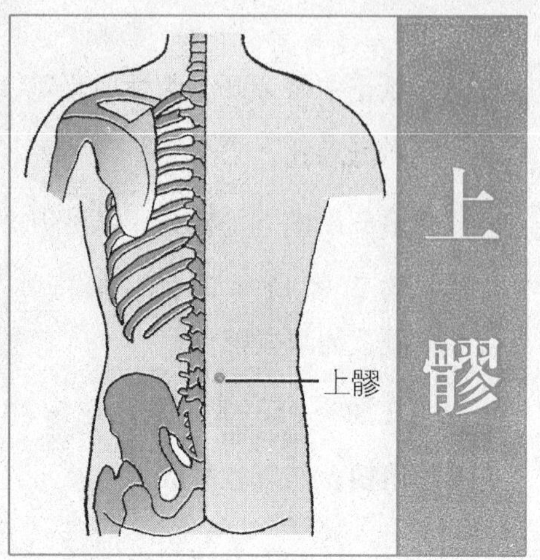

定位 在骶部，当髂后上棘与后正中线之间，适对第一骶后孔处。

取穴 俯卧，骨盆后面，从髂嵴最高点向内下方骶角两侧循摸一高骨突起，即髂后上棘，与之平齐，把中指按在第二骶后孔处，小指按在骶管裂孔，食指所指处为上髎。

主治 月经不调，带下病，阳痿，阴挺，遗精，小便不利。

常用疗法

按摩：用中指用力按压。

针灸：直刺0.8~1.2寸。可灸。

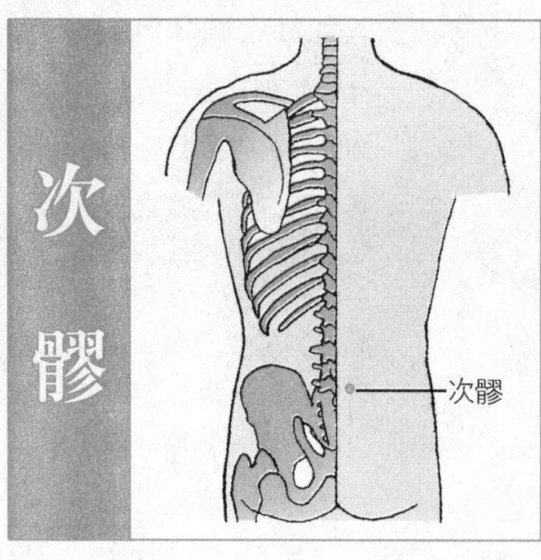

定位 髂后上内下方，第二骶后孔。

取穴 俯卧，骨盆后面，从髂嵴最高点向内下方骶角两侧循摸一高骨突起，即髂后上棘，与之平齐，髂骨正中突起处是第一骶椎棘突，髂后上棘与第二骶椎棘突间即第二骶后孔，为次髎。

主治 小便不利，遗精，阳痿，月经不调，带下，下肢痿痹，便秘，痔疮，疝气，腰腿痛。

常用疗法

按摩：用拇指指腹同时按揉两侧穴位，每次2~3分钟，早晚各1次。

针灸：直刺0.8~1.2寸。可灸。

中髎

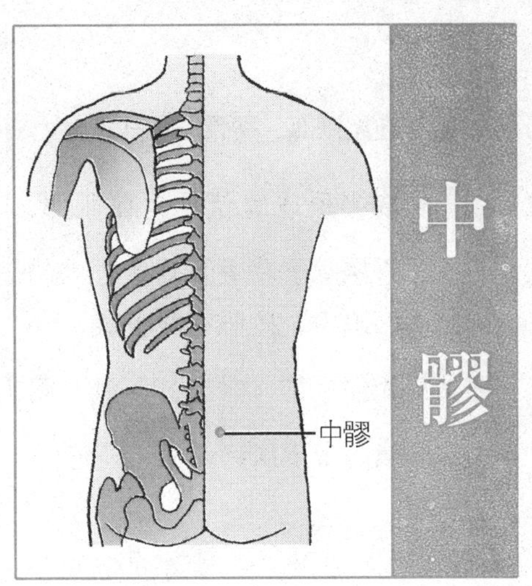

定位 在骶部，当次髎下内方，适对第三骶后孔处。

取穴 俯卧，骨盆后面，从髂嵴最高点向内下方骶角两侧循摸一高骨突起，即髂后上棘，与之平齐，把中指按在第二骶后孔处，小指按在骶管裂孔，食指、中指、环指、小指等距离分开，环指所指处为中髎。

主治 小便不利，便秘，泄泻，月经不调，带下病。

常用疗法

按摩：用中指用力按压。

针灸：直刺0.8~1.2寸。可灸。

下髎

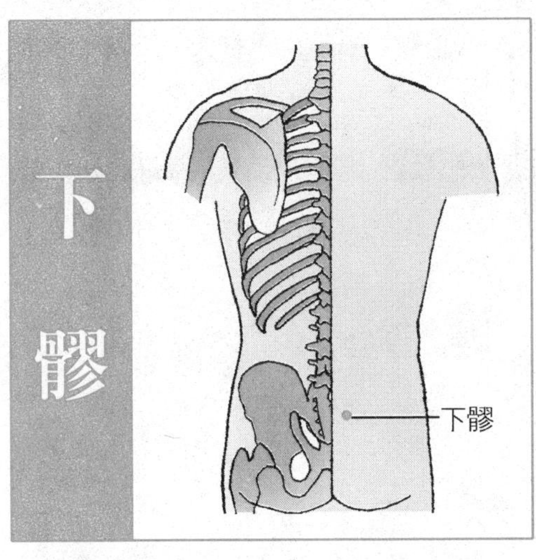

定位 中髎下内方，适对第四骶后孔。

取穴 俯卧，骨盆后面，从髂嵴最高点向内下方骶角两侧循摸一高骨突起，即髂后上棘，与之平齐，把中指按在第二骶后孔处，小指按在骶管裂孔，食指、中指、环指、小指等距离分开，小指所指处为下髎。

主治 少腹痛，腰骶痛，带下病，肠鸣泄泻，小便不利。

常用疗法

按摩：用中指用力按压。

针灸：直刺0.8~1.2寸。可灸。

会阳

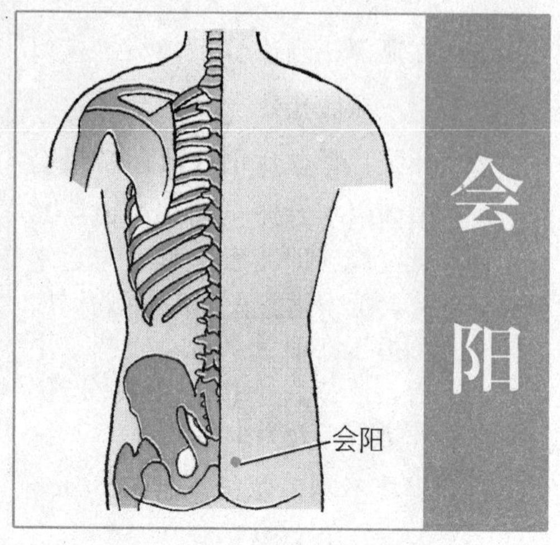

定位 在尾骶部，尾骨端旁开0.5寸。

取穴 取坐位或跪伏位，在骶部，于尾骨下端旁开0.5寸处的凹陷中，按压有酸胀感。

主治 大便失禁，泄泻，便血，阳痿，带下病，便血，痔疮。

常用疗法

按摩：患者俯卧，双下肢稍微分开，按摩者用拇指指腹指压穴位。

针灸：直刺1.0~1.5寸。可灸。

承扶

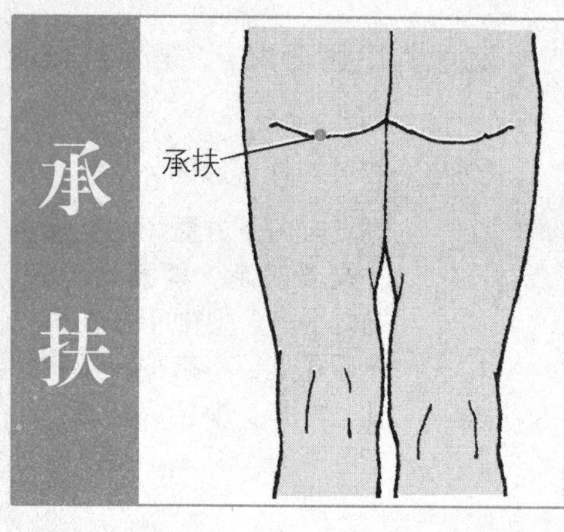

定位 俯卧，在臀大肌下缘，臀横纹的中点处。

取穴 俯卧位，穴在臀横纹中点，大腿与臀部交界处，按压有酸胀感。

主治 腰、骶、臀、股部疼痛，大小便不利，痔疮。

常用疗法

按摩：用肘尖点揉，每次3~5分钟，早晚各1次，两侧穴位交替进行。

针灸：直刺1.0~2.0寸。可灸。

殷门

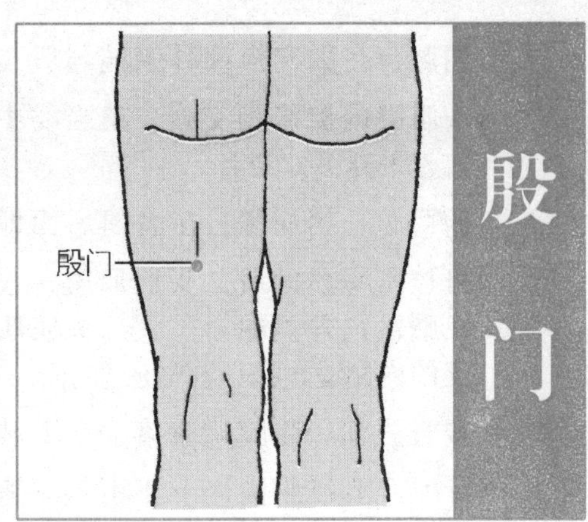

定位 俯卧，在臀横纹中点之承扶穴直下6寸处，当承扶与委中的连线上。

取穴 取臀后横纹中点及腘横纹中点之连线的中点，由此往上1横指处，为取穴部位。

主治 腰脊强痛，大腿疼痛。

常用疗法

按摩：并拢中指和食指，以指腹按揉两侧穴位，每次1~3分钟。

针灸：直刺1.0~2.0寸。可灸。

浮郄

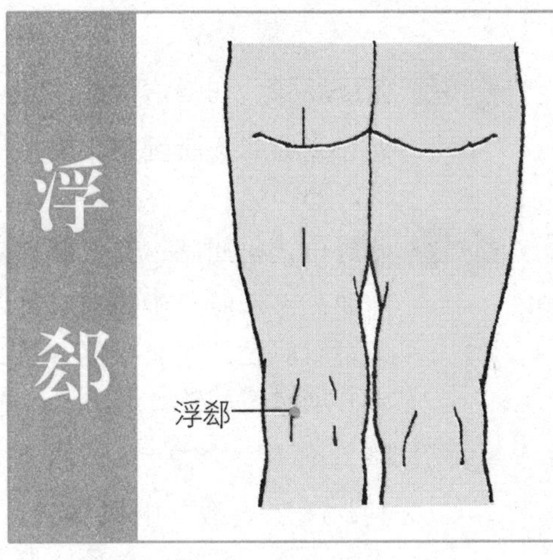

定位 微屈膝，在腘窝外上方，股二头肌腱内侧缘，委阳直上1寸处。

取穴 俯卧位，稍屈膝，在大腿后面即可显露明显的股二头肌肌腱，穴在腘横纹上1横指，股二头肌肌腱的内侧缘，按压有酸胀感。

主治 臀股麻木，下肢麻痹，腹泻，便秘。

常用疗法

按摩：以手指指腹或指节向下按压，并作圈状按摩。

针灸：直刺0.8~1.5寸。可灸。

艾灸：用艾条温灸10~15分钟，适用于急性肠胃炎，便秘，麻木。

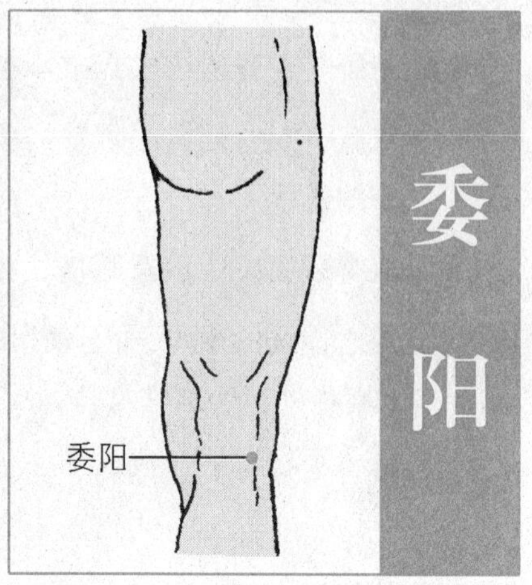

定位 屈膝，在腘窝横纹外侧端与股二头肌腱内侧缘相交处，正当委中穴外平开1寸处。

取穴 俯卧位，稍屈膝，在大腿后面即可显露明显的股二头肌肌腱，穴在腘横纹外侧端上，股二头肌肌腱的内侧缘，按压有酸胀感。

主治 腰脊强痛，腿脚拘挛疼痛，下肢麻痹，小腹胀满，小便不利，遗尿，痔疮。

常用疗法

按摩：用拇指指腹点揉，每次3~5分钟，早晚各1次，两侧穴位交替进行。

针灸：直刺1.0~2.0寸。可灸。

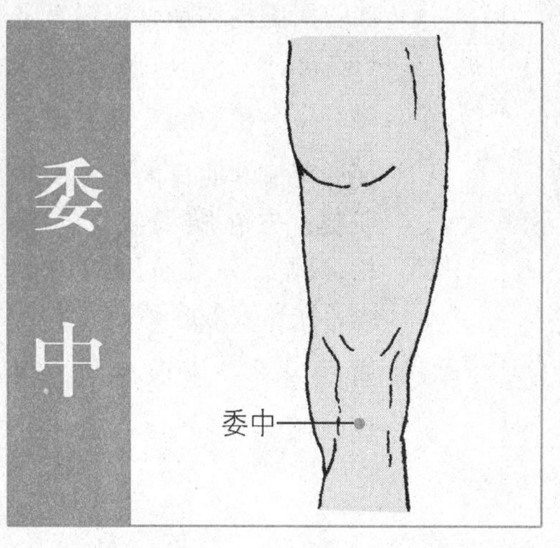

定位 俯卧屈膝，在腘窝横纹中点处，当股二头肌腱与半腱肌腱之间。

取穴 俯卧位，稍屈膝，在大腿后面即可显示股二头肌肌腱和半腱肌肌腱，在其中间，按压有动脉搏动处。

主治 腰脊强痛，髋关节屈伸不利，风湿痿痹，中风昏迷，半身不遂，衄血，湿疹，肛门瘙痒，乳痈，咽喉肿痛，腹痛，呕吐，泄泻。

常用疗法

按摩：用拇指指腹点揉，每次3~5分钟，早晚各1次，两侧穴位交替进行。

针灸：直刺1.0~1.5寸。可灸。

附分

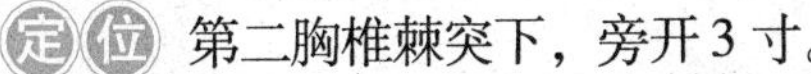

定位 第二胸椎棘突下，旁开3寸。

取穴 附分穴定位时，可先找到第七颈椎棘突（低头，颈部最高的棘突），其下方即第一胸椎棘突，向下数到第二胸椎棘突，它的下缘再旁开3寸即本穴。

主治 肘臂麻木，肋间神经痛，肩背拘急，颈项强痛。

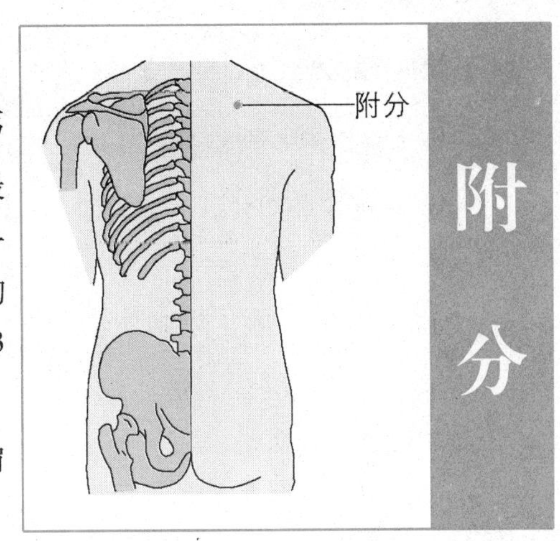

常用疗法

按摩：以手指指腹或指节向下按压，最好以俯卧姿势，用手指指腹或指节向下按压。

针灸：斜刺0.5~0.8寸。可灸。

魄户

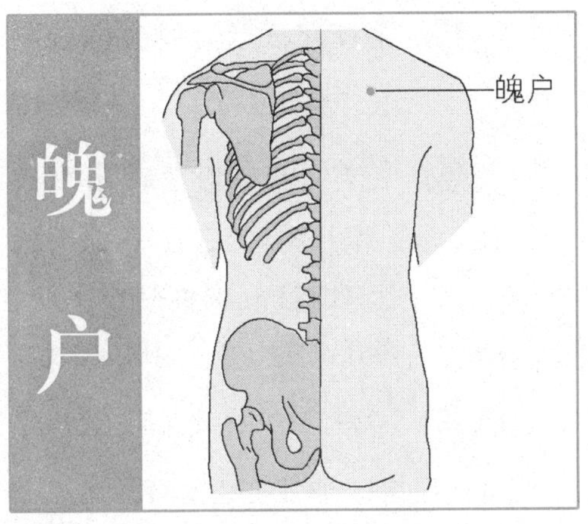

定位 在背部，当第三胸椎棘突下，旁开3寸。

取穴 由大椎往下3个椎骨，其下缘旁开4横指处，为取穴部位。

主治 咳嗽，哮喘，肺结核，颈项强痛，肩背痛。

常用疗法

按摩：用拇指指腹同时按揉两侧穴位，每次2~3分钟，早晚各1次。

针灸：斜刺0.5~0.8寸。可灸。

膏肓

定位 第四胸椎棘突下，旁开3寸。

取穴 由大椎往下4个椎骨，其下缘旁开4横指处，为取穴部位。

主治 肺结核，咳嗽，哮喘，噎嗝，神经衰弱，久病体虚，遗精盗汗，头晕目眩。

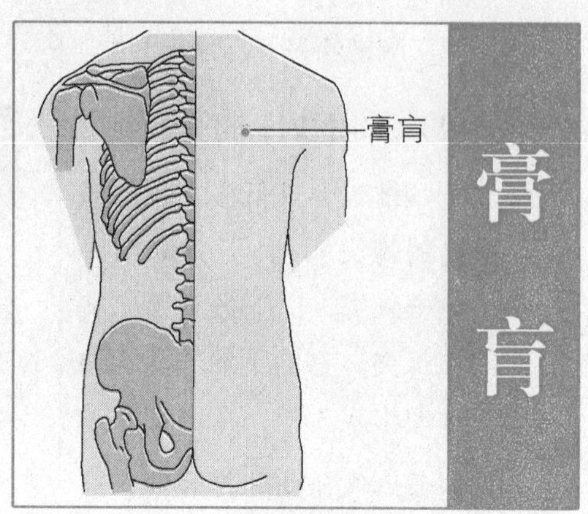

常用疗法

按摩：除了请他人按摩外，还可以高尔夫球为辅助进行自我按摩。可以躺在高尔夫球上，或者坐着的时候，将小球放在背后，以身体的自我移动来按摩。

针灸：斜刺0.5~0.8寸。可灸。

神堂

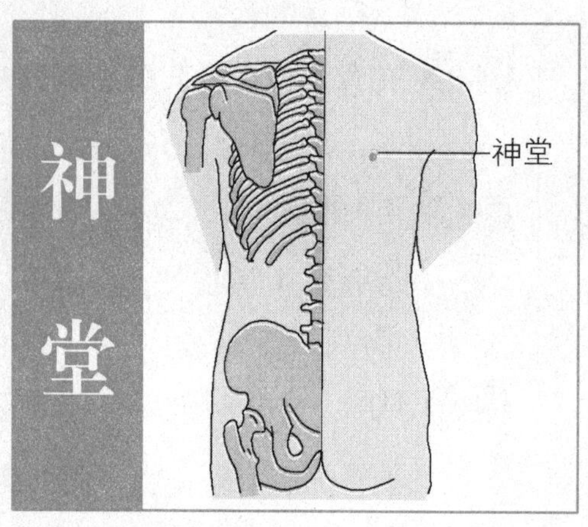

定位 在背部，当第五胸椎棘突下，旁开3寸。

取穴 由平双肩胛骨下角之椎骨(第七胸椎)，往上2个椎骨，即第五胸椎棘突下缘，旁开4横指处，为取穴部位。

主治 心悸，心绞痛，咳嗽，哮喘，腹胀痛，脊背强痛。

常用疗法

按摩：用拇指指腹稍微用力揉压。按摩本穴时，应注意用力适度，节奏均匀。

针灸：斜刺0.5~0.8寸。可灸。

譩譆

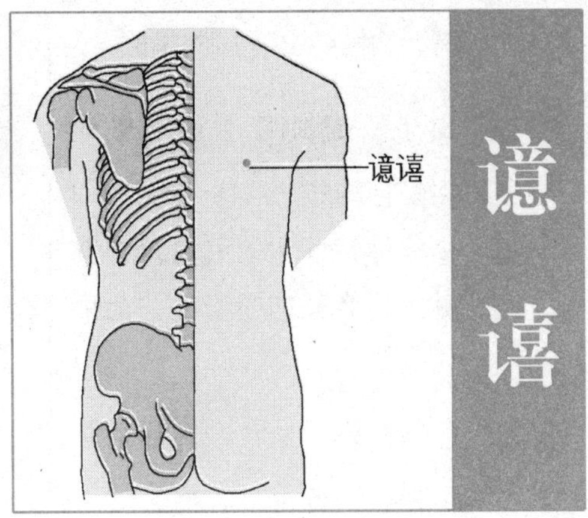

定位 第六胸椎棘突下，旁开3寸。

取穴 由平双肩胛骨下角之椎骨（第七胸椎），往上1个椎骨，即第六胸椎棘突下缘，旁开四横指处，为取穴部位。

主治 气喘，咳嗽，肩背痛。

常用疗法

按摩：用手指指腹或指节向下按压，同时沿圈状进行按摩。

针灸：斜刺0.5~0.8寸。可灸。

膈关

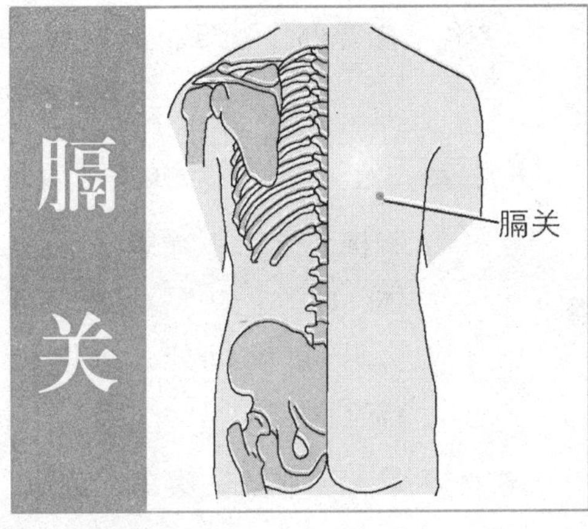

定位 在背部，当第七胸椎棘突下，旁开3寸。

取穴 由双肩胛骨下角水平摸到第七胸椎，其棘突下缘旁开4横指处，为取穴部位。

主治 嗳气，噎嗝，胸闷，呕吐，食欲不振，脊背强痛。

常用疗法

按摩：用拇指指腹稍微用力按压。按摩本穴时，应注意用力适度，节奏均匀。

针灸：斜刺0.5~0.8寸。可灸。

魂门

定位 第九胸椎棘突下，旁开3寸。

取穴 由平双肩胛骨下角之椎骨（第七胸椎），往下循摸2个椎体，即为第九胸椎，其棘突下旁开四横指处，为取穴部位。

主治 食欲不振，呕吐，胃痛，胸胁胀痛，腹泻，肠鸣。

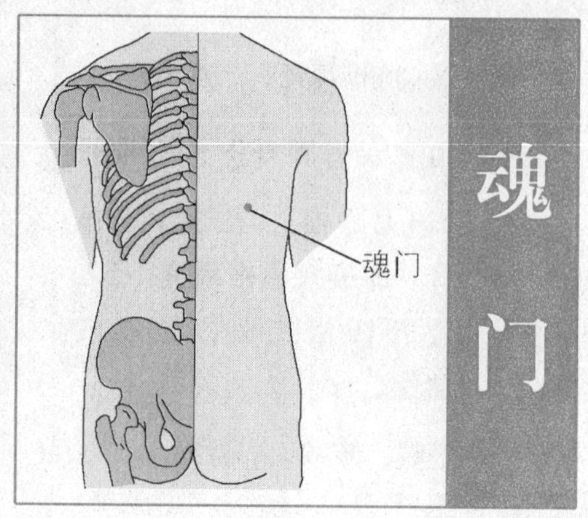

常用疗法

按摩：用手指指腹或指节向下按压，同时沿圈状进行按摩。

针灸：斜刺0.5～0.8寸。可灸。

阳纲

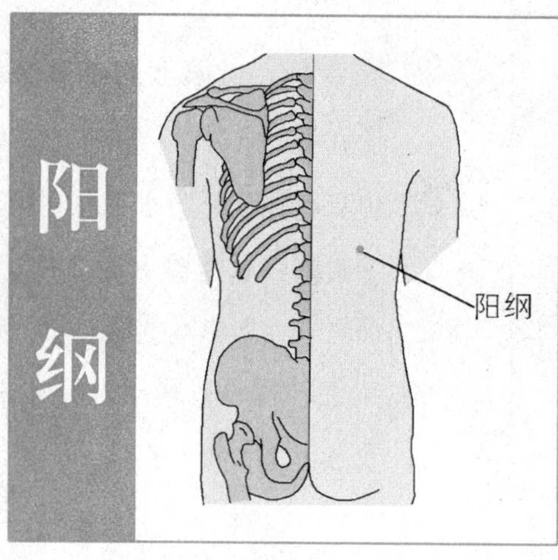

定位 在背部，当第十胸椎棘突下，旁开3寸。

取穴 由平双肩胛骨下角摸到第七胸椎，再往下循摸3个椎体，即第十胸椎，其棘突下旁开4横指处，为取穴部位。

主治 腹痛，腹胀，腹泻，黄疸，背痛，糖尿病。

常用疗法

按摩：用拇指指腹稍微用力按压。按摩本穴时，应注意用力适度，节奏均匀。

针灸：斜刺0.5～0.8寸。可灸。

意舍

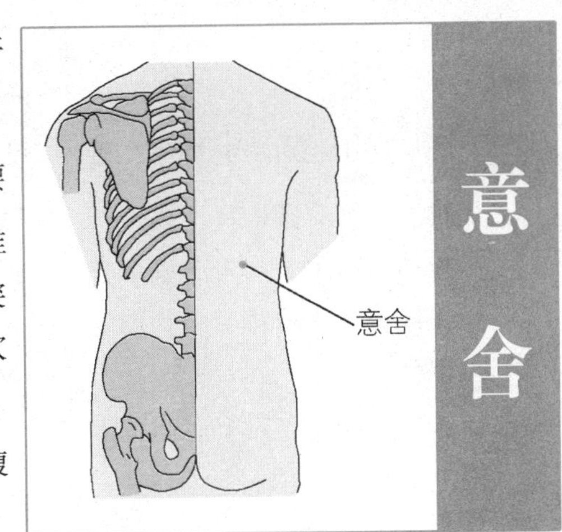

定位 第十一胸椎棘突下，旁开3寸。

取穴 与肚脐中相对应处即第二腰椎，由第二腰椎往上3个椎体，即第十一胸椎，其棘突下缘旁开4横指处，为取穴部位。

主治 呕吐，消化不良，腹胀，腹泻，水肿，脊背痛。

常用疗法

按摩：用拇指指腹稍微用力按压。按摩本穴时，应注意用力适度，节奏均匀。

针灸：斜刺0.5~0.8寸。可灸。

胃仓

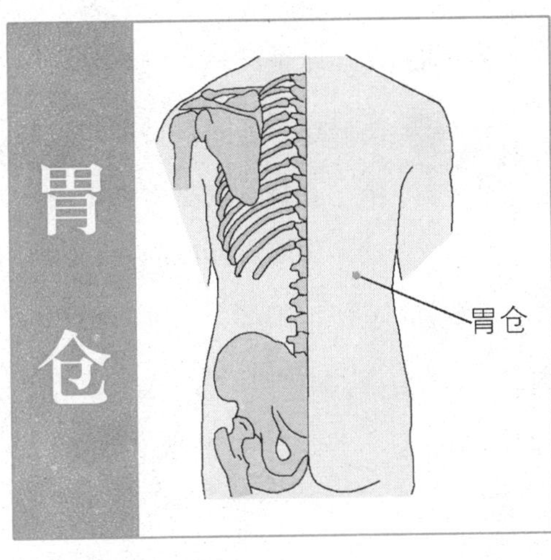

定位 在背部，当第十二胸椎棘突下，命门旁开3寸。

取穴 与肚脐中相对应处即第二腰椎，由第二腰椎往上摸2个椎体，即第十二胸椎，其棘突下缘旁开4横指处，为取穴部位。

主治 腹胀，胃病，小儿食积，呕吐，便秘，脊背痛。

常用疗法

按摩：用手指指腹或指节向下按压，同时沿圈状进行按摩。

针灸：斜刺0.5~0.8寸。可灸。

肓门

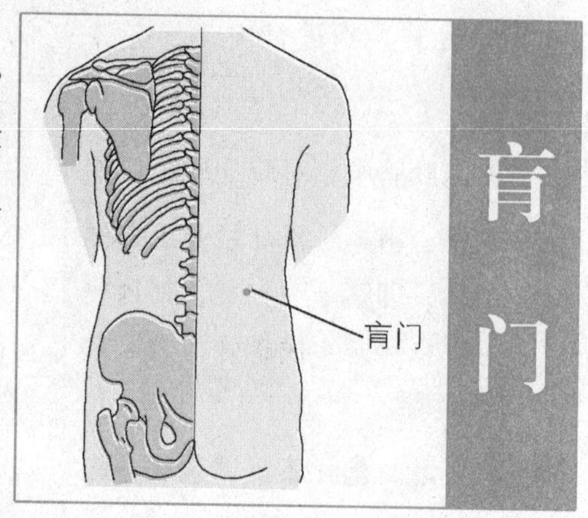

定位　第一腰椎棘突下，旁开3寸。

取穴　与肚脐中相对应处即第二腰椎，由第二腰椎往上摸1个椎体，即第一腰椎，其棘突下缘旁开4横指处，为取穴部位。

主治　腹痛，便秘，妇人产后病。

常用疗法

按摩：用手指指腹或指节向下按压，保持10秒，重复该动作5次，沿圈状进行按摩。

针灸：斜刺0.5～0.8寸。可灸。

志室

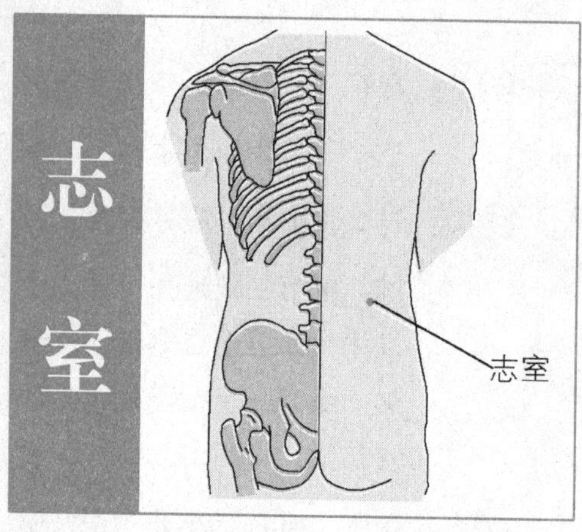

定位　第二腰椎棘突下，旁开3寸。

取穴　与肚脐中相对应处即第二腰椎，其棘突下缘旁开4横指处，为取穴部位。

主治　遗精，阳痿，水肿，腰脊强痛，小便不利。

常用疗法

按摩：用拇指指腹同时按揉两侧穴位，每次2～3分钟，早晚各1次。

针灸：直刺0.8～1.5寸，或斜刺0.5～0.8寸。可灸。

胞肓

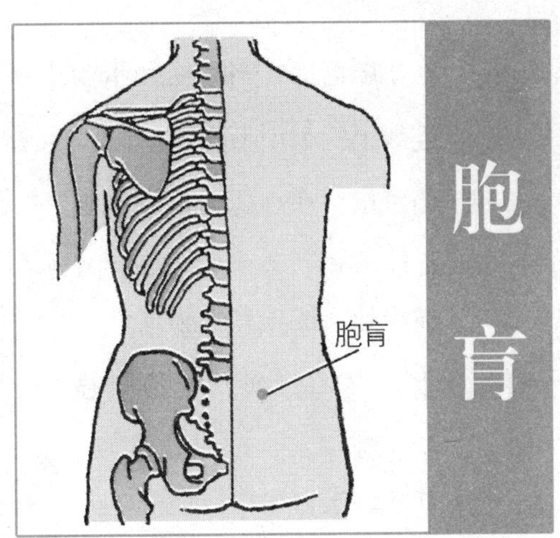

定位 平第二骶后孔，骶正中嵴旁开3寸。

取穴 俯卧位，先摸到髂后上嵴内缘下，其与背脊正中线之间为第二骶后孔，平该孔的椎体为第二骶椎，其旁开4横指处，为取穴部位。

主治 阴肿，癃闭，肠鸣腹胀，腰脊痛。

常用疗法

按摩：用拇指指腹按压。按摩本穴时，注意力度适当，手法准确，施治时间不宜过长，每次3~5分钟，每日2~3次。

针灸：直刺1.0~1.5寸。可灸。

秩边

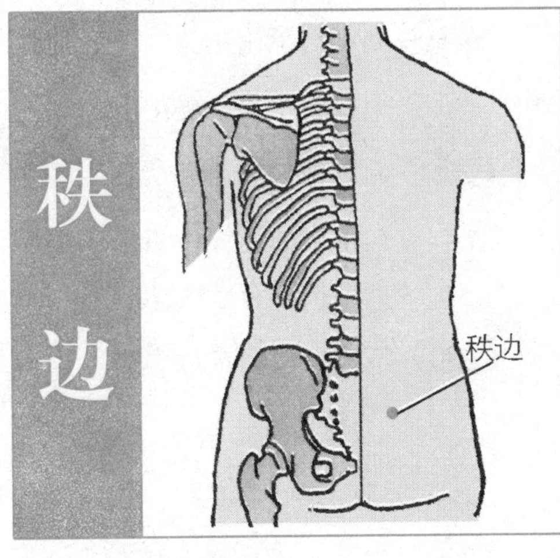

定位 在臀部，平第四骶后孔，骶正中嵴旁开3寸。

取穴 腰俞穴水平旁开4横指处，为取穴部位。

主治 便秘，痔疮，小便不利，腰骶痛，下肢痿痹。

常用疗法

按摩：用拇指指腹同时按揉两侧穴位，每次2~3分钟，早晚各1次。

针灸：直刺1.0~2.0寸。可灸。

合阳

定位 在小腿后面，当委中和承山连线上，委中下2寸。

取穴 俯卧位，在小腿后区，于腘横纹中点，委中穴直下约2横指处，按压有酸胀感。

主治 下肢麻木瘫痪，腓肠肌痉挛，腰腿痛，疝气，崩漏，功能性子宫出血。

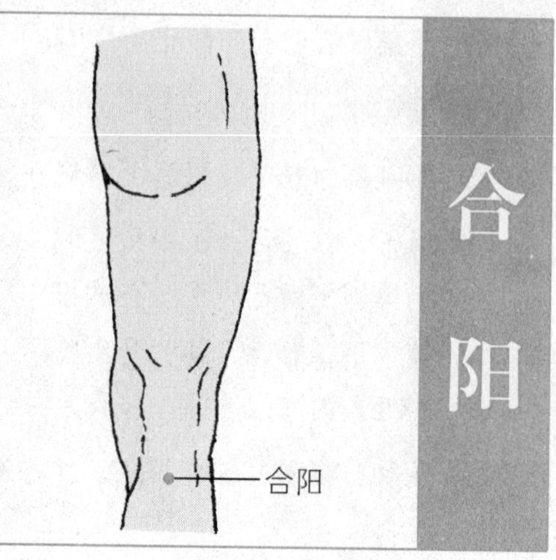

常用疗法

按摩：用手指指腹或指节向下按压，同时沿圈状进行按摩。

针灸：直刺1.0~2.0寸。可灸。

承筋

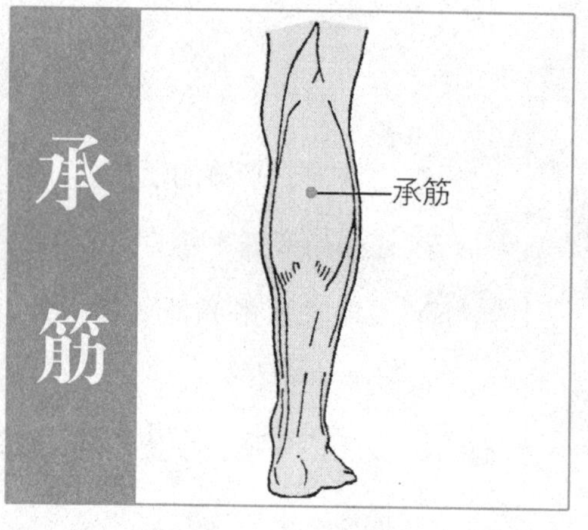

定位 委中与承山的连线上，腓肠肌肌腹中央，委中下5寸。

取穴 俯卧位，在小腿后区，委中与承山的连线中点下1横指处，按压有酸胀感。

主治 痔疮，腰腿拘急疼痛。

常用疗法

按摩：用手指指腹或指节向下按压，同时沿圈状进行按摩。

针灸：直刺1.0~1.5寸。可灸。

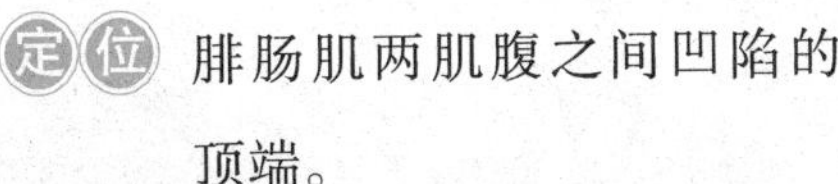

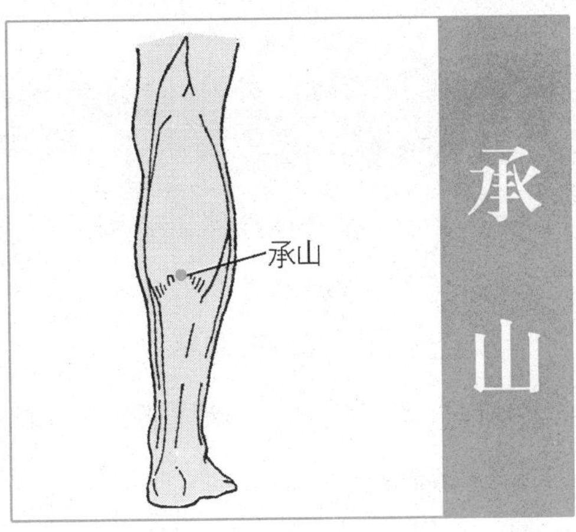

定位 腓肠肌两肌腹之间凹陷的顶端。

取穴 俯卧立，下肢伸直或足跟上提，其腓肠肌部出现人字纹，在其下可触及一凹陷处，按压有酸胀感。

主治 腰背痛，小腿痛，腓肠肌痉挛，下肢麻木瘫痪，腹痛，脱肛，疝气，痔疮。

常用疗法

按摩：用拇指指腹点揉，每次 3 ~5 分钟，早晚各 1 次，两侧穴位交替进行。

针灸：直刺 1.0 ~2.0 寸。可灸。

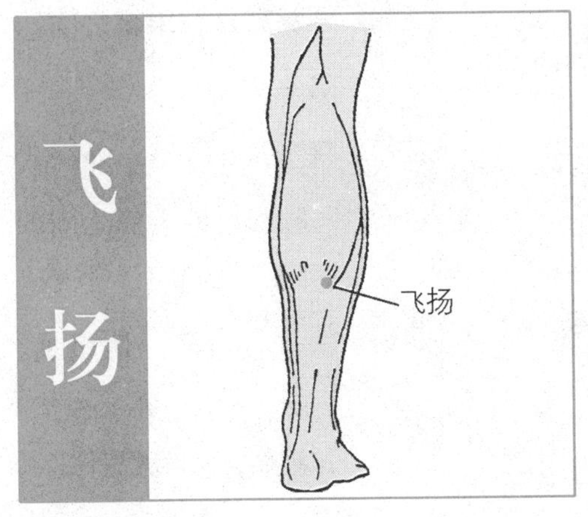

定位 昆仑穴直上 7 寸，承山外下方 1 寸处。

取穴 俯卧位，在小腿后区，昆仑直上 7 寸，承山外下方 1 横指处，按压有酸胀感。

主治 腰背痛，下肢麻木无力，肌肉痉挛，鼻塞，鼻出血，眩晕，头痛，痔疮。

常用疗法

按摩：用拇指指腹点揉，每次 3 ~5 分钟，早晚各 1 次，两侧穴位交替进行。

针灸：直刺 0.8 ~1.0 寸。可灸。

跗阳

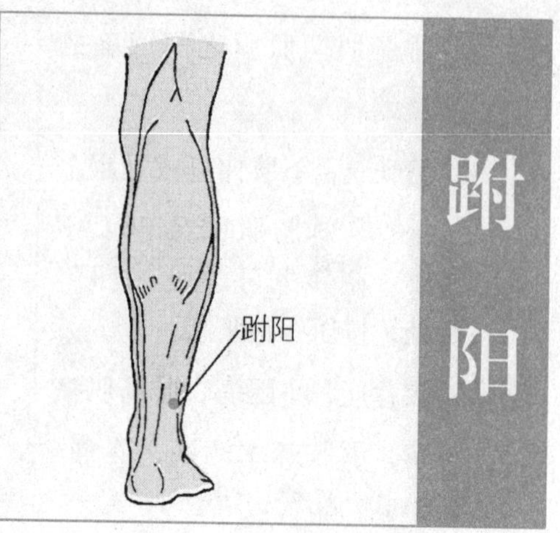

定位 在小腿后面，外踝后，昆仑穴直上3寸。

取穴 侧坐，从小腿外侧下端高骨后方，平该高骨向上量4横指处，按压有酸胀感。

主治 头痛，头重，下肢瘫痪，外踝肿痛，腰骶痛。

常用疗法

按摩：用手指指腹或指节向下按压，同时沿圈状进行按摩。

针灸：直刺1.0～1.5寸。可灸。

昆仑

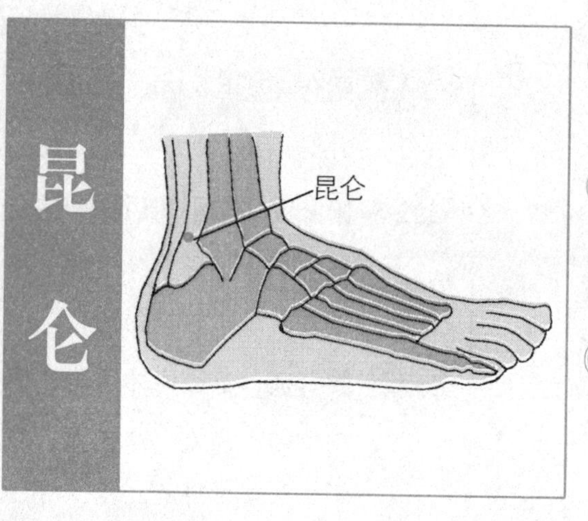

定位 外踝高点与跟腱之间凹陷中。

取穴 侧坐，在踝区，外踝尖与脚踝后的大筋之间的凹陷中，按压有酸胀感。

主治 头痛，目眩，鼻出血，项强，难产，小儿惊风，足跟痛，急性腰扭伤。

常用疗法

按摩：用拇指指腹点揉，每次3～5分钟，早晚各1次，两侧穴位交替进行。

针灸：直刺0.5～1.0寸。可灸。

仆参

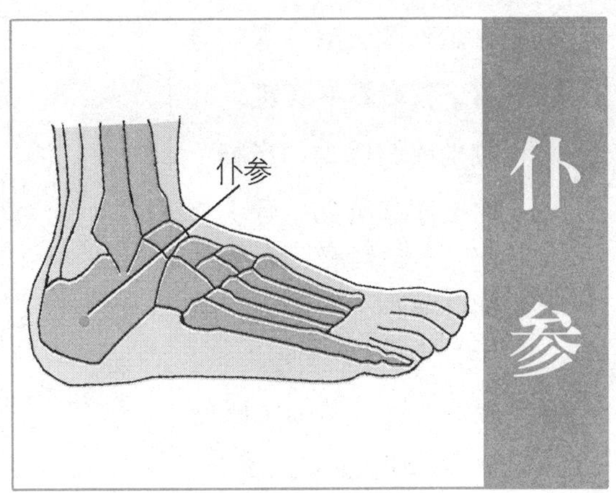

定位 在足外侧部，外踝后下方，昆仑直下，跟骨外侧，赤白肉际处。

取穴 侧坐，在踝区，昆仑穴下约2横指处，跟骨外侧，赤白肉际处，按压有酸胀感。

主治 足跟痛，足踝痛，下肢痿软无力。

常用疗法

按摩：用手指指腹或指节向下按压，同时沿圈状进行按摩。

针灸：直刺0.3~0.5寸。可灸。

申脉

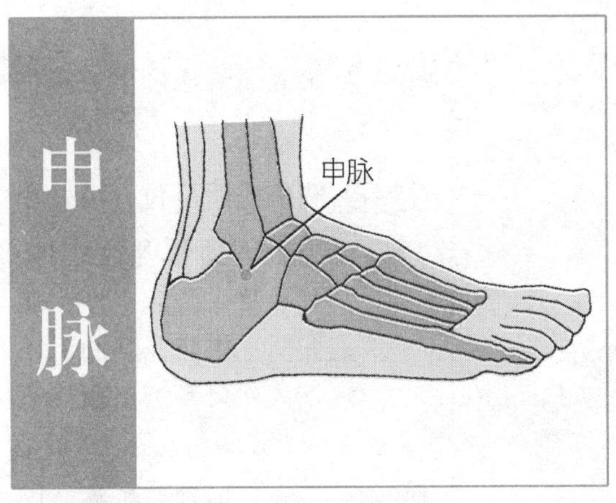

定位 外踝尖直下方凹陷处。

取穴 侧坐，在踝区，从小腿外侧高骨垂直向下触及一凹陷处，按压有酸胀感。

主治 头痛，项强，腰腿痛，眼睑下垂，嗜卧，痫症，癫狂，足外翻。

常用疗法

按摩：用拇指指腹点揉，每次3~5分钟，早晚各1次，两侧穴位交替进行。

针灸：直刺0.3~0.5寸。可灸。

金门

定位 在足外侧，当外踝前缘直下，骰骨下缘处。

取穴 侧坐或俯卧立，当脚趾向上翘起可见一骨头突起，即是骰骨，骰骨外侧可触及一凹陷处，按压有痛感。

主治 腰痛，踝关节痛，腰腿痛，小儿惊风，癫痫，精神病。

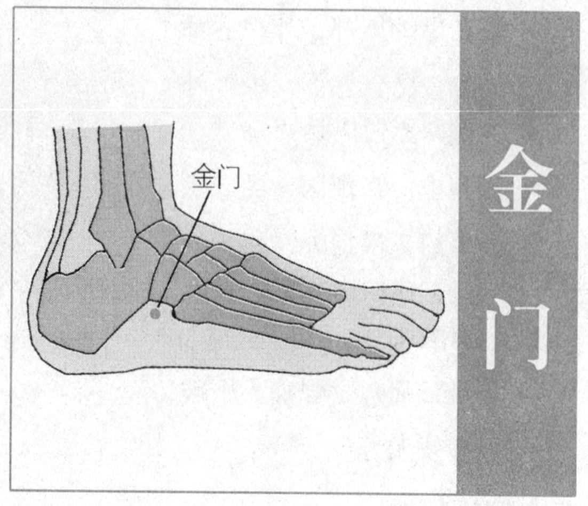

常用疗法

按摩：用手指指腹或指节向下按压，同时沿圈状进行按摩。

针灸：直刺 0.3 ~0.5 寸。可灸。

京骨

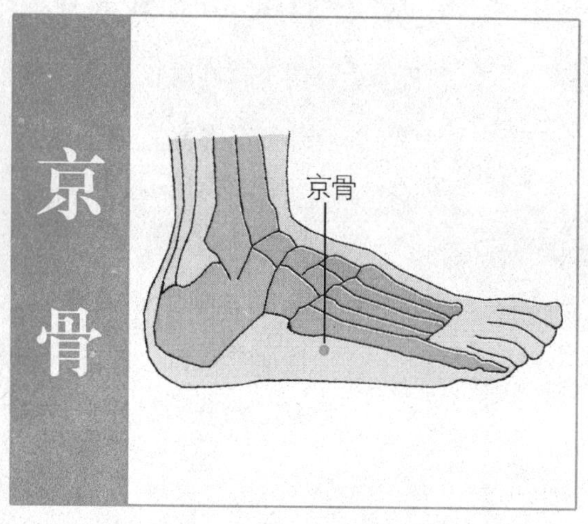

定位 第五跖骨粗隆下方赤白肉际处。

取穴 侧坐或俯卧位，沿着小趾后面的长骨往后推，可触及一凸起，即为第五跖骨粗隆，其凸起下方掌背交界线，按压有一凹陷处。

主治 头痛，项强，癫痫，腰腿痛，膝痛脚挛。

常用疗法

按摩：用手指指腹或指节向下按压，同时沿圈状进行按摩。

针灸：直刺 0.3 ~0.5 寸。可灸。

束骨

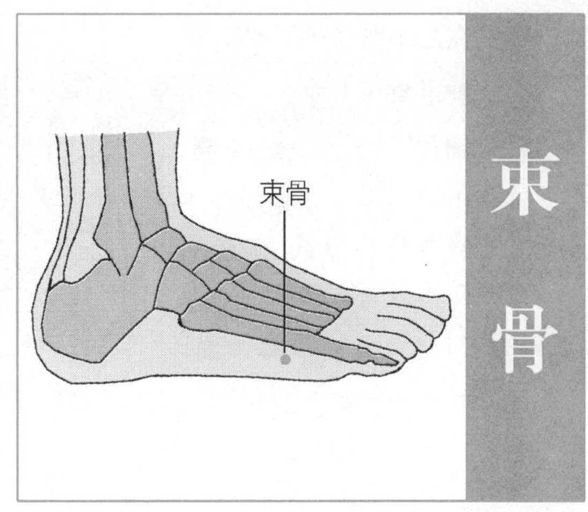

定位 在足外侧，足小趾本节（第五跖趾关节）的后方，赤白肉际处。

取穴 侧坐，在足小趾与足掌所构成的关节后方掌背交界线处，可触及一凹陷处，按压有痛感。

主治 眩晕，项强，头痛，身热目黄，下肢后侧痛，腰腿痛，癫痫。

常用疗法

按摩：用手指指腹或指节向下按压，同时沿圈状进行按摩。

针灸：直刺0.3~0.5寸。可灸。

足通谷

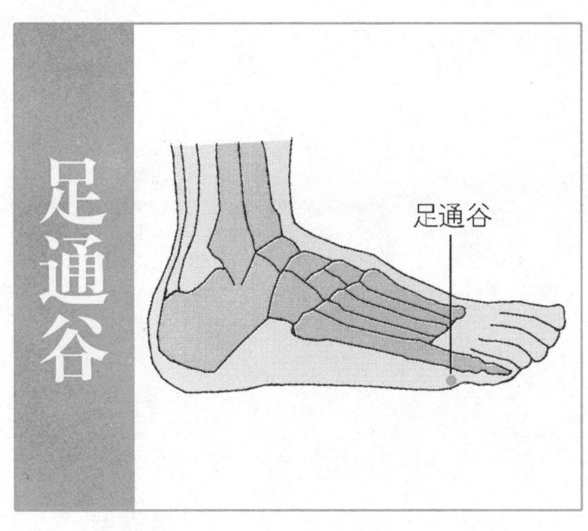

定位 第五跖趾关节前方，赤白肉际处。

取穴 侧坐。足着地，在足外侧部，足小趾与足掌所构成的关节后方掌背交界线处即可出现一凹陷，按压有酸胀感。

主治 眩晕，项强，头痛，鼻出血，足趾痛，精神病，癫痫。

常用疗法

按摩：用手指指腹或指节向下按压，同时沿圈状进行按摩。

针灸：直刺0.3~0.5寸。可灸。

至阴

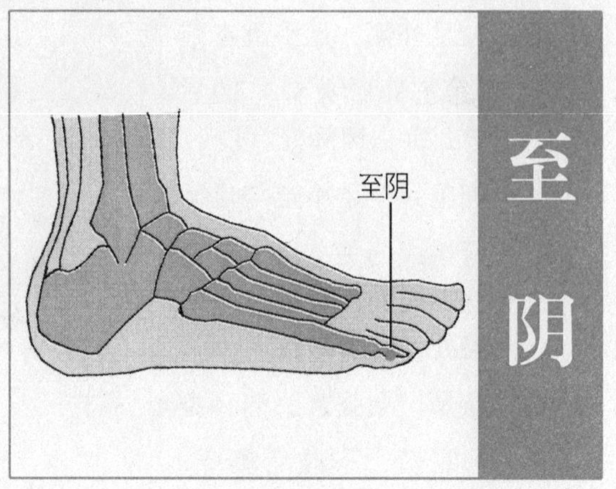

定位 在足小趾末节外侧，距趾甲角0.1寸。

取穴 侧坐，在足小趾外侧，由足小趾甲外侧缘与下缘各作一垂线之交点，按压有酸胀感。

主治 目痛，鼻塞，鼻出血，眩晕，头痛，难产，胎位不正，胎衣不下。

常用疗法

按摩：用拇指指尖掐按，每次2~3分钟，早晚各1次，两侧穴位交替进行。

针灸：直刺0.1寸。可灸。

艾灸：用艾条温灸此穴，每次5~20分钟，每日1次，适用于胎位不正者。

第五章

足三阴穴位及治疗疾病

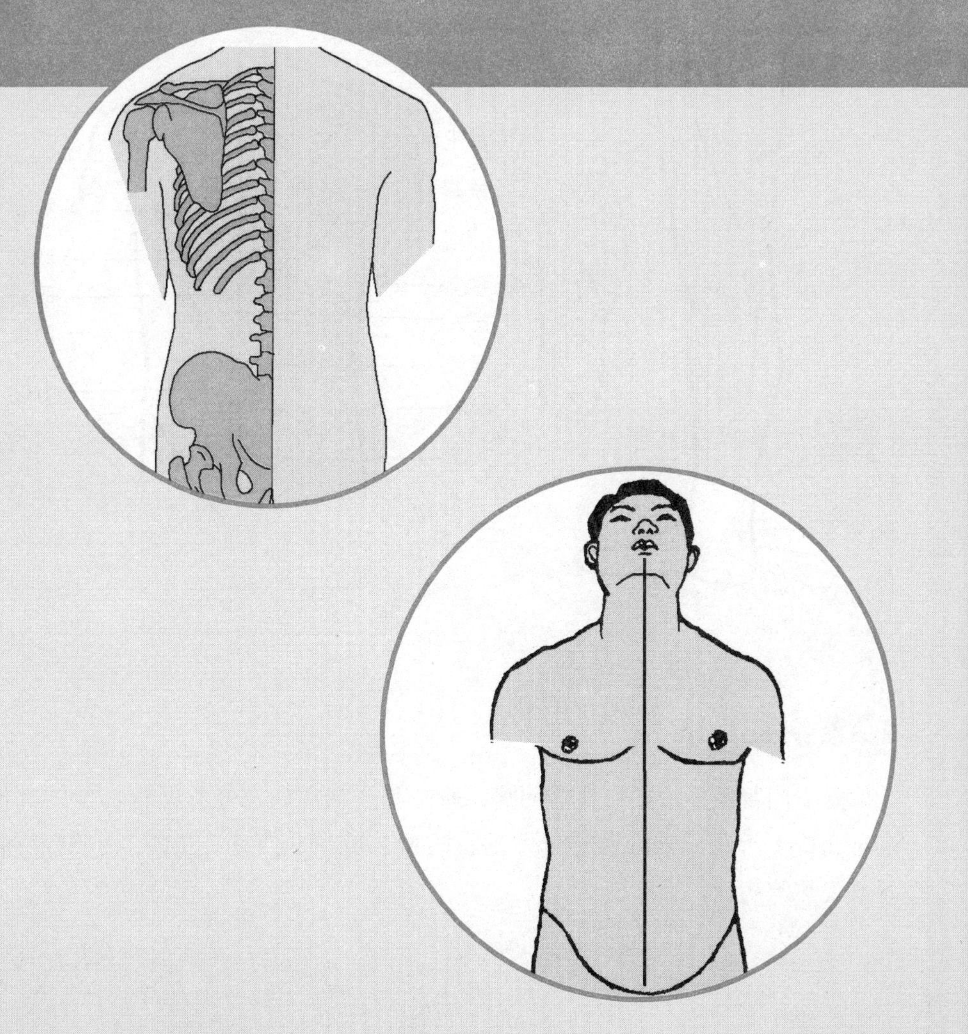

足少阴肾经

循行路线

足少阴肾经一侧27个穴位，10个在足、下肢内侧后缘，17个在胸腹部，首穴涌泉，末穴俞府。本经起于足小趾端，斜向于足心，出于舟骨粗隆下，经内踝后进入足跟，再向上沿小腿内侧后缘上行，出腘窝内侧，直至大腿内侧后缘，入脊内，贯穿脊柱而联系本经之肾，以及相表里的膀胱，还联系肝和肺，沿喉咙向上至舌根旁。

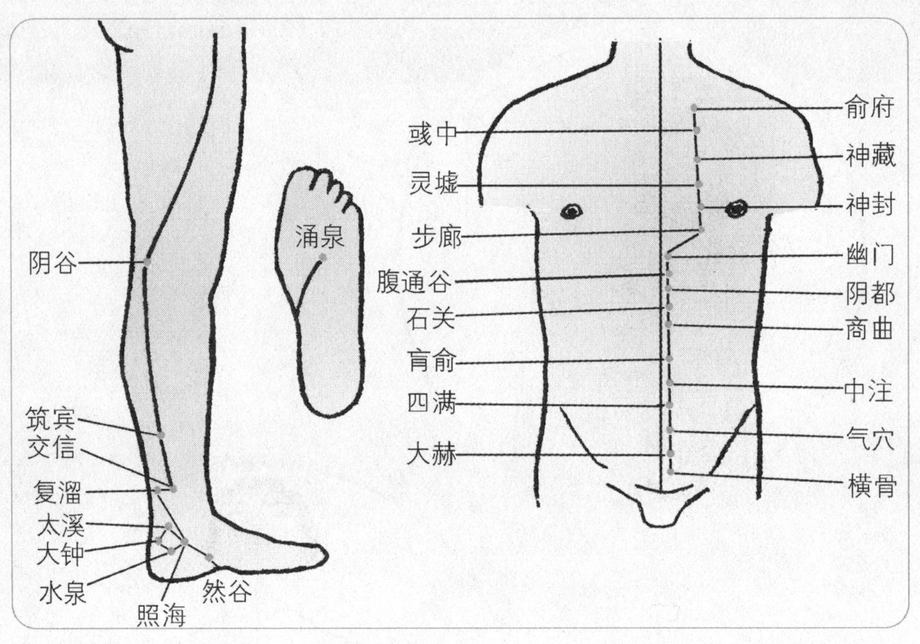

主治病证

足少阴肾经主治妇科，前阴病，肾、肺、咽喉病及经脉循行部位的其他病证，口干舌躁、咽喉肿痛、气喘、咳血、黄疸、便秘、腹泻、小便不利、足心发热等病证。

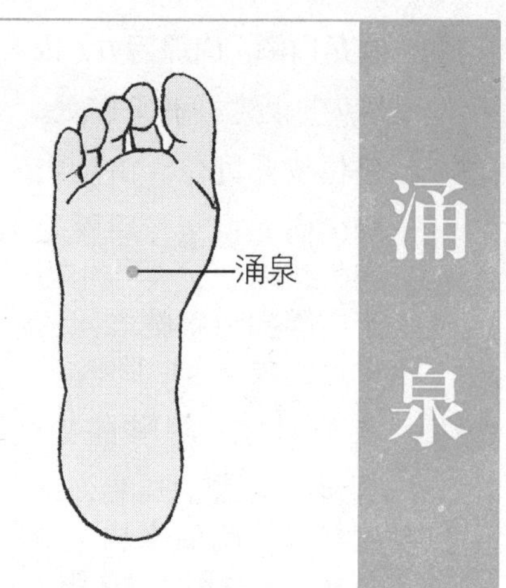

定位 在足底部，约当足底第二、三趾趾缝纹头端与足跟连线的前1/3与后2/3交点处。

取穴 坐位，卷足，在足底掌心前面正中凹陷处的前方，大约可见脚底肌肉组成的“人”字纹路，涌泉穴就在“人”字纹路的交叉部分。

主治 头颈痛，头晕眼花，咽喉痛，舌干，失音，小便不利，便秘，足心热。

常用疗法

按摩：用拇指指腹点揉，每次3～5分钟，早晚各1次。

针灸：直刺0.5～0.8寸。可灸。

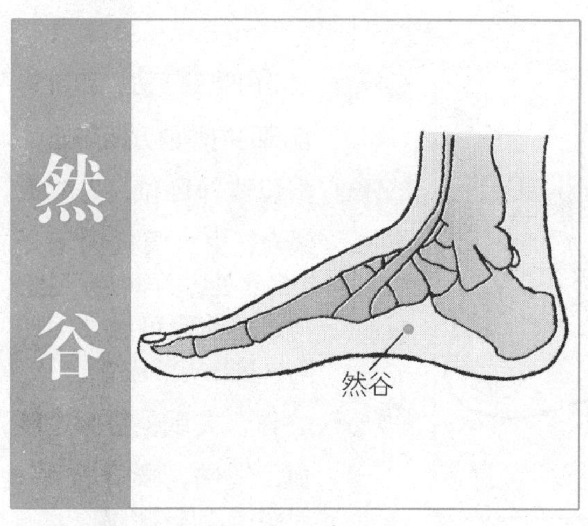

定位 在足内侧缘，足舟骨粗隆下方，赤白肉际处。

取穴 坐位或仰卧位，先找到内踝前下方较明显的骨性标志，在舟骨粗隆前下方触及一凹陷处，按压有酸胀感。

主治 月经不调，阴挺，阴痒，白浊，小便不利，泄泻，遗精，阳痿，胸胁胀痛，咯血，糖尿病，黄疸。

常用疗法

按摩：用手指指腹或指节向下按压，沿圈状进行按摩。在对本穴施以点按之时要注意节奏快慢和谐，用力大小适度。

针灸：直刺0.5～0.8寸。可灸。

太溪

定位 在足内侧，内踝后方，内踝尖与跟腱之间的凹陷处。

取穴 坐位或仰卧位，由足内踝尖向后推至与跟腱之间的凹陷处，大约相当于内踝尖与跟腱之间的中点，按压有酸胀感。

主治 头痛目眩，咽喉肿痛，齿痛，耳聋，耳鸣，咳嗽气喘，胸痛咯血，糖尿病，月经不调，失眠。

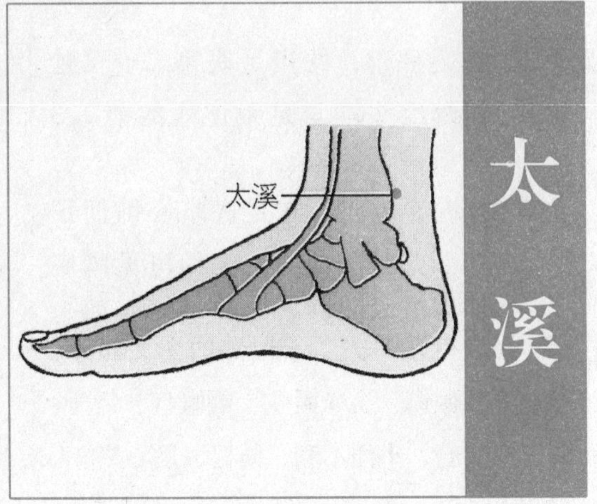

常用疗法

按摩：用拇指指腹点揉，按摩本穴时，注意用力适中，揉时要用力柔和，但要沉稳，不能轻浮，应有深透力。每次3~5分钟，早晚各1次。

针灸：直刺0.5~0.8寸。可灸。

大钟

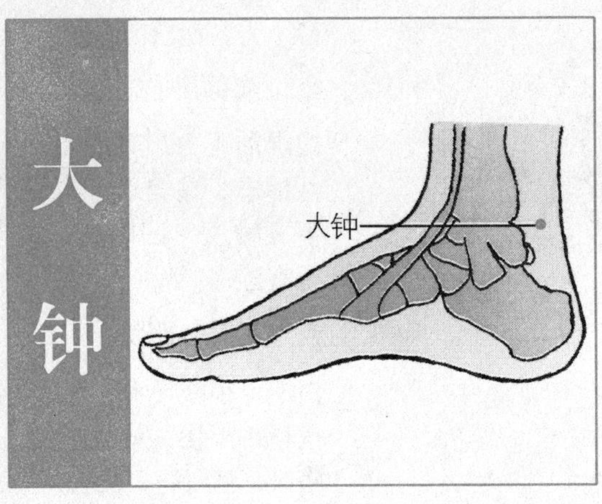

定位 在足内踝后下方，跟腱附着部的内侧前方凹陷处。

取穴 坐位或仰卧位，先取太溪穴，由太溪穴向下量0.5寸处，再向后平推，与跟腱前缘可触及一凹陷，按压有酸胀感。

主治 心悸，失眠，嗜睡，咳血，气喘，腰脊强痛，足跟痛，月经不调。

常用疗法

按摩：用手指指腹或指节向下按压，沿圈状进行按摩。注意用力适中，揉时要用力柔和。

针灸：直刺0.3~0.5寸。可灸。

水泉

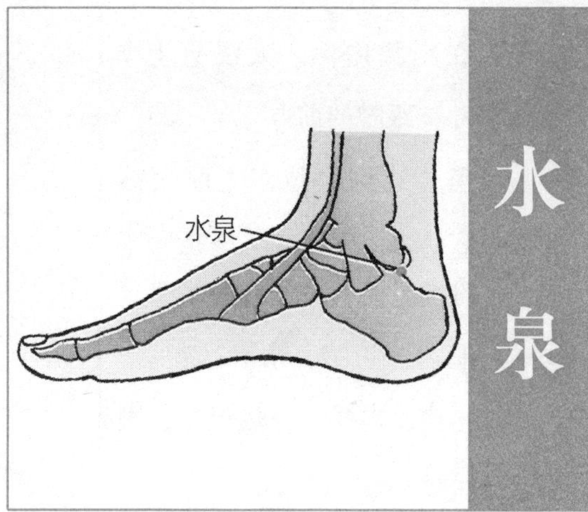

定位 在足内踝后下方，太溪直下1寸跟骨结节的内侧凹陷处。

取穴 取坐位，在足内侧，内踝后下方，于太溪穴下1横指处，跟骨结节的内侧凹陷中，按压有酸胀感。

主治 痛经，闭经，月经不调，阴挺，小便不利，目昏花，腹痛。

常用疗法

按摩：用手指指腹或指节向下按压，沿圈状进行按摩。每次3~5分钟，早晚各1次。

针灸：直刺0.3~0.5寸。可灸。

照海

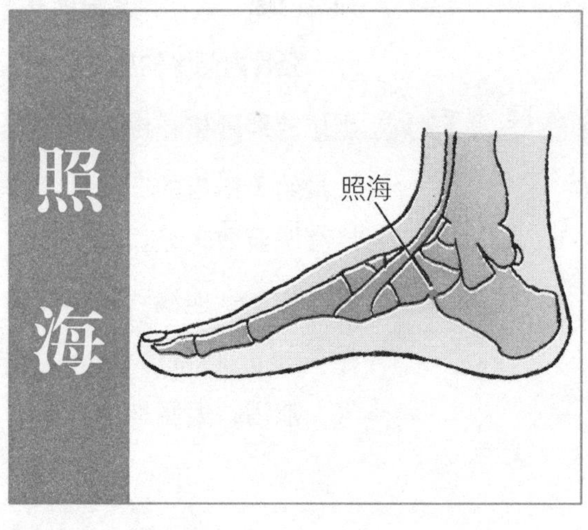

定位 在足内侧，内踝尖下方凹陷处。

取穴 坐位或仰卧位，在足内侧由内踝尖垂直向下推，至其下缘凹陷处，按压有酸胀感。

主治 痛经，月经不调，赤白带下，阴挺，阴痒，咽喉干燥，目齿肿痛，痫症，失眠，嗜睡。

常用疗法

按摩：用拇指指腹点揉，每次3~5分钟，早晚各1次。

针灸：直刺0.5~1.0寸。可灸。

复溜

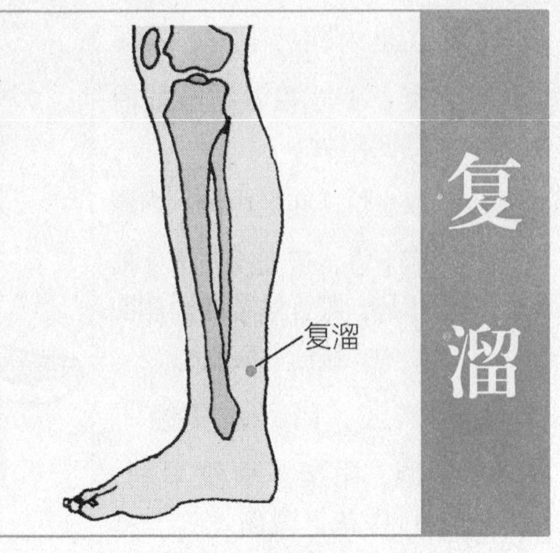

定位 在小腿内侧，太溪直上2寸，跟腱的前方。

取穴 坐位或仰卧位，先取太溪穴，再向上量约2横指，跟腱前缘处，按压有酸胀感。

主治 泄泻，肠鸣，水肿，腹胀，足痿，盗汗，身热无汗，腰脊强痛。

常用疗法

按摩：用拇指指腹点揉，每次3~5分钟，早晚各1次。

针灸：直刺0.5~1.0寸。可灸。

交信

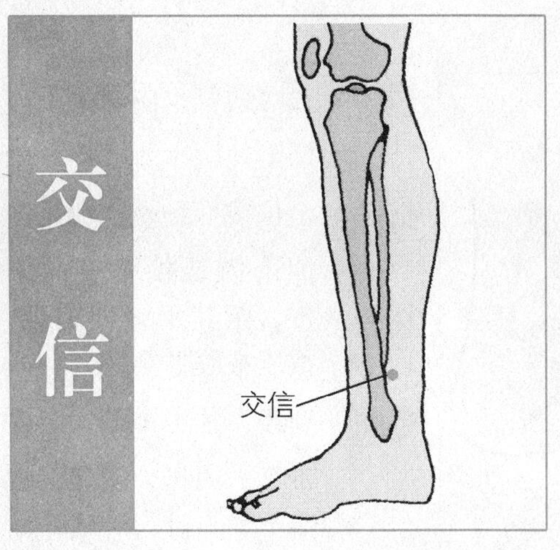

定位 在足内踝上2寸，复溜前0.5寸，胫骨内侧缘的后方。

取穴 坐位或仰卧位，由内踝尖向上量约2横指的凹陷处，按压有明显酸胀感。

主治 月经不调，崩漏，阴挺，阴痒，睾丸肿痛，五淋，疝气，泄泻，大便难。

常用疗法

按摩：用手指指腹向下按压，沿圈状进行按摩。

针灸：直刺0.5~1.0寸。可灸。

筑宾

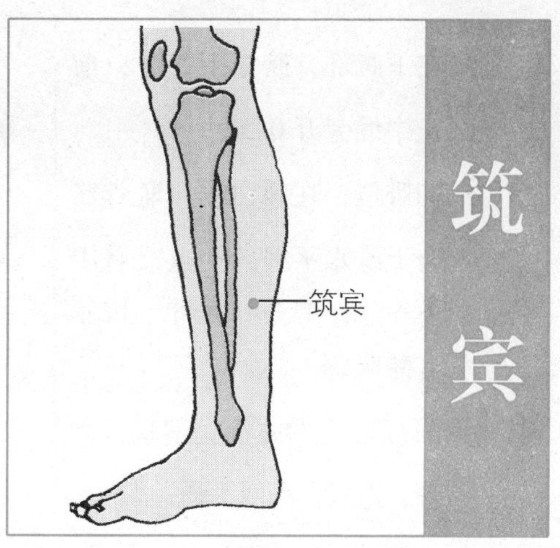

定位 在小腿内侧，太溪与阴谷的连线上，太溪上5寸，腓肠肌肌腹的内下方。

取穴 坐位垂足或仰卧位，在太溪直上5寸的凹陷处，按压有酸胀感。

主治 癫痫，精神病，呕吐涎沫，小儿脐疝，小腿内侧痛。

常用疗法

按摩：用手指指腹或指节向下按压，沿圈状进行按摩。

针灸：直刺0.5~1.5寸。可灸。

阴谷

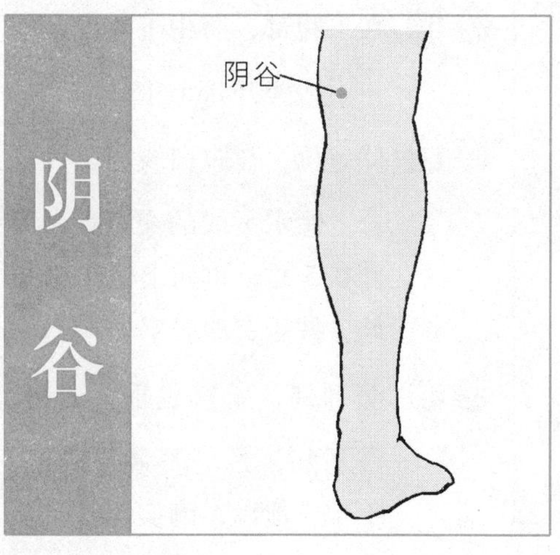

定位 在腘窝内侧，屈膝时，当半腱肌肌腱与半膜肌肌腱之间。

取穴 俯卧位，微屈膝，从膝内高骨向后缘推，在腘横纹内侧端可触及两条筋，在两筋之间可触及一凹陷，按压有酸胀感。

主治 阳痿，疝气疼痛，月经不调，崩漏，白带，小便难，阴中痛，癫狂。

常用疗法

按摩：用手指指腹或指节向下按压4~5次，沿圈状进行按摩。

针灸：直刺0.5~1.2寸。可灸。直刺1.0~1.5寸。可灸。

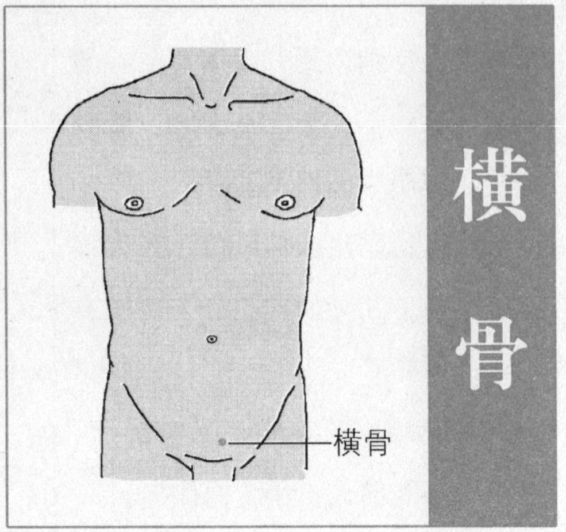

横骨

定位 在下腹部，脐中下5寸，前正中线旁开0.5寸。

取穴 仰卧位，在腹白线与耻骨联合上缘水平线的交点或脐中下5寸，旁开0.5寸，按压有酸胀感。

主治 阴部痛，少腹痛，遗精，阳痿，遗尿，小便不利，疝气。

常用疗法

按摩：用手指指腹或指节向下按压，沿圈状进行按摩。

针灸：直刺1.0~1.5寸。可灸。

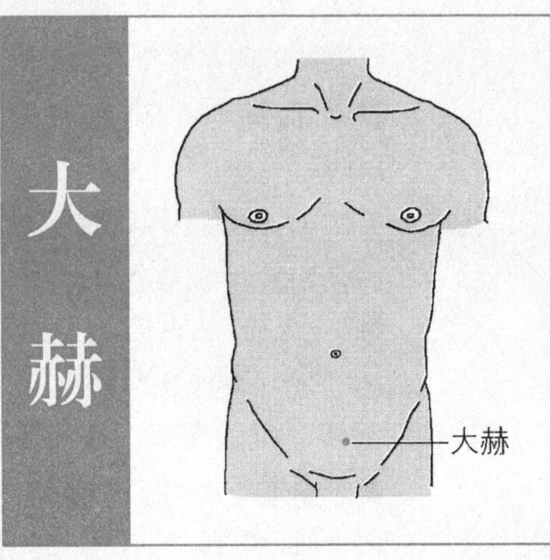

大赫

定位 在下腹部，脐中下4寸，前正中线旁开0.5寸。

取穴 仰卧位，在腹白线与耻骨联合上缘水平线的交点处，旁开0.5寸，再向上量1横指处，按压有酸胀感。

主治 阴部痛，子宫脱垂，遗精，带下病，月经不调，痛经，不孕，泄泻，痢疾。

常用疗法

按摩：用手指指腹或指节缓慢按压，沿圈状进行按摩。

针灸：直刺1.0~1.5寸。可灸。

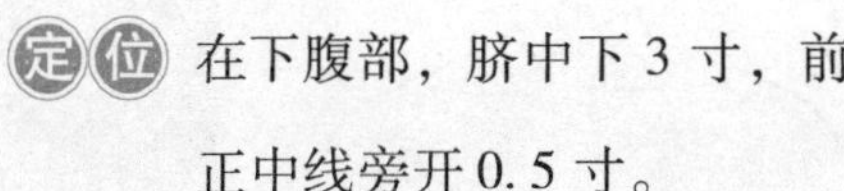

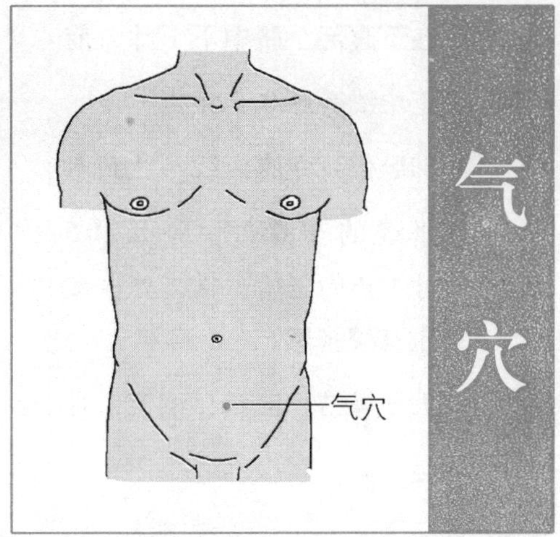

定位 在下腹部，脐中下3寸，前正中线旁开0.5寸。

取穴 仰卧位，在腹白线与耻骨联合水平线的交点处，旁开0.5寸，先取大赫穴，再向上量1横指处，按压有酸胀感。

主治 月经不调，白带，小便不通，泄泻，痢疾，阳痿，腰脊痛。

常用疗法

按摩：用手指指腹或指节缓慢按压，沿圈状进行按摩。

针灸：直刺1.0~1.5寸。可灸。

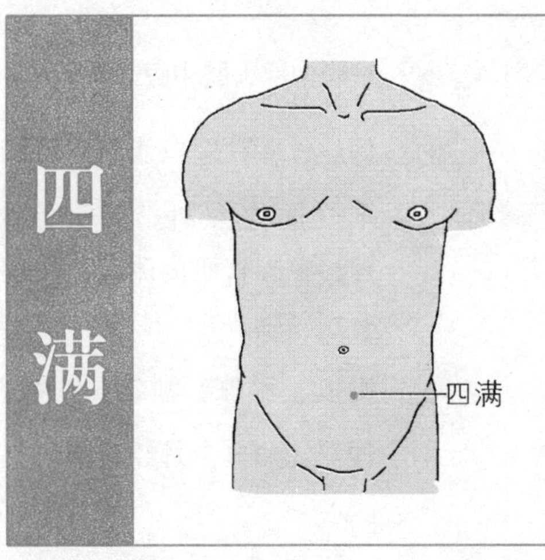

定位 在下腹部，脐中下2寸，前正中线旁开0.5寸。

取穴 取仰卧位，在腹白线与耻骨联合上缘水平线的交点处，旁开0.5寸，先取气穴再向上量1横指处，按压有酸胀感。

主治 月经不调，崩漏，带下，腹水，腹胀，不孕，小腹痛，遗精，遗尿，疝气，便秘。

常用疗法

按摩：用手指指腹或指节向下按压，沿圈状进行按摩。

针灸：直刺1.0~1.5寸。可灸。

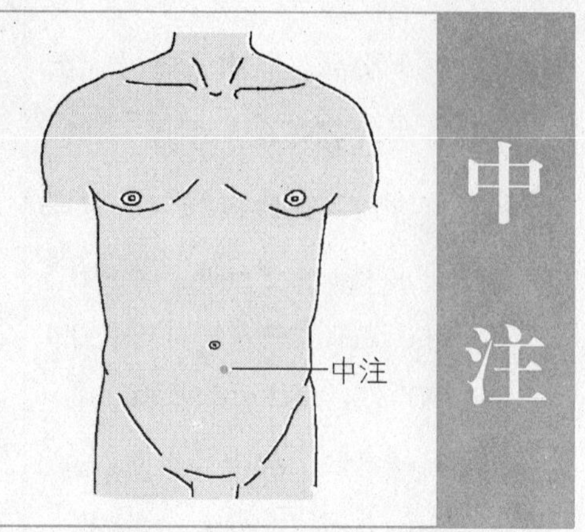

定位 在下腹部，脐中下1寸，前正中线旁开0.5寸。

取穴 仰卧位，在腹白线与肚脐水平线的交点处，旁开0.5寸，再向下量1横指处，按压有酸胀感。

主治 大便燥结，泄泻，痢疾，月经不调，腰腹疼痛。

常用疗法

按摩：用手指指腹或指节向下按压，沿圈状进行按摩。

针灸：直刺0.8~1.2寸，可灸。寒则通之，或点刺出血，或先泻后补，或灸之，热则补之，或水针。

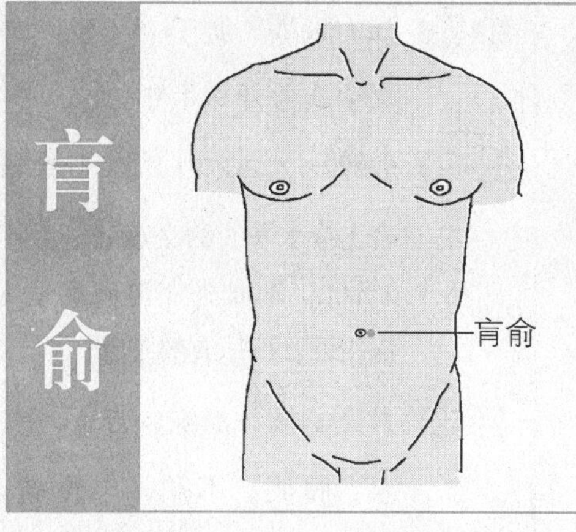

定位 在腹中部，脐中旁开0.5寸。

取穴 仰卧位，在腹白线与肚脐水平线的交点处，旁开0.5寸，在腹直肌内侧缘，按压有酸胀感。

主治 呕吐，腹胀，泄泻，痢疾，便秘，疝气，月经不调。

常用疗法

按摩：用手指指腹或指节向下按压，沿圈状进行按摩，每次按压约10秒，持续3~5分钟。

针灸：直刺1.0~1.5寸。可灸。

商曲

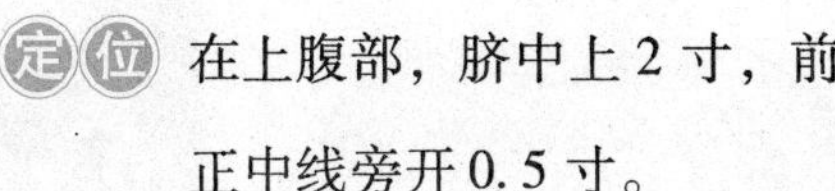

定位 在上腹部，脐中上 2 寸，前正中线旁开 0.5 寸。

取穴 仰卧位，在腹白线与肚脐水平线的交点处，旁开 0.5 寸，再向上量 2 横指处，按压有酸胀感。

主治 腹痛，泄泻，便秘，痢疾。

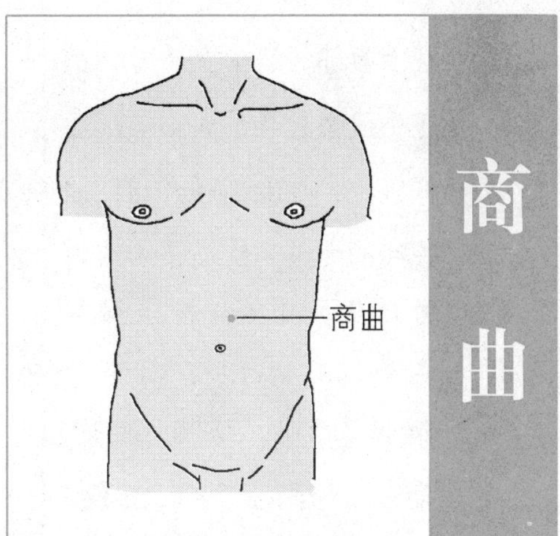

常用疗法

按摩：用手指指腹或指节向下按压，沿圈状进行按摩。

针灸：直刺 1.0～1.5 寸。可灸。

石关

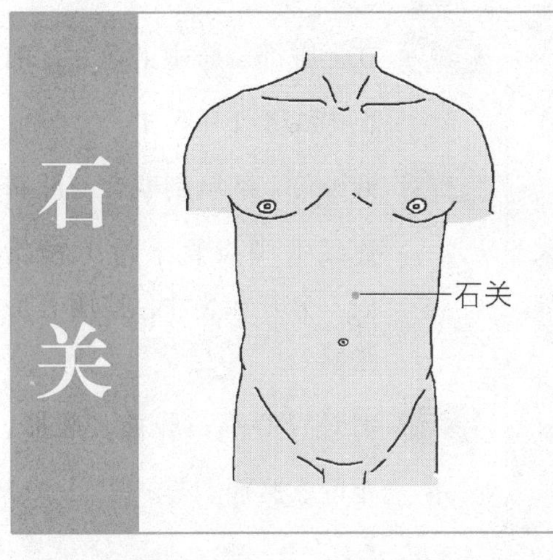

定位 在上腹部，脐中上 3 寸，前正中线旁开 0.5 寸。

取穴 仰卧位，在腹白线与肚脐水平线的交点处，旁开 0.5 寸处，再向上量 4 横指，按压有酸胀感。

主治 呕吐，呃逆，腹痛，便秘，产后腹痛，不孕。

常用疗法

按摩：用手指指腹或指节向下按压，沿圈状进行按摩。

针灸：直刺 1.0～1.5 寸。可灸。

阴都

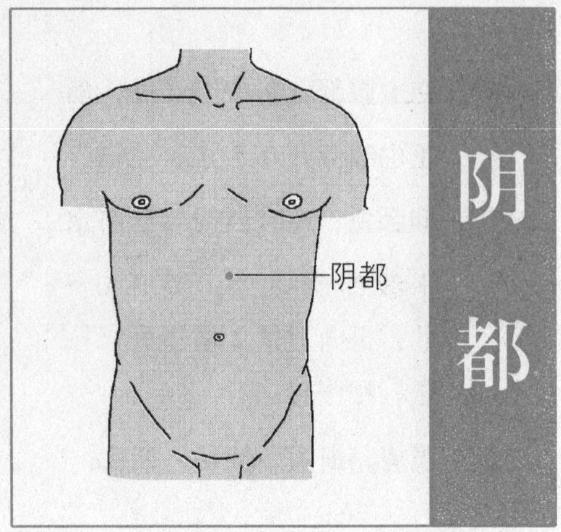

定位 在上腹部，脐中上4寸，前正中线旁开0.5寸。

取穴 仰卧位，在胸剑联合与肚脐连线的中点，从前正中线再旁开0.5寸处，按压有酸胀感。

主治 腹胀，哮喘，肠鸣，腹痛，便秘，不孕，胸胁痛，疟疾。

常用疗法

按摩：用手指指腹或指节向下按压，沿圈状进行按摩。

针灸：直刺1.0~1.5寸。可灸。

腹通谷

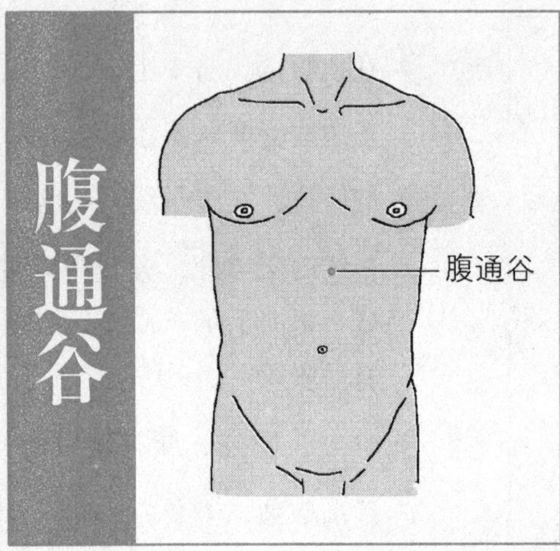

定位 在上腹部，脐中上5寸，前正中线旁开0.5寸。

取穴 仰卧位，从胸剑联合与肚脐连线的中点直上量1横指处，旁开0.5寸，按压有酸胀感。

主治 心悸，心痛，腹痛，腹胀，呕吐，胸痛。

常用疗法

按摩：用手指指腹或指节向下按压，沿圈状进行按摩。

针灸：直刺1.0~1.5寸。可灸。

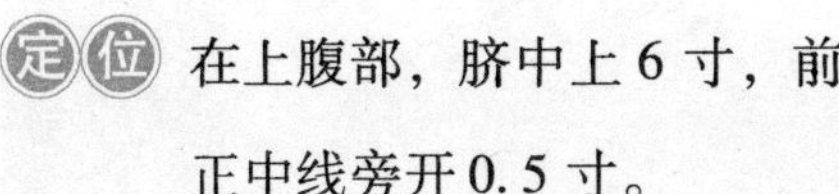

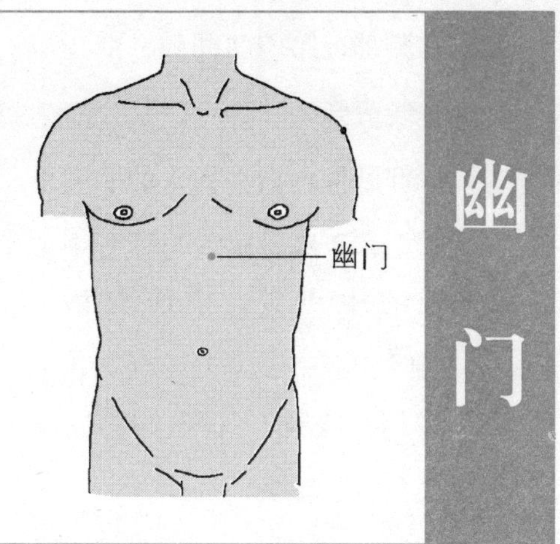

定位 在上腹部，脐中上6寸，前正中线旁开0.5寸。

取穴 仰卧位，从胸剑联合向下量2横指，再从前正中线旁开0.5寸处，按压有酸胀感。

主治 腹痛，呕吐，胃痛，消化不良，泄泻，痢疾。

常用疗法

按摩：用手指指腹或指节向下按压，沿圈状进行按摩。

针灸：直刺1.0～1.5寸。可灸。

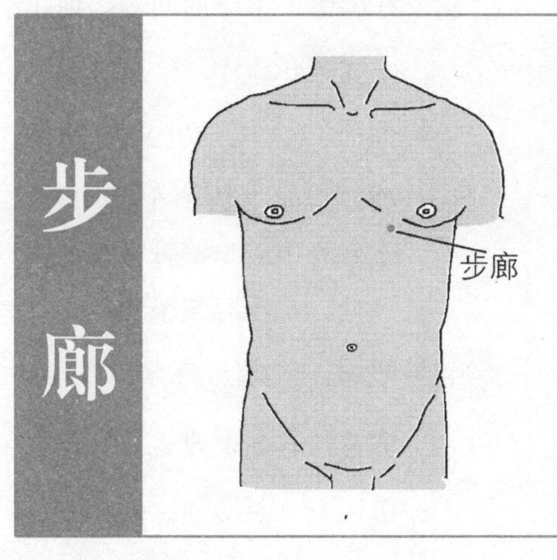

定位 在胸部，第五肋间隙，前正中线旁开2寸。

取穴 仰卧位，先取平乳头的肋间隙，再向下数1个肋骨，于胸骨中线与锁骨中线的中点处，按压有酸胀感。

主治 胸痛，咳嗽，气喘，呕吐，厌食，乳汁不通。

常用疗法

按摩：用手指指腹或指节向下按压，沿圈状进行按摩。

针灸：斜刺或平刺0.5～0.8寸。可灸。

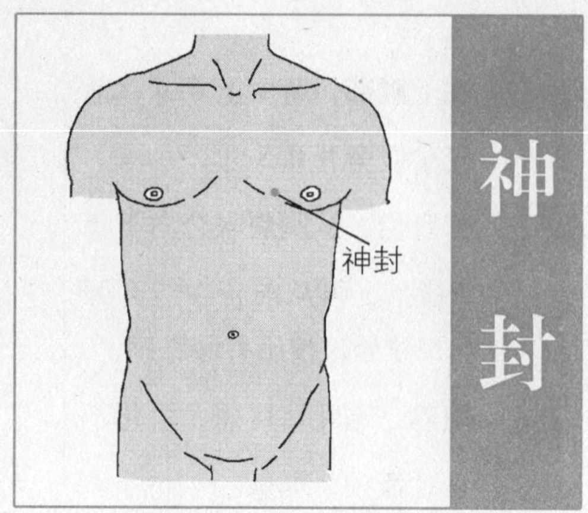

定位 在胸部，第四肋间隙，前正中线旁开2寸。

取穴 取仰卧位，在平乳头的肋间隙中，于胸骨中线与锁骨中线的中点处，按压有酸胀感。

主治 胸痛，咳嗽，气喘，呕吐，厌食，乳腺炎。

常用疗法

按摩：用手指指腹或指节向下按压，沿圈状进行按摩。

针灸：斜刺或平刺0.5～0.8寸。可灸。

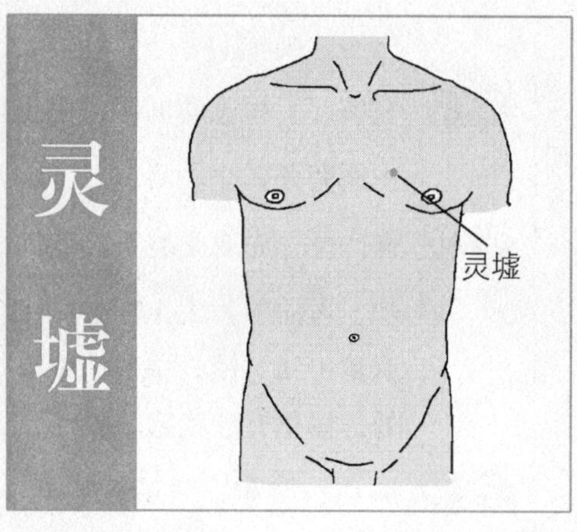

定位 在胸部，第三肋间隙，前正中线旁开2寸。

取穴 仰卧位，在平乳头的肋间隙，再向上数1个肋间隙，于胸骨中线与锁骨中线的中点处，按压有酸胀感。

主治 咳嗽，气喘，痰多，呕吐，厌食，乳汁不通。

常用疗法

按摩：用手指指腹或指节向下按压，沿圈状进行按摩。

针灸：斜刺或平刺0.5～0.8寸。可灸。

神藏

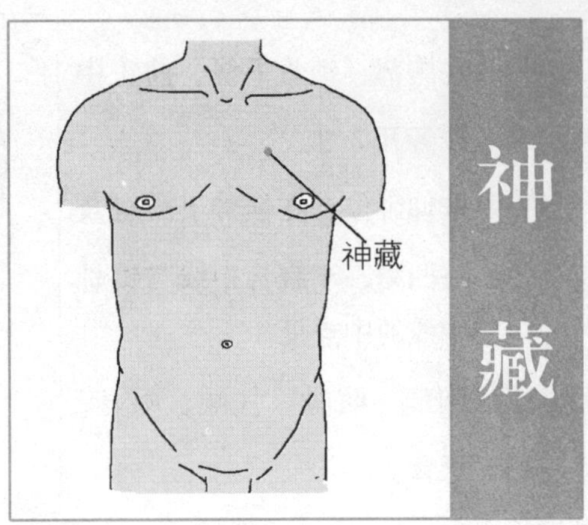

定位 在胸部，第二肋间隙，前正中线旁开2寸。

取穴 仰卧位，在平乳头的肋间隙，再向上数2个肋间隙，于胸骨中线与锁骨中线的中点处，按压有明显的酸胀感。

主治 胸痛，咳嗽，气喘，呕吐，厌食。

常用疗法

按摩：用手指指腹或指节向下按压，沿圈状进行按摩。

针灸：斜刺或平刺0.5~0.8寸。可灸。

彧中

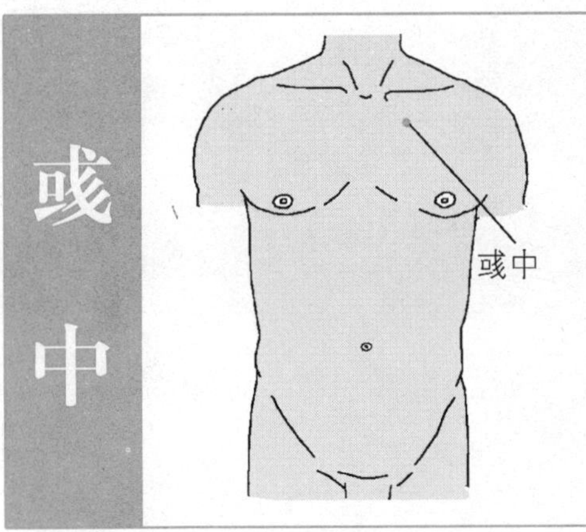

定位 在胸部，第一肋间隙，前正中线旁开2寸。

取穴 取仰卧位，在平乳头的肋间隙，再向上数3个肋间隙，于胸骨中线与锁骨中线的中点处，按压有酸胀感。

主治 胸痛，咳嗽，气喘，呕吐。

常用疗法

按摩：用手指指腹或指节向下按压，沿圈状进行按摩。

针灸：斜刺或平刺0.5~0.8寸。可灸。

俞府

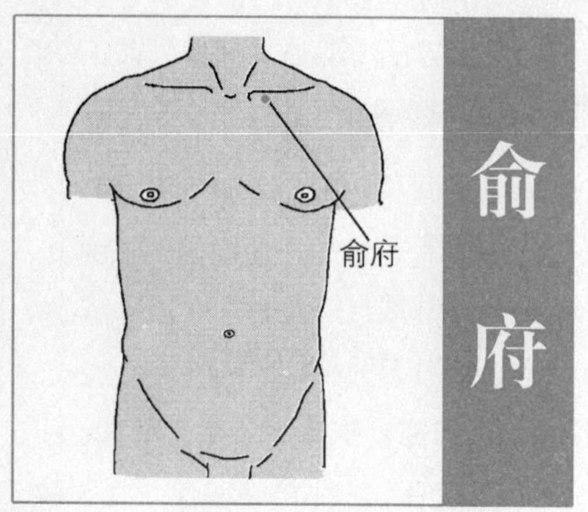

定位 在胸部，锁骨下缘，前正中线旁开2寸。

取穴 取仰卧位，在锁骨下可触及一凹陷，于胸骨中线与锁骨中线的中点处。

主治 胸痛，咳嗽，气喘，呕吐，厌食。

常用疗法

按摩：用手指指腹或指节向下按压，沿圈状进行按摩。

针灸：斜刺或平刺0.5~0.8寸。可灸。

足太阴脾经

循行路线

足太阴脾经左右各21穴，起于足拇趾端，沿足内侧赤白肉际，经过足大趾本节后第一跖趾关节上行，到达内踝前，再上腿肚，沿胫骨后缘，在内踝上8寸处向前交叉足厥阴经。此经在体内联系本经之脾，以及相表里的胃，经咽旁，至舌根部，散于舌下。

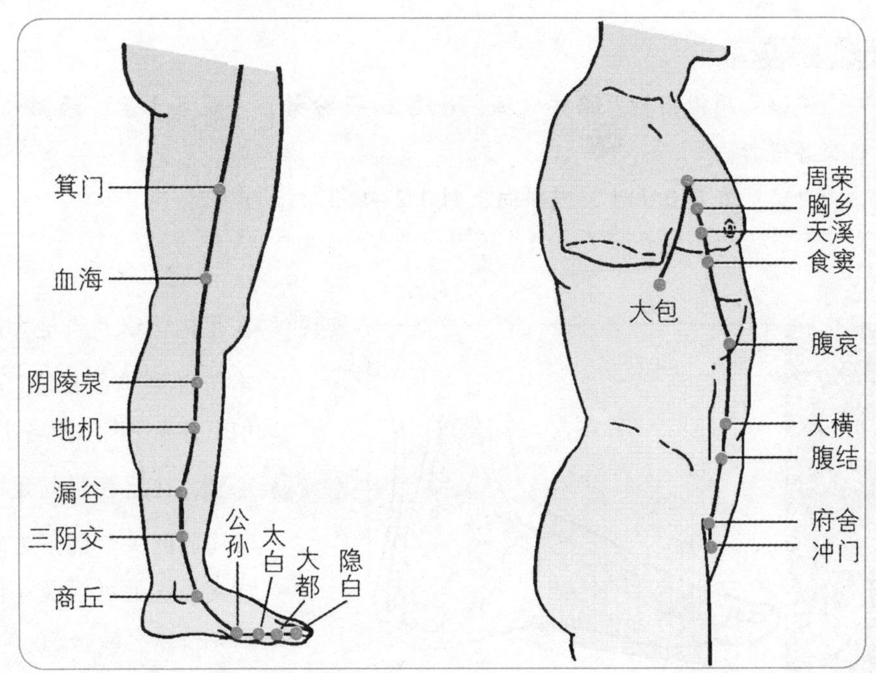

主治病证

足太阴脾经主治脾胃病，妇科，前阴病及经脉循行部位的其他病证。如呕吐、嗳气、胃脘痛、腹胀、便秘、黄疸、舌根强痛、身体沉重无力、下肢内侧肿胀酸冷病证。

隐白

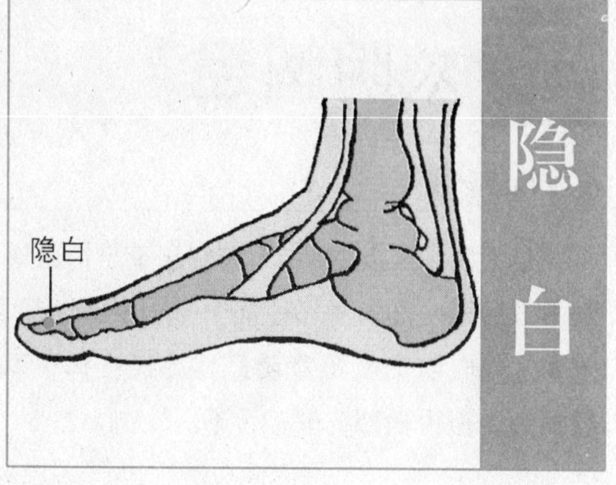

定位 在足大趾末节内侧，距趾甲角0.1寸。

取穴 足大趾内侧，由大趾趾甲内侧缘与下缘各作一垂线之交点为取穴部位。

主治 腹胀，便血，尿血，月经过多，崩漏，癫狂，多梦，小儿惊风。

常用疗法

按摩：用拇指指尖掐按穴位，每次2~3分钟，早晚各1次，两侧穴位交替进行。

针灸：直刺0.1寸，或斜向上刺0.2~0.3寸。可灸。

大都

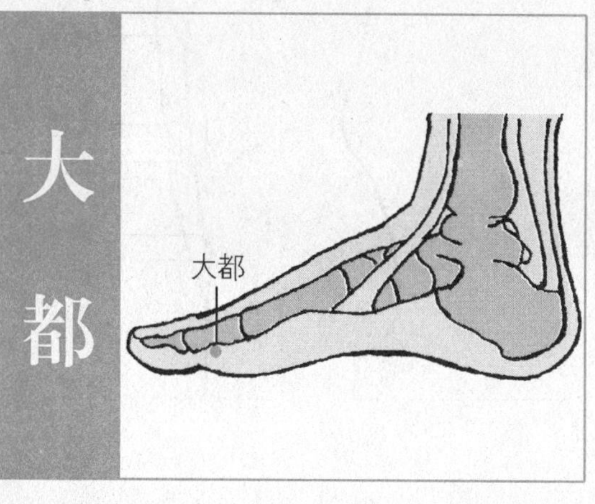

定位 在足内侧缘，当足大趾本节（第一跖趾关节）前下方赤白肉际凹陷处。

取穴 正坐，在足大趾与足掌所构成的关节前下方掌背交界线处可触及一凹陷，按压有酸胀感。

主治 腹胀，胃痛，呕吐，泄泻，便秘。

常用疗法

按摩：以手指指腹或指节向下按压，同时进行圈状按摩。

针灸：直刺0.3~0.5寸。可灸。

艾灸：用艾条温灸此穴，每次5~20分钟，每日1次。

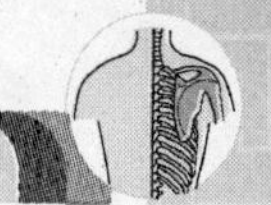

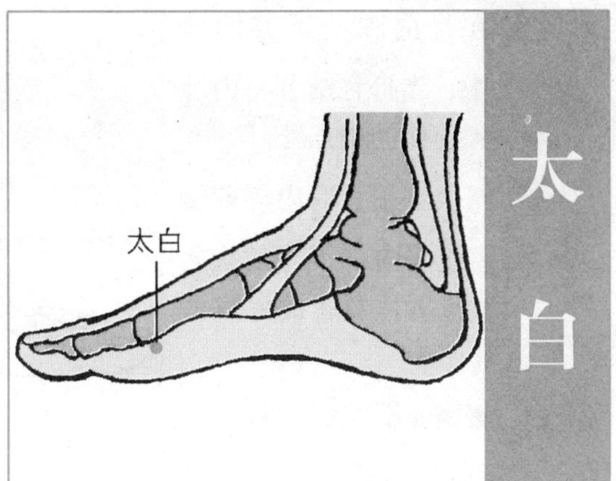

定位 在足内侧缘，当足大指本节（第一跖趾关节）后下方赤白肉际凹陷处。

取穴 取坐位，在足大趾与足掌所构成的关节后下方掌背交界处可触及一凹陷，按压有酸胀感。

主治 胃痛，腹胀，肠鸣，泄泻，便秘，痔漏。

常用疗法

按摩：以拇指指腹点揉穴位，每次3~5分钟，早晚各1次，两侧穴位交替进行。

针灸：直刺0.3~0.8寸。可灸。

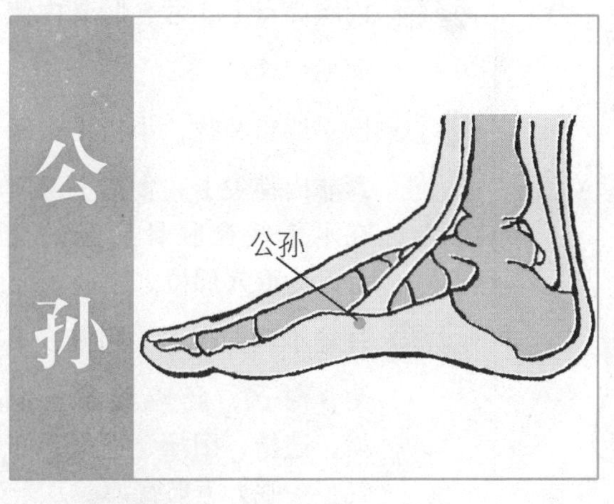

定位 在足内侧缘，当第一趾骨基底部的前下方。

取穴 由足大趾内侧后有一关节（第一跖趾关节）往后用手推有一弓形骨，弓形骨后端下缘的凹陷（第一跖骨基底内侧前下方）为取穴部位。

主治 胃痛，呕吐，腹痛，泄泻，痢疾。

常用疗法

按摩：本穴按摩可以采用点、按、揉等手法。点时，要用力沉稳，节奏和谐；按时，要按而不动，逐渐加力；揉时，可以适当加力，转动有度。

针灸：直刺0.5~1.0寸。可灸。

商丘

定位 在足内踝前下方凹陷中，当舟骨结节与内踝尖连线的中点处。

取穴 侧坐垂足，取内踝前缘直线与内踝下缘横线之交点处，按压此处有酸胀感。

主治 腹胀，泄泻，便秘，黄疸，足踝痛。

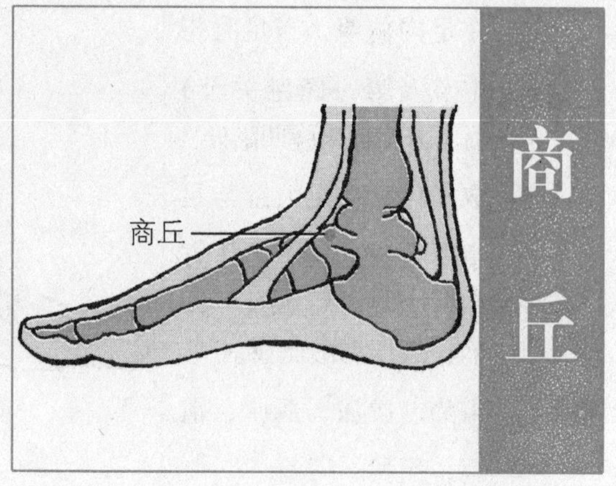

常用疗法

按摩：以手指指腹或指节向下按压，同时进行圈状按摩。

针灸：直刺0.3～0.5寸。可灸。

三阴交

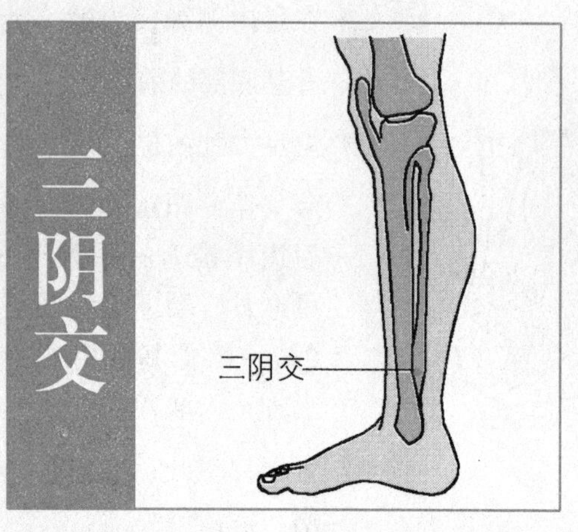

定位 内踝高点上3寸，胫骨内侧面的后缘。

取穴 以手四指并拢，小指下边缘紧靠内踝尖上，食指上缘所在水平线在胫骨后缘的交点，为取穴部位。

主治 月经不调，带下，阴挺，不孕，滞产，肠鸣腹胀，泄泻，遗精，阳痿，遗尿，疝气，失眠，下肢痿痹。

常用疗法

按摩：以拇指指腹点揉，每次3～5分钟，早晚各1次，两侧穴位交替进行。

针灸：直刺或斜刺0.8～1.5寸，透刺悬钟亦可。可灸，孕妇禁针。

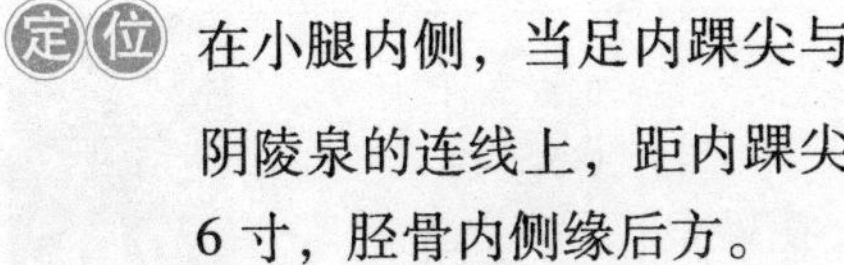

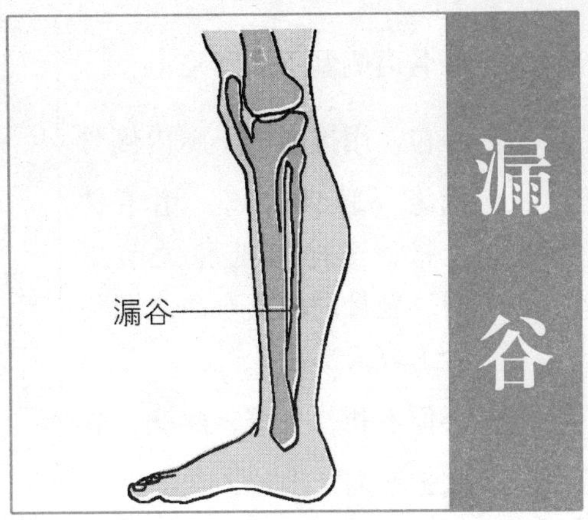

定位 在小腿内侧，当足内踝尖与阴陵泉的连线上，距内踝尖6寸，胫骨内侧缘后方。

取穴 取侧坐位，垂足，在小腿内侧从内踝尖向上量2个4横指处，胫骨内侧后缘，按压有酸胀感。

主治 腹胀，肠鸣，小便不利，遗精，下肢痿痹。

常用疗法

按摩：以手指指腹或指节向下按压，同时进行圈状按摩。

针灸：直刺1.0~1.5寸。可灸。

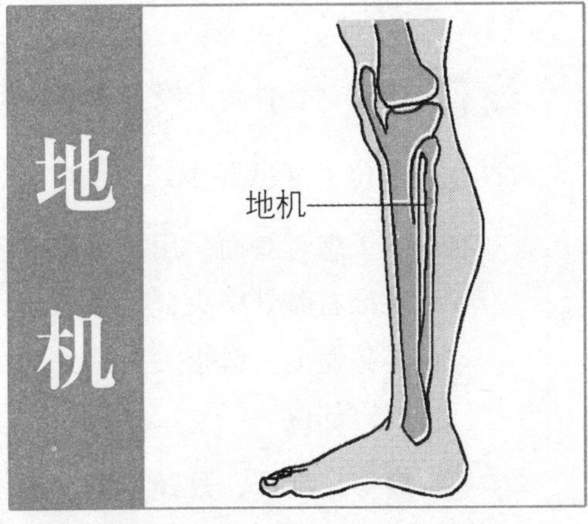

定位 阴陵泉直下3寸。

取穴 取侧坐位，在小腿内侧，内踝尖与阴陵泉下4横指处，按压有酸胀感。

主治 月经不调，痛经，遗精，腹痛，泄泻，小便不利，水肿。

常用疗法

按摩：以拇指指腹点揉，每次3~5分钟，早晚各1次，两侧穴位交替进行。

针灸：直刺1.0~1.5寸。可灸。

艾灸：用艾条灸治5~20分钟，每日1次，适用于痛经、水肿、小便不利。

阴陵泉

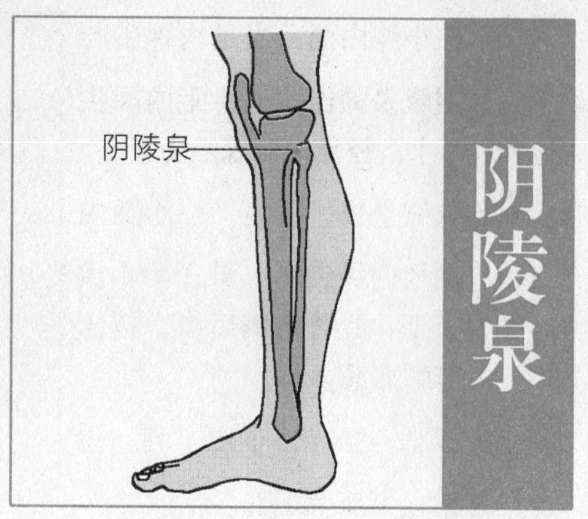

定位 胫骨内侧髁下缘凹陷中。

取穴 坐位，用拇指沿小腿内侧骨内缘（胫骨内侧）由下往上推，至拇指抵膝关节下时，胫骨向内上弯曲之凹陷处为取穴部位。

主治 小便不利，失禁，膝痛，腹胀，泄泻，水肿，黄疸。

常用疗法

按摩：以拇指指腹点揉，每次3~5分钟，早晚各1次，两侧穴位交替点揉。

针灸：直刺1.0~2.0寸。可灸。

血海

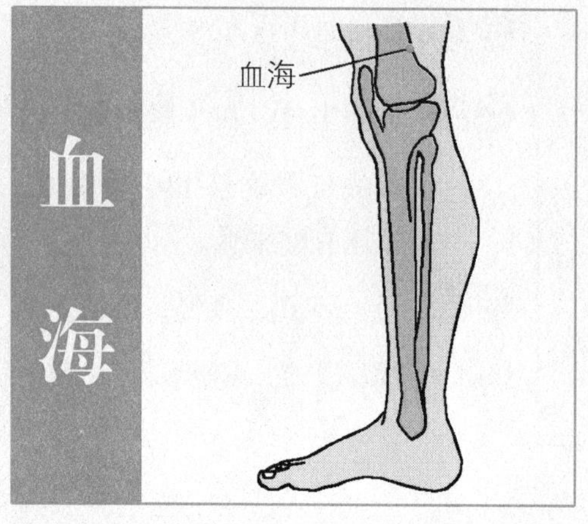

定位 屈膝，髌骨内上缘上2寸。

取穴 坐位，屈膝呈90°，取穴者立于患者对面，用左手掌心对准右髌骨中央，手掌伏于其膝盖上，拇指尖所指处为取穴部位。

主治 瘾疹，湿疹，月经不调，崩漏，经闭。

常用疗法

按摩：以拇指指腹点揉，每次3~5分钟，早晚各1次，两侧穴位交替点揉。

针灸：直刺1.0~1.5寸。可灸。

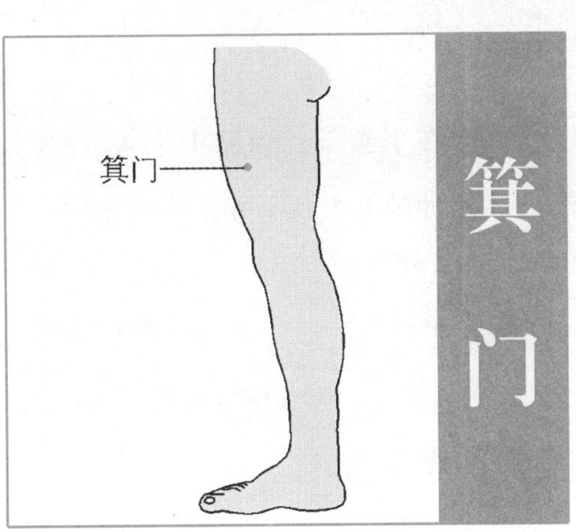

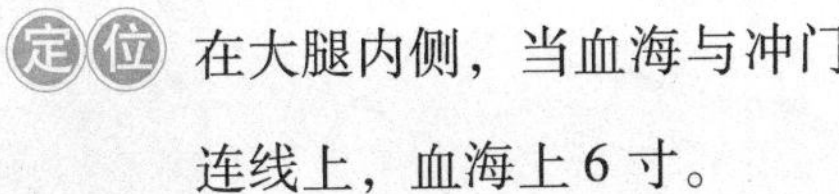

定位 在大腿内侧，当血海与冲门连线上，血海上6寸。

取穴 坐位，两腿微张开于缝匠肌内侧缘，距血海上2个4横指处，按压有酸胀感。

主治 小便不利，遗尿，腹股沟肿痛。

常用疗法

按摩：以手指指腹或指节向下按压，同时进行圈状按摩。

针灸：直刺0.5~1.5寸，注意绕开血管。可灸。

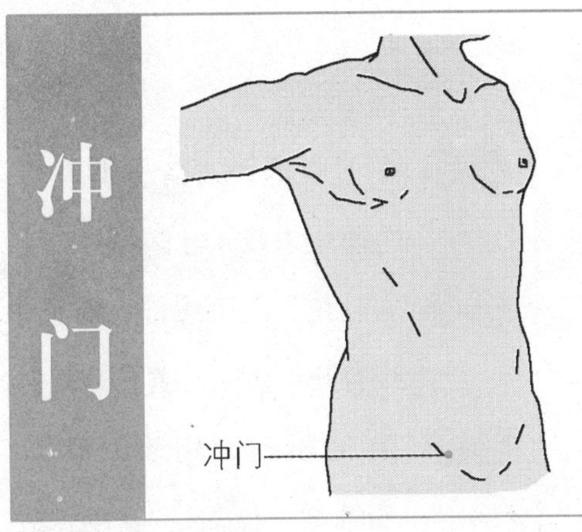

定位 在腹股沟外侧，距趾骨联合上缘中点3.5寸，当髂外动脉搏动处的外侧。

取穴 仰卧位，与耻骨联合上缘齐平，距前正中线3.5寸，按压有酸胀感。

主治 腹痛，疝气，崩漏，带下。

常用疗法

按摩：用手指指腹按压穴位，几秒后移开，重复动作几次。

针灸：直刺0.5~1.0寸，注意绕开血管。可灸。

府舍

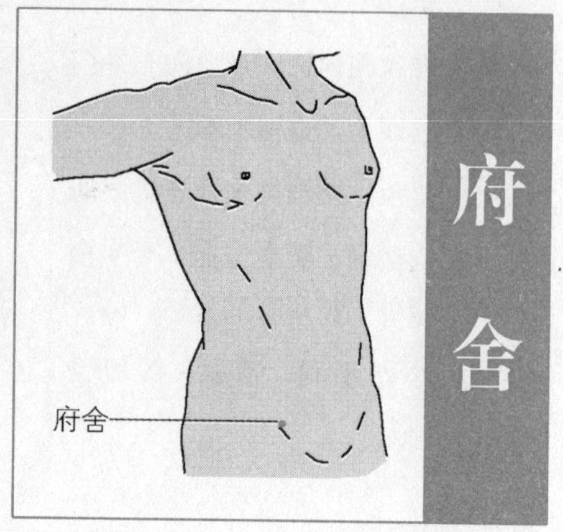

定位 在下腹部，当脐中下4寸，冲门上方0.7寸，距前正中线4寸。

取穴 仰卧位，在下腹部，脐中下4.3寸，前正中线旁开4寸。

主治 腹痛，疝气。

常用疗法

按摩：以手指指腹或指节向下按压，同时进行圈状按摩。

针灸：直刺0.5~1.5寸。可灸。

腹结

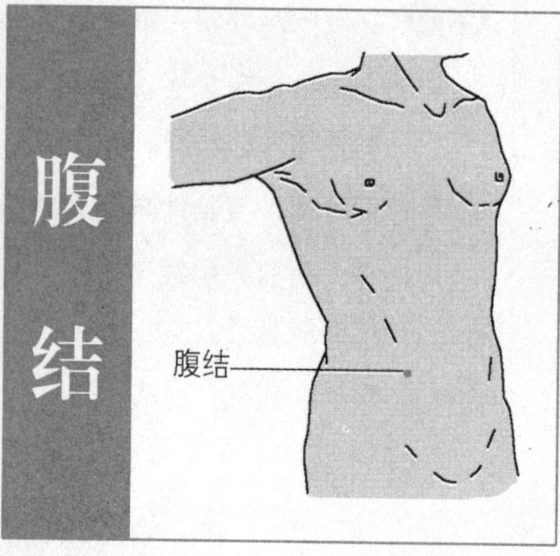

定位 在下腹部，大横下1.3寸，距前正中线4寸。

取穴 仰卧位，在下腹部，前正中线旁开4寸，大横下1.3寸。

主治 消化不良，痢疾，泄泻，疝气。

常用疗法

按摩：以手指指腹或指节向下按压，同时进行圈状按摩。

针灸：直刺1.0~1.5寸。可灸。

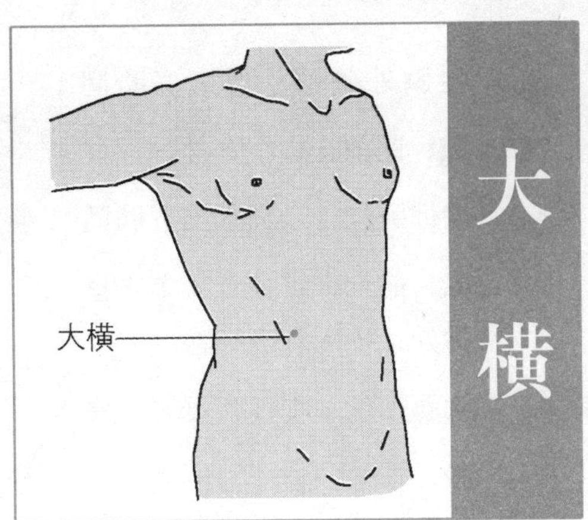

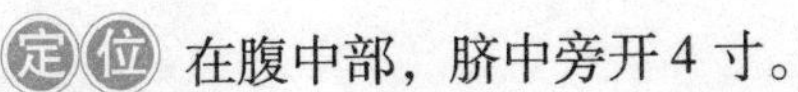

定位 在腹中部，脐中旁开4寸。

取穴 仰卧位，由两乳头向下作与前正中线的平行线，再由脐中央作一水平线，三线之两个交点为取穴部位。

主治 泄泻，便秘，腹痛。

常用疗法

按摩：以双手中指指腹分别点揉两侧穴位，每次3~5分钟，早晚各1次。

针灸：直刺1.0~2.0寸。可灸。

艾灸：用艾条温灸此穴，每次5~20分钟，每日1次，适用于腹部冷痛或脾胃虚寒。

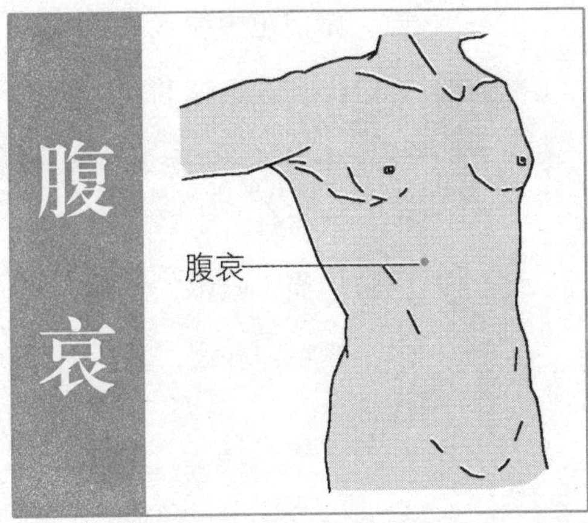

定位 在上腹部，当脐中上3寸，距前正中线4寸。

取穴 仰卧位，在上腹部，先取大横穴，再向上量4横指处，按压有酸胀感。

主治 消化不良，腹痛，便秘，痢疾。

常用疗法

按摩：以手指指腹或指节向下按压，同时进行圈状按摩。

针灸：直刺0.8~1.5寸。可灸。

艾灸：用艾条温灸此穴，每次5~20分钟，每日1次，适用于绕脐痛。

食窦

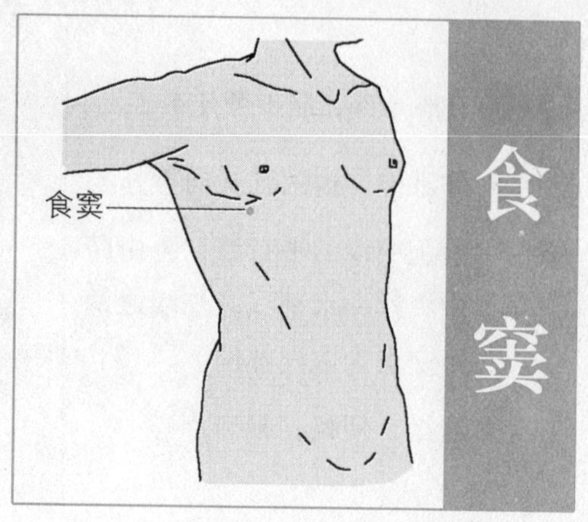

定位 在胸外侧部，当第五肋间隙，距前正中线6寸。

取穴 取仰卧位，在胸部第五肋间隙，前正中线旁开2个4横指处，按压有酸胀感。

主治 胸胁胀气，嗳气，反胃，腹胀，水肿。

常用疗法

按摩：以手指指腹或指节向下按压，同时进行圈状按摩。

针灸：斜刺或平刺0.5~0.8寸，不可深刺。可灸。

天溪

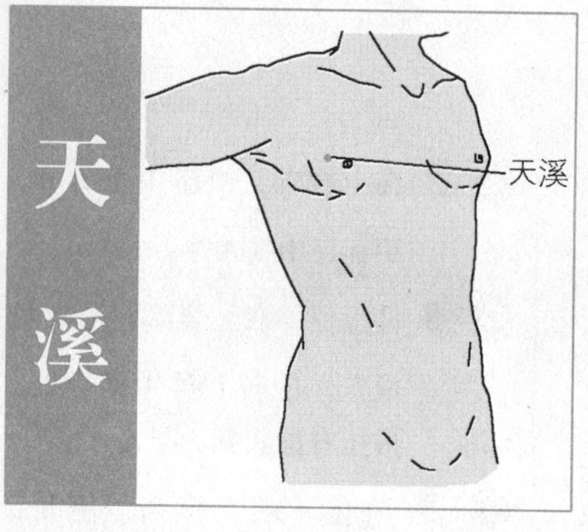

定位 在胸外侧部，当第四肋间隙，距前正中线6寸。

取穴 仰卧位，在第四肋间隙，从前正中线向外量2个4横指，按压有酸胀感。

主治 胸胁疼痛，咳嗽，气喘，痰多，哮喘，乳痈，乳汁少。

常用疗法

按摩：以手指指腹或指节向下按压，同时进行圈状按摩。

针灸：斜刺或平刺0.5~0.8寸。可灸。

胸乡

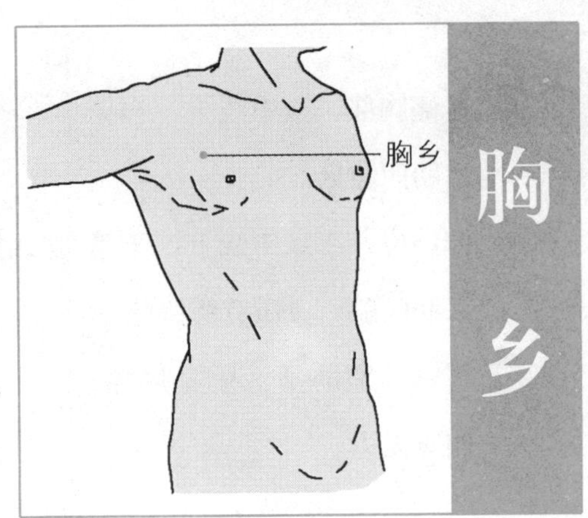

定位 在胸外侧部，当第三肋间隙，距前正中线6寸。

取穴 仰卧位，在胸部第三肋间隙，前正中线旁开6寸。

主治 胸胁胀痛，咳嗽，哮喘，乳痈，乳汁少。

常用疗法

按摩：以手指指腹或指节向下按压，同时进行圈状按摩。

针灸：斜刺或平刺0.5～0.8寸。可灸。

周荣

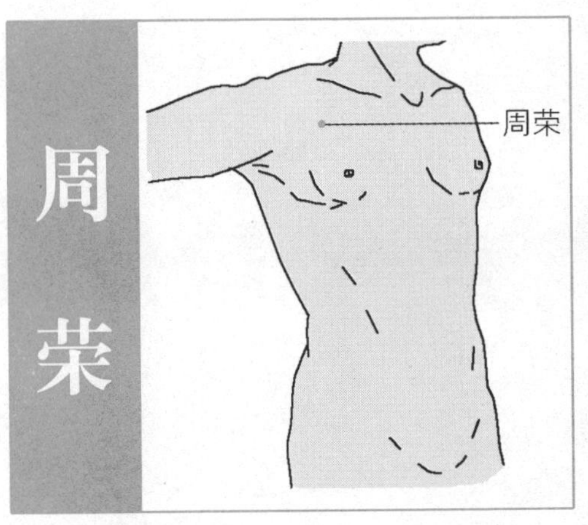

定位 在胸外侧部，当第二肋间隙，距前正中线6寸。

取穴 仰卧位，在胸部，从前正中线沿乳头水平旁开2个4横指，再向上2个肋间隙。

主治 咳嗽，气逆，胸胁胀满。

常用疗法

按摩：以手指指腹或指节向下按压，同时进行圈状按摩。

针灸：斜刺或平刺0.5～0.8寸。可灸。

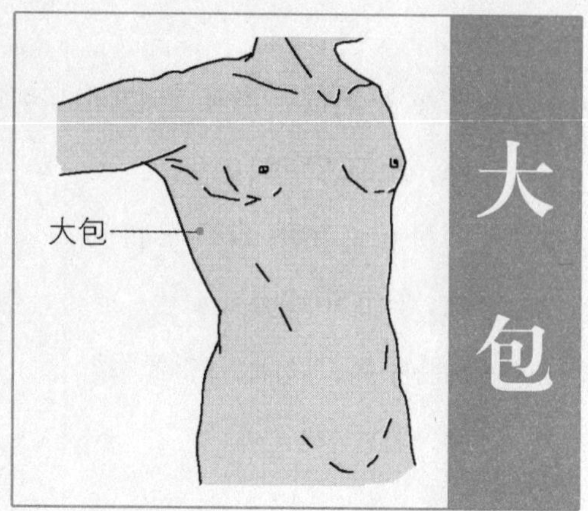

大包

定位 在侧胸部，腋中线上，当第六肋间隙处。

取穴 仰卧位，在腋中线上，于第六肋间隙，按压有酸胀感。

主治 气喘，胸胁痛，全身疼痛，四肢无力。

常用疗法

按摩：以拇指指腹分别点揉两侧穴位，每次3～5分钟，早晚各1次。

针灸：斜刺或平刺0.5～0.8寸。可灸。

艾灸：用艾条温灸此穴，每次5～20分钟，每日1次，可解全身乏力酸痛。

足厥阴肝经

循行路线

足厥阴肝经首穴大敦，末穴期门，每侧 14 穴，其中 12 穴分布于下肢内侧，2 穴分列于腹部和胸部。本经起于足大趾外侧，从足背经过内踝前 1 寸，沿胫骨内侧中央向上走行，在足内踝上 8 寸后，交叉到足太阴脾经的后面，继续上行至膝关节内侧，再沿着大腿内侧进入阴毛部，然后过腹部联络肝胆，向上过腹部两侧的章门穴，到乳头直下第六肋间的期门穴。此经属肝，络胆，与肺、胃、肾、膈、眼、咽喉、脑联系。

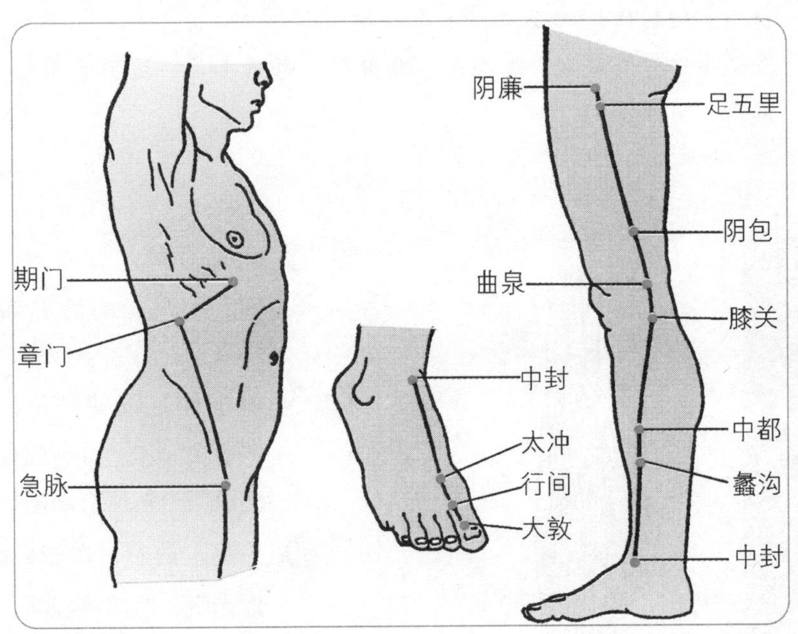

主治病证

足厥阴肝经主治肝病，妇科、前阴病以及经脉循行部位的其他病证。如胸胀、腰酸痛、呃逆、腹泻、疝气、心烦易怒、遗尿、月经不调、白带、小腹肿痛等病证。

大敦

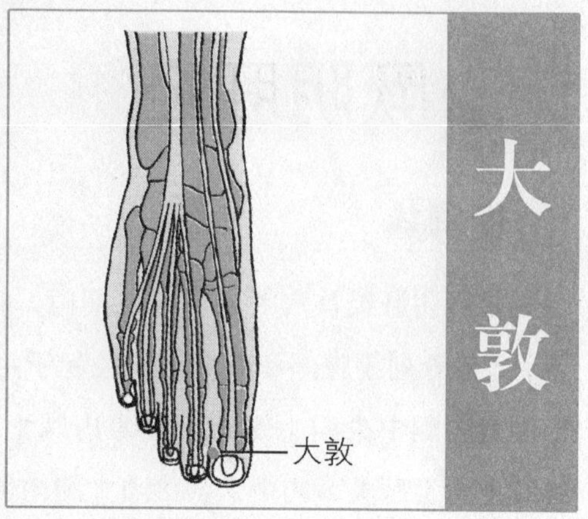

定位 在足大指末节外侧，距趾甲角0.1寸。

取穴 在大趾背外侧，由趾甲根正中至趾关节外侧作一“田”字，“田”字的中央为取穴部位。

主治 疝气，缩阴，阴中痛，尿血，癃闭，遗尿，淋疾，月经不调，血崩，少腹痛。

常用疗法

按摩：用拇指指尖掐按，每次2~3分钟，早晚各1次。

针灸：斜刺0.1~0.2寸。可灸。

艾灸：用艾条温灸，每次5~20分钟，每日1次，适用于闭经、崩漏、疝气、阴挺。

行间

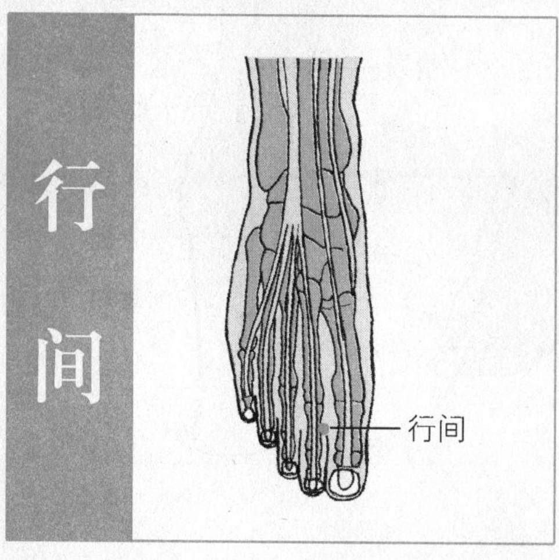

定位 在足背侧，当第一、二趾间，趾蹼缘的后方赤白肉际处。

取穴 侧坐伸足或仰卧位，在足背，第一、二趾之间连接的缝纹头，按压有凹陷处。

主治 头痛，白带，遗尿，眩晕，青光眼，肋间神经痛，睾丸炎，肠疝痛，月经过多，小儿惊风，盗汗。

常用疗法

按摩：用食指指尖掐按，每次2~3分钟，早晚各1次。

针灸：直刺0.5~0.8寸。可灸。

太冲

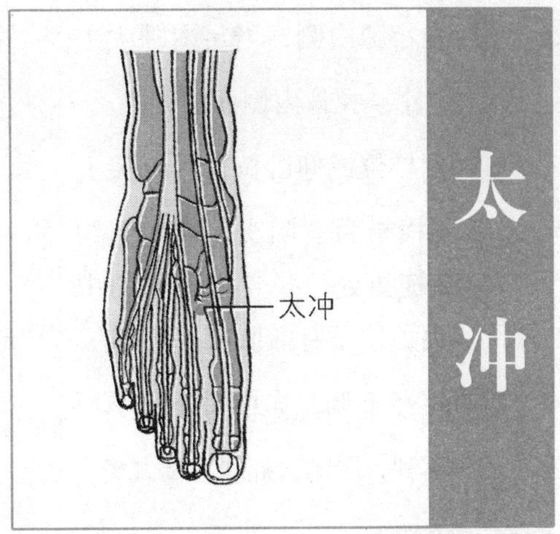

定位 在足背侧，当第一跖骨间隙的后方凹陷处。

取穴 由第一、第二趾间缝纹向足背上推，至其两骨联合缘凹陷中（约缝纹头上2横指）处，为取穴部位。

主治 头痛，眩晕，高血压，遗尿，小儿惊风，失眠，肝炎，乳腺炎，月经不调，四肢关节酸痛。

常用疗法

按摩：用拇指或中指指腹点揉，每次3~5分钟，早晚各1次。

针灸：直刺0.5~0.8寸。可灸。

中封

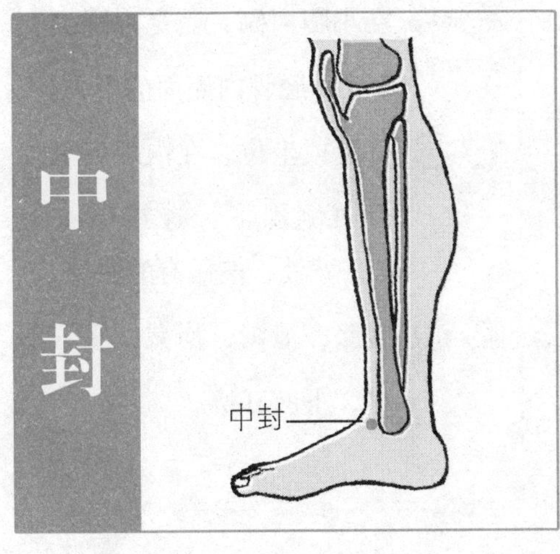

定位 在足背侧，当足内踝前，商丘穴与解溪穴连线之间，胫骨前肌腱的内侧凹陷处。

取穴 足跟用力蹬，足背内侧可见一大筋，其内侧位于踝关节内侧（内踝）前下方凹陷处，即中封穴。

主治 尿闭，遗精，阴茎痛，疝痛，腰痛，下腹痛，小便不利。

常用疗法

按摩：用手指指腹按压，沿圈状进行按摩。按揉时，要力道沉稳，用力适度。每日2~3次，每次施治时间5分钟左右即可。

针灸：直刺0.5~0.8寸。可灸。

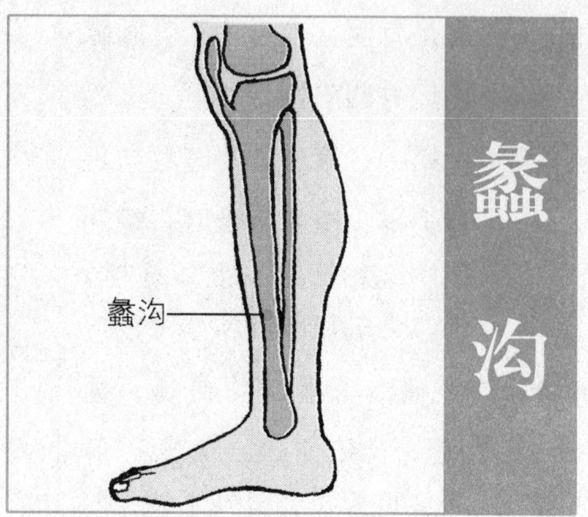

定位 在小腿内侧，当足内踝尖上5寸，胫骨内侧面的中央。

取穴 侧坐位或仰卧位，内踝尖上4横指为三阴交，再向上约2横指处，胫骨内侧面的中央，按压有酸胀感。

主治 月经不调，赤白带下，小便不利，尿闭，疝痛，睾丸炎。

常用疗法

按摩：用拇指指腹点揉，每次3~5分钟，早晚各1次。

针灸：平刺0.5~0.8寸。可灸。

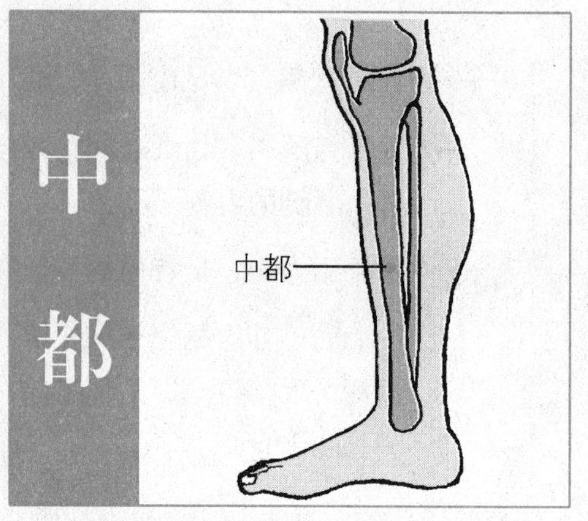

定位 在小腿内侧，当足内踝尖上7寸，胫骨内侧面的中央。

取穴 仰卧或坐位，在内踝尖至胫骨内侧髁下缘连线中点上0.5寸处，按压有酸胀感。

主治 腹胀，泄泻，崩漏，恶露不尽，下肢麻痹。

常用疗法

按摩：用手指指腹或指节按压，沿圈状进行按摩。

针灸：平刺0.5~0.8寸。可灸。

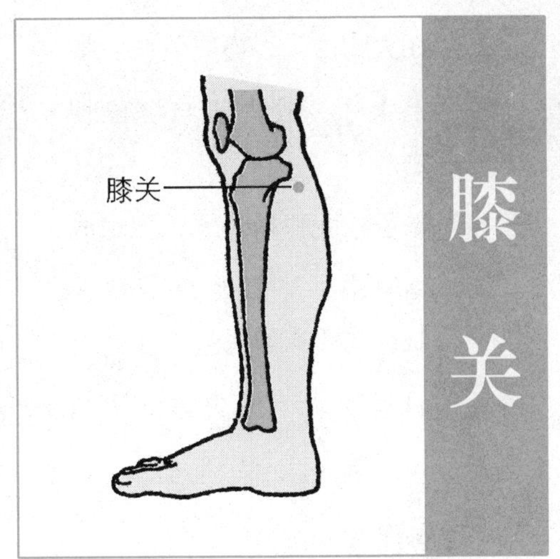

定位 在小腿内侧，当胫骨内上髁的后下方，阴陵泉穴后1寸，腓肠肌内侧头的上部。

取穴 可先取阴陵泉，用拇指沿胫骨内缘由下往上推，至拇指抵胫骨内侧髁时，胫骨向内上弯曲的凹陷中，即阴陵泉。阴陵泉后上1寸，并在胫骨内侧髁后下缘，即膝关穴。

主治 痛风，膝关节炎。

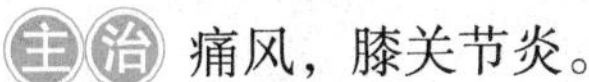

常用疗法

按摩：用手指指腹或指节按压，沿圈状进行按摩。

针灸：直刺0.8~1.0寸。可灸。

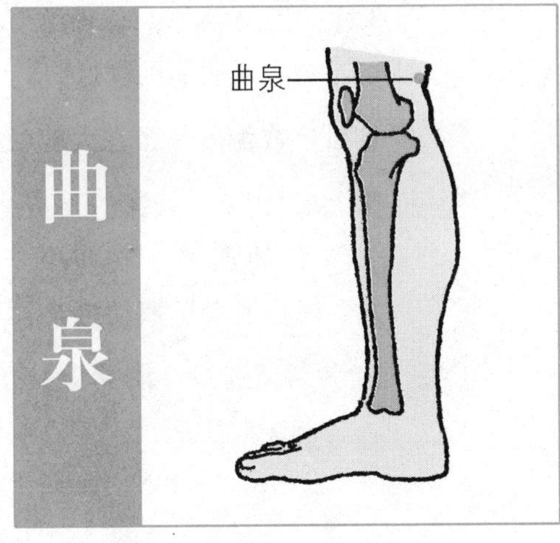

定位 在膝内侧，屈膝，当膝关节内侧面横纹内侧端，股骨内侧髁的后缘，半腱肌、半膜肌止端的前缘凹陷处。

取穴 屈膝正坐，在股骨内上髁与半膜肌之间，在膝内侧横纹端凹陷处，按压有酸胀感。

主治 月经不调，白带，子宫脱垂，疝痛，遗精，阳痿。

常用疗法

按摩：用手指指腹或指节按压，沿圈状进行按摩。

针灸：直刺1.0~1.5寸。可灸。

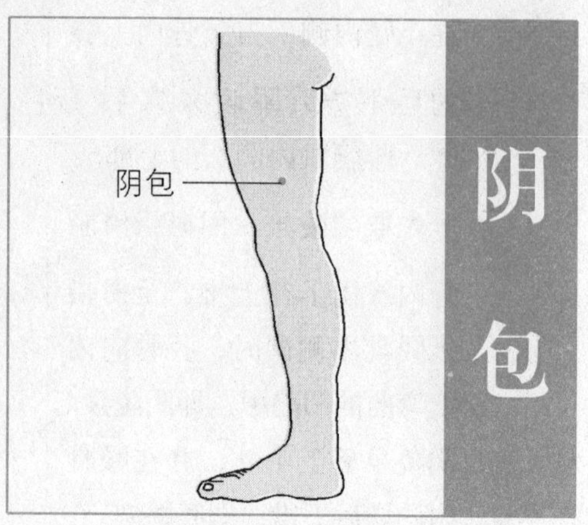

阴包

定位 在大腿内侧，当股骨内上髁上4寸，股内肌与缝匠肌之间。

取穴 坐位，大腿稍外展，用力收缩肌肉，显露明显的缝匠肌，其后缘即阴包穴。

主治 月经不调，尿失禁，尿潴留，腰痛。

常用疗法

按摩：用手指指腹或指节按压，沿圈状进行按摩。

针灸：直刺0.8~1.0寸。可灸。

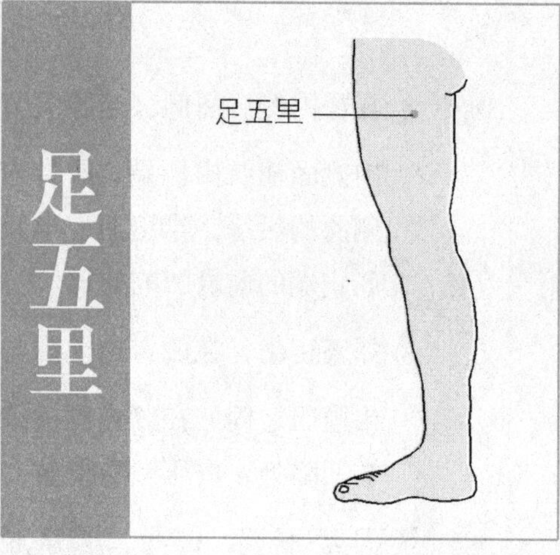

足五里

定位 在大腿内侧，当气冲穴直下3寸，大腿根部，耻骨结节的下方，长收肌的外缘。

取穴 仰卧位或侧卧位，在大腿根部，耻骨联合上缘的下方，长收肌的前缘，气冲下3寸，按压有动脉搏动感处。

主治 尿潴留，遗尿，阴囊湿疹，睾丸肿痛，嗜睡。

常用疗法

按摩：四指并拢揉按，每次3~5分钟。

针灸：直刺0.5~0.8寸。可灸。

艾灸：用艾条温灸此穴，每次5~20分钟，每日1次，适用于腹痛者。

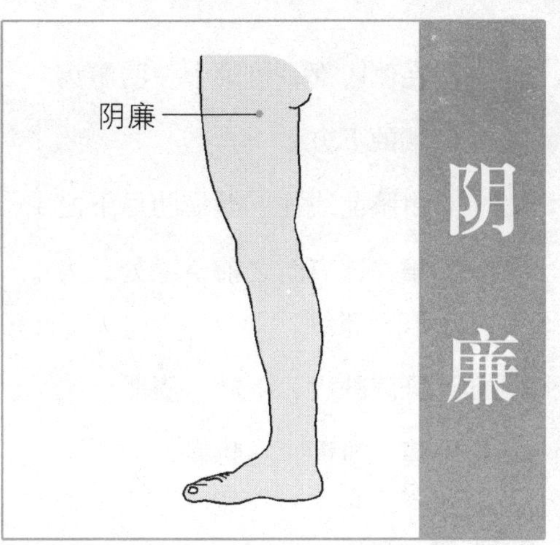

定位 在大腿内侧，当气冲穴直下2寸，大腿根部，耻骨结节的下方，长收肌的外缘。

取穴 仰卧位，从耻骨联合上缘连线的中点处旁开2横指处，足五里向上量1横指处。

主治 月经不调，赤白带下，腰腿痛，疝痛。

常用疗法

按摩：用手指指腹或指节按压，沿圈状进行按摩。

针灸：直刺0.8～1.0寸。可灸。

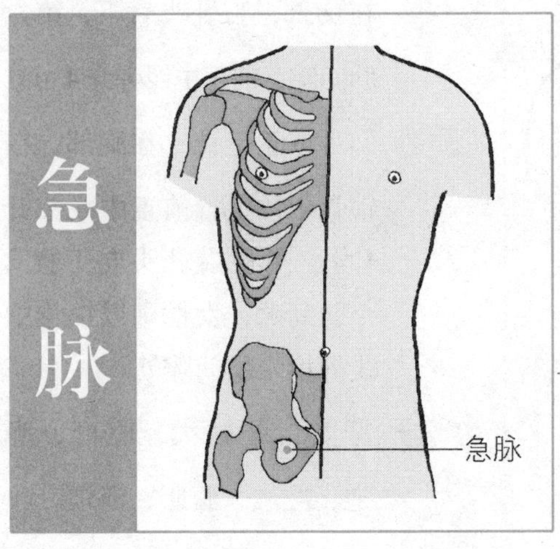

定位 在耻骨结节的外侧，当气冲穴外下方腹股沟股动脉搏动处，前正中线旁2.5寸。

取穴 取仰卧位，在腹股沟区，腹股沟股动脉搏动处，横平耻骨联合下缘，前正中线旁开2.5寸，按压有酸麻感。

主治 子宫脱垂，疝痛，阴挺，睾丸鞘膜积液。

常用疗法

按摩：用手指指腹或指节按压，沿圈状进行按摩。

针灸：直刺0.5～1.0寸。可灸。

章门

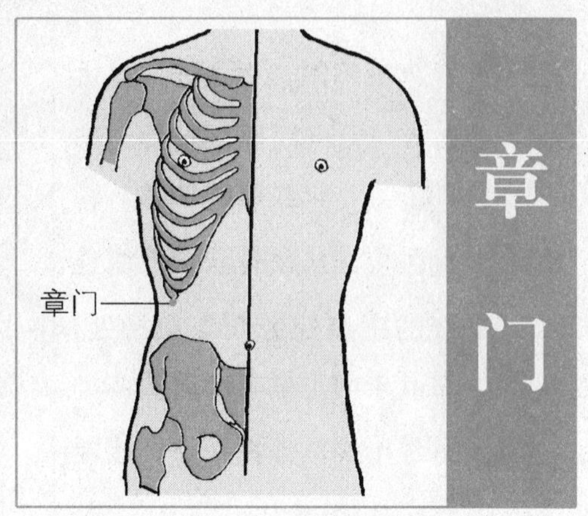

定位 在侧腹部，当第十一肋游离端的下方。

取穴 由腋前线往下循摸肋弓下之第一游离肋之前下缘处，为取穴部位。

主治 肝脾肿大，呕吐，腹胀，腹痛，泄泻，胸胁痛。

常用疗法

按摩：用拇指指腹同时点揉两侧穴位，每次3~5分钟，早晚各1次。

针灸：斜刺0.5~0.8寸。可灸。

期门

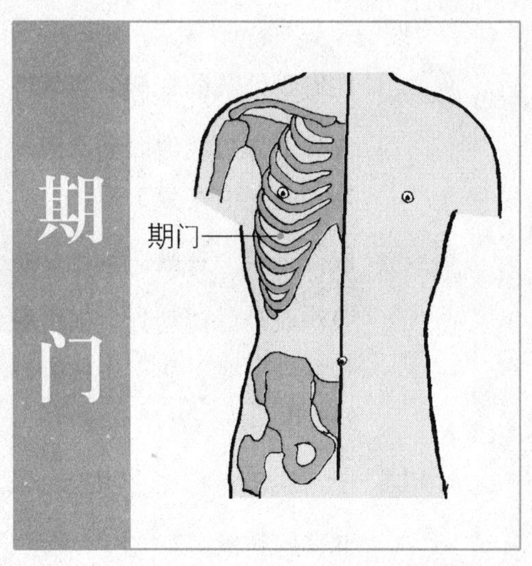

定位 在胸部，当乳头直下，第六肋间隙，前正中线旁开4寸。

取穴 仰卧或正坐位，在胸部，在锁骨中线上，前正中线旁开4寸，男性沿乳头向下推2个肋间隙，女性则以锁骨中线的第六肋间隙处。

主治 肝炎，肝肿大，呕吐，呃逆，吐酸，腹胀，泄泻。

常用疗法

按摩：用中指指腹同时点揉两侧穴位，每次3~5分钟，早晚各1次。

针灸：斜刺0.5~0.8寸。可灸。

第六章

任督二脉穴位及治疗疾病

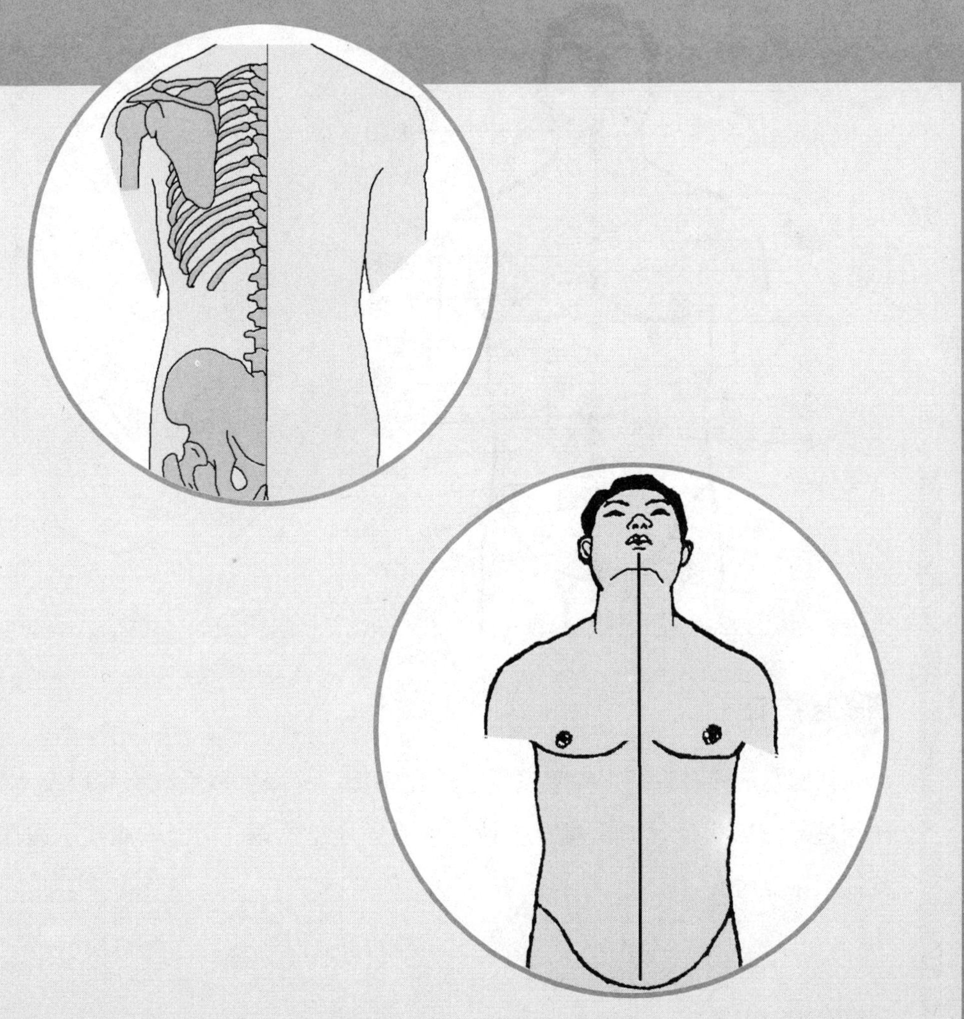

任脉

循行路线

任脉首穴会阴，末穴承浆，共24穴，分别分布在面、颈、胸、腹的前正中线上，起于小腹内胞宫，下出会阴毛部，经阴阜，沿腹部正中线向上经过关元等穴，到达咽喉部，再上行到达下唇内，左右分行，环绕口唇，交会于督脉之龈交穴，再分别通过鼻翼两旁，上至眼眶下，交于足阳明经。

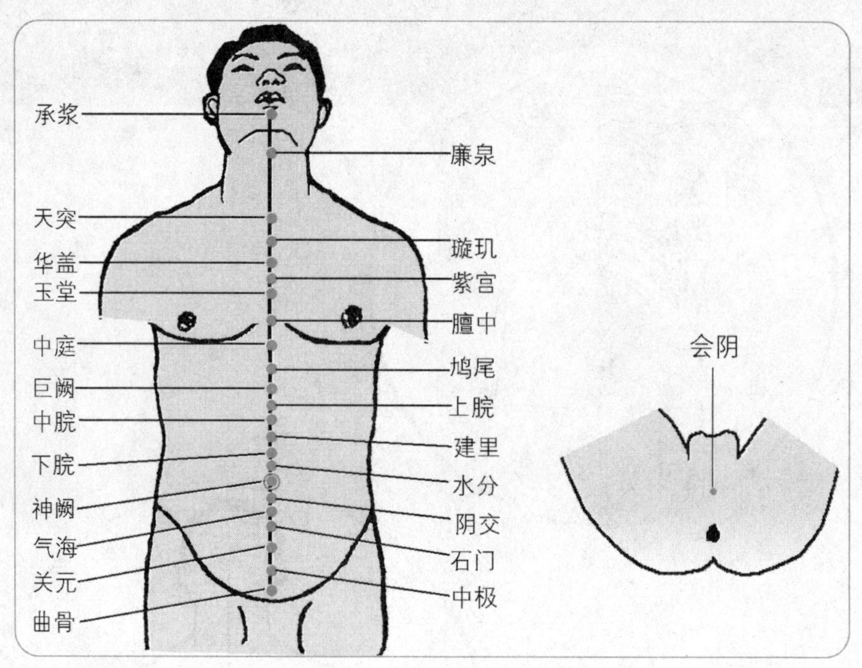

主治病证

任脉主治神经系统、呼吸系统、消化系统、泌尿生殖系统疾病以及本经所经过部位的病证。如阳痿、遗精、早泄、月经不调、闭经、腹痛、腹胀、食欲不振等病证。

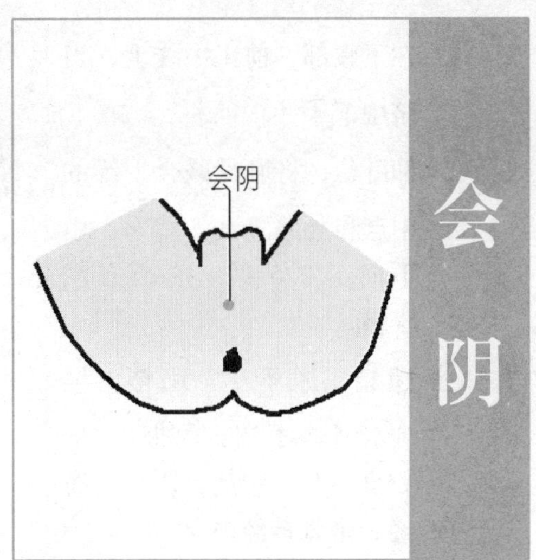

定位 在会阴部，男性当阴囊根部与肛门连线的中点，女性当大阴唇后联合与肛门连线的中点。

取穴 胸膝位或侧卧位，于肛门与阴囊根部（女性为大阴唇后联合）连线的中点取穴。

主治 溺水窒息，小便不利，痔疾，脱肛，遗精，阴痛，阴痒，阳痿，月经不调。

常用疗法

按摩：一手中指指腹按压穴位，另一手中指指腹按压其指甲，两手中指交叠，以指腹用力揉按，每次1~3分钟，早晚各1次。

针灸：直刺0.5~1.0寸。可灸。孕妇慎用。

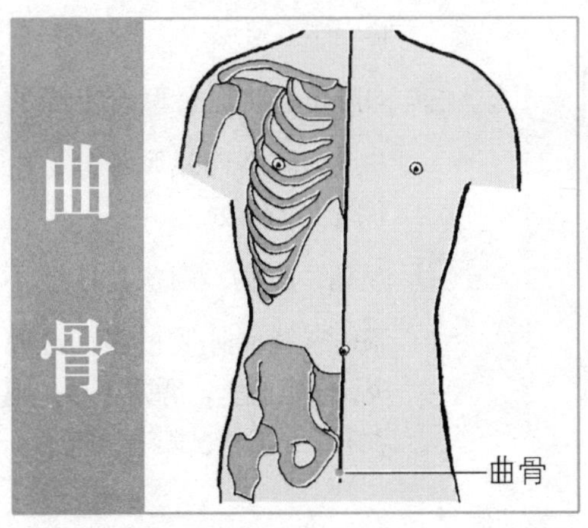

定位 在下腹部，当前正中线上，耻骨联合上缘的中点处。

取穴 仰卧位，腹部正中线与耻骨联合上缘的交点，按压有酸胀感。

主治 月经不调，子宫脱垂，赤白带下，痛经，小便淋沥，阴囊湿痒。

常用疗法

按摩：用手指指腹或指节按压，沿圈状进行按摩。

针灸：直刺0.5~1.0寸。可灸。

中极

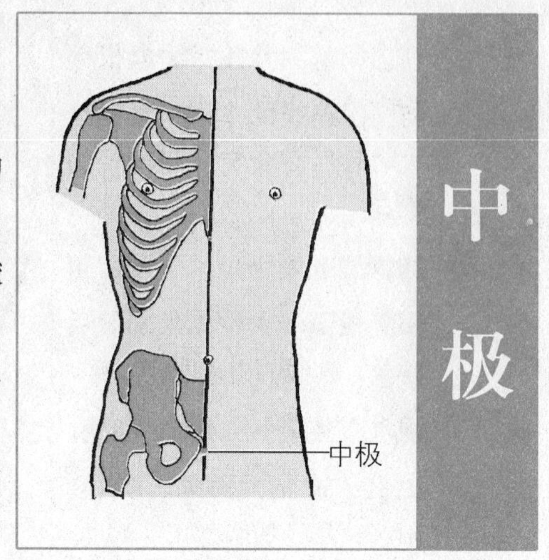

定位 在下腹部，前正中线上，当脐中下4寸。

取穴 仰卧位，将耻骨联合上缘的中点和肚脐连线5等分，由下向上1/5处，按压有酸胀感。

主治 遗精，尿不尽，阳痿，早泄，月经不调，白带过多，妇女不孕，阴痛，阴痒，痛经，坐骨神经痛。

常用疗法

按摩：用中指指腹点揉，每次3~5分钟，早晚各1次。

针灸：直刺0.5~1.2寸。可灸。

关元

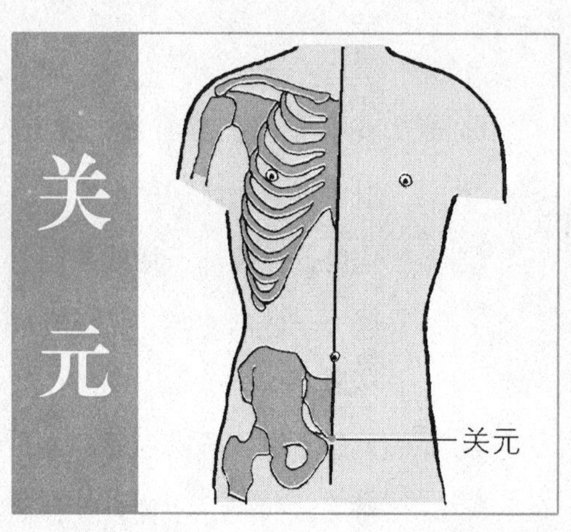

定位 在下腹部，前正中线上，当脐中下3寸。

取穴 仰卧位，将耻骨联合上缘的中点和肚脐连线5等分，由下向上2/5处。

主治 腹痛，腹泻，痢疾，月经不调，痛经，白带过多，盆腔炎，子宫脱垂，恶露不尽，胞衣不下，遗精，阳痿，遗尿。

常用疗法

按摩：用中指指腹点揉，每次3~5分钟，早晚各1次。

针灸：直刺0.5~1.5寸。可灸。

艾灸：用艾条温灸或隔姜灸，每次5~20分钟，每日1次，可治各种虚劳。

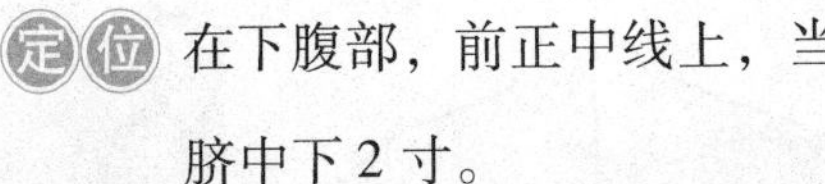

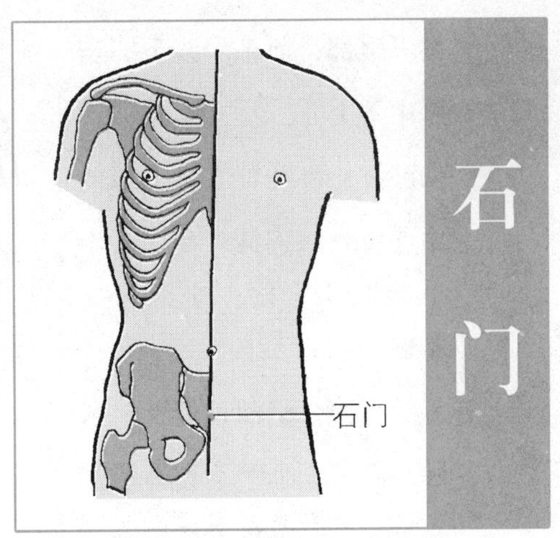

定位 在下腹部，前正中线上，当脐中下2寸。

取穴 仰卧位，将耻骨联合上缘的中点和肚脐连线5等分，由上向下2/5处，按压有酸胀感。

主治 腹胀，小便不利，崩漏，闭经，水肿，尿潴留，产后恶露不止。

常用疗法

按摩：用手指指腹或指节按压，沿圈状进行按摩。

针灸：直刺0.5～1.5寸。可灸。孕妇禁灸。

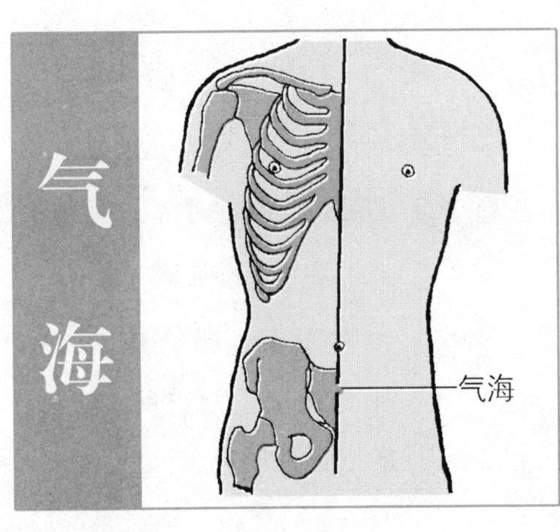

定位 在下腹部。前正中线上，当脐中下1.5寸。

取穴 仰卧位，先取关元穴，在关元与肚脐连线的中点处，按压有明显的酸胀感。

主治 绕脐腹痛，腹胀，腹痛，月经不调，痛经，崩漏，带下，阴挺，遗尿，尿频，尿潴留，遗精，阳痿。

常用疗法

按摩：用中指指腹点揉，每次3～5分钟，早晚各1次。

针灸：直刺0.5～1.5寸。可灸。

艾灸：用艾条温灸，每次5～20分钟，每日1次，适用于各种气虚证候、痛经、月经不调。

阴交

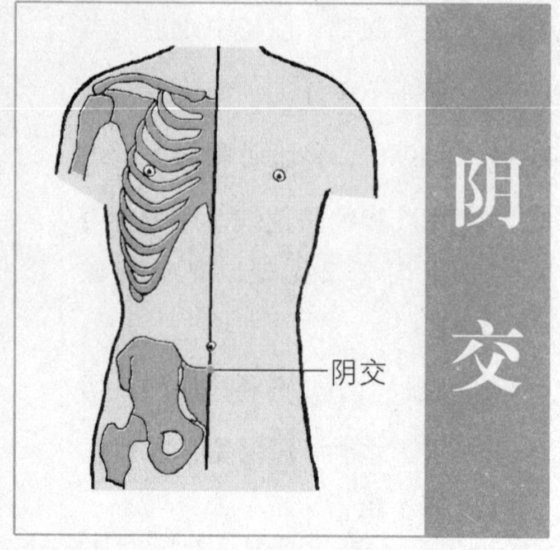

定位 在下腹部，前正中线上，当脐中下1寸。

取穴 仰卧位，将耻骨联合上缘的中点和肚脐连线5等分，由上向下1/5处，按压有酸胀感。

主治 月经不调，崩漏，带下，水肿，疝痛，小便不利，子宫脱垂，产后恶露不止。

常用疗法

按摩：用手指指腹或指节按压，沿圈状进行按摩。

针灸：直刺0.5~1.5寸。可灸。孕妇慎用。

神阙

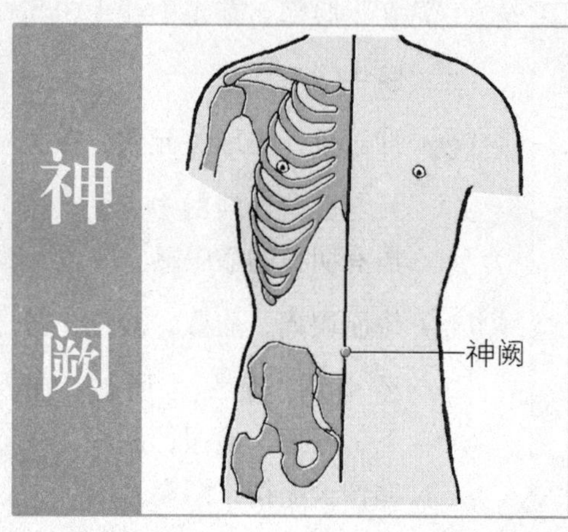

定位 在腹中部，脐中央。

取穴 仰卧位，在腹中部，肚脐中央，按压有酸胀感。

主治 慢性痢疾，肠结核，肠粘连，休克，水肿，脱肛，急、慢性肠炎。

常用疗法

按摩：用手掌按摩，动作要轻缓。按摩本穴时，用力要轻柔缓和、有节奏。每次3~5分钟，每日2~3次。

针灸：禁针；可灸。

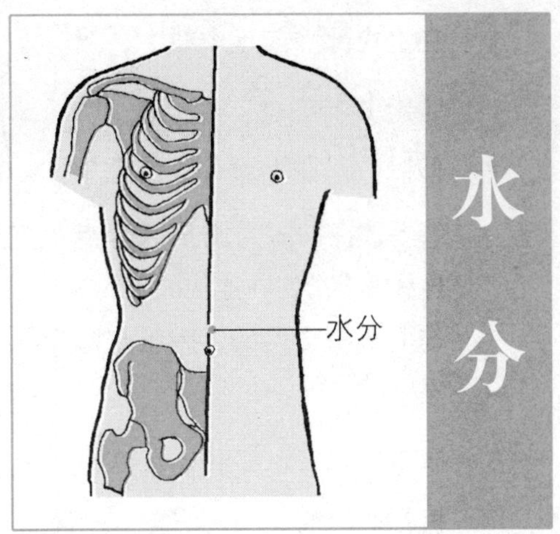

定位 在上腹部，前正中线上，当脐中上1寸。

取穴 仰卧位，在上腹部，将神阙与胸剑联合点连线进行8等分，在连线的下1/8与上7/8交点处，按压有酸胀感。

主治 腹痛，腹胀，腹泻，肠鸣，呕吐，肾炎。

常用疗法

按摩：用指腹按压，然后放松，重复动作。

针灸：直刺0.8～1.2寸。可灸。

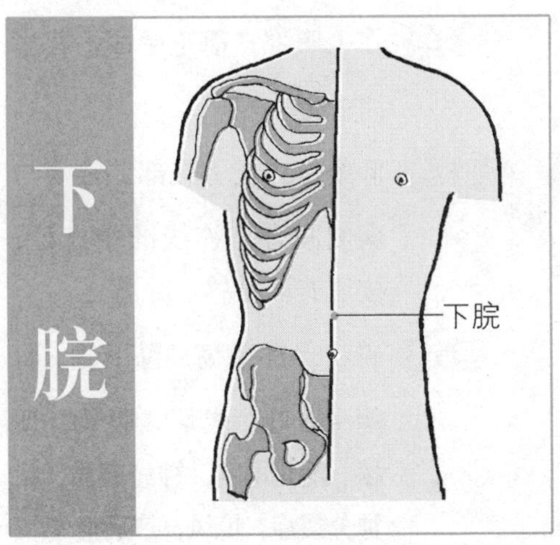

定位 在上腹部，前正中线上，当脐中上2寸。

取穴 仰卧位，在上腹部，将神阙与胸剑联合点连线进行4等分，在连线的下1/4与上3/4交点处，按压有酸胀感。

主治 消化不良，胃痛，呃逆，胃下垂，腹泻。

常用疗法

按摩：用手指指腹或指节按压，沿圈状进行按摩。按摩本穴可采用摩、揉、按、点、振等手法。按摩时注意用力适中。

针灸：直刺0.8～1.2寸。可灸。

建里

定位 在上腹部，前正中线上，当脐中上 3 寸。

取穴 仰卧位，在上腹部，前正中线上，将神阙与胸剑联合点连线 8 等分，在连线的下 3/8 与上 5/8 交点处，按压有酸胀感。

主治 腹水，腹痛，呕吐，食欲不振，心绞痛。

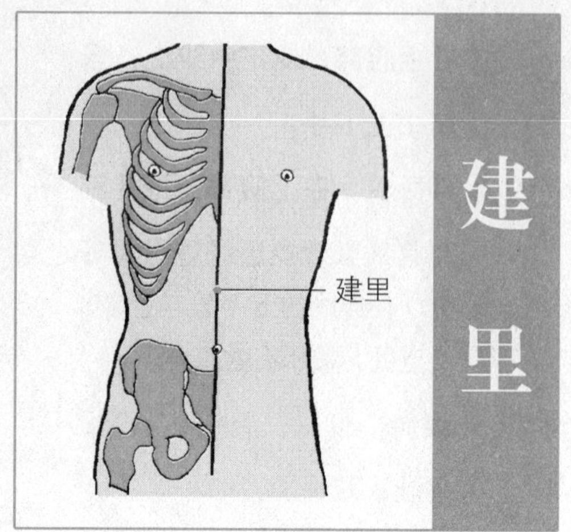

常用疗法

按摩：用手指指腹或指节按压，沿圈状进行按摩。

针灸：直刺 0.8～1.2 寸。可灸。

中脘

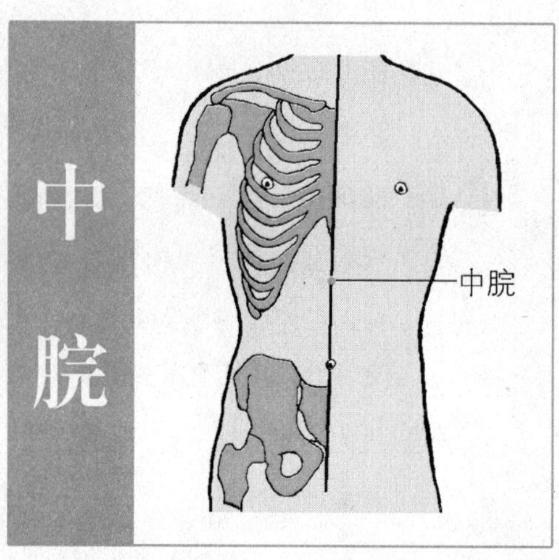

定位 在上腹部，前正中线上，当脐中上 4 寸。

取穴 仰卧位，在上腹部，神阙与胸剑联合点连线的中点处，按压有酸胀感。

主治 胃炎，胃溃疡，胃下垂，胃痛，呕吐，腹胀，腹泻，便秘，消化不良，神经衰弱，精神分裂症，惊风，产后血晕。

常用疗法

按摩：用中指指腹点揉，每次 3～5 分钟，早晚各 1 次。

针灸：直刺 0.8～1.2 寸。可灸。

艾灸：用艾条温灸，每次 5～20 分钟，每日 1 次，适用于泄泻、腹胀。

上脘

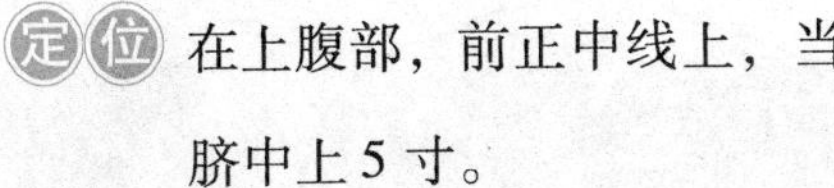

定位 在上腹部，前正中线上，当脐中上5寸。

取穴 仰卧位，在上腹部，前正中线上，神阙与胸剑结合点连线的中点处，再向上量1寸处，按压有酸胀感。

主治 急性胃炎，胃扩张，胃痉挛，腹胀，呕吐，呃逆。

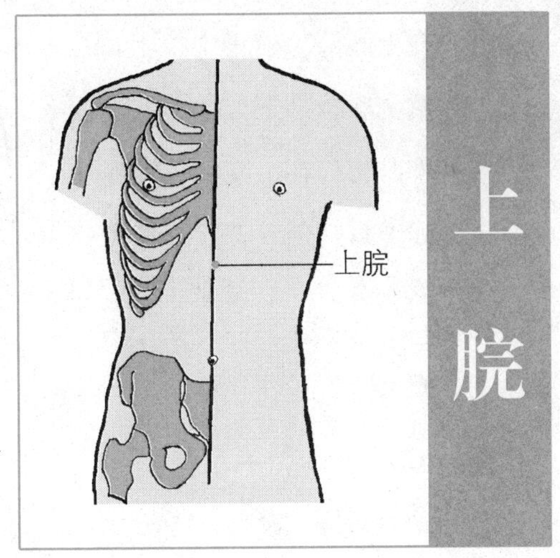

常用疗法

按摩：用手指指腹或指节按压，沿圈状进行按摩。

针灸：直刺0.8~1.2寸。可灸。

巨阙

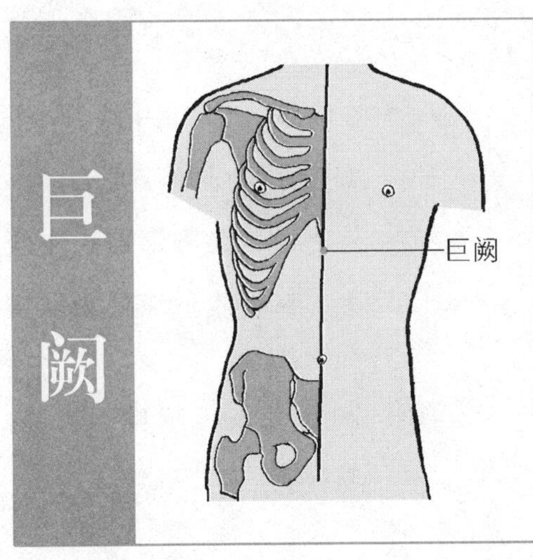

定位 在上腹部，前正中线上，当脐中上6寸。

取穴 仰卧位，在上腹部，前正中线上，将胸剑结合点与神阙连线4等分，在连线的上1/4与下3/4交点处，按压有酸胀感。

主治 胸痛，心痛，惊悸，癫痫，胃痛，呕吐，癫狂。

常用疗法

按摩：用手指指腹或指节按压，沿圈状进行按摩。

针灸：斜刺0.8~1.2寸。可灸。

鸠尾

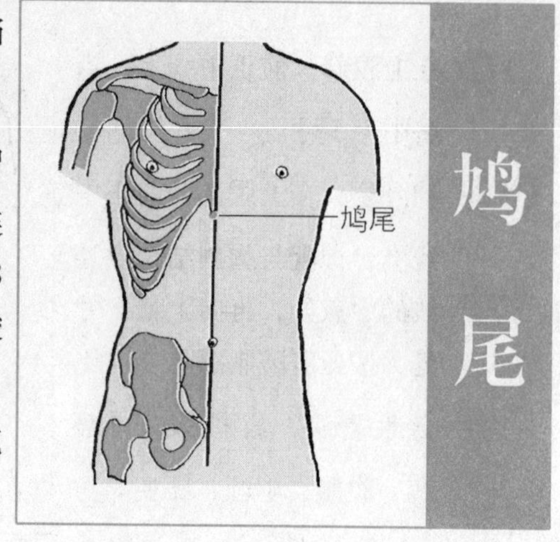

定位 在上腹部，前正中线上，当胸剑联合部下 1 寸。

取穴 仰卧位，在上腹部，前正中线上将胸剑联合点与神阙连线 8 等分，在连线的下 7/8 与上 1/8 交点处，按压有酸胀感。

主治 心绞痛，癫痫，呕吐，呃逆，胃痛，哮喘。

常用疗法

按摩：用手指指腹或关节按压。

针灸：斜刺 0.5～1.0 寸。可灸。本穴灸法，对于治疗心悸、腹胀疗效明显，可用艾炷灸 3～5 壮，有良效。

中庭

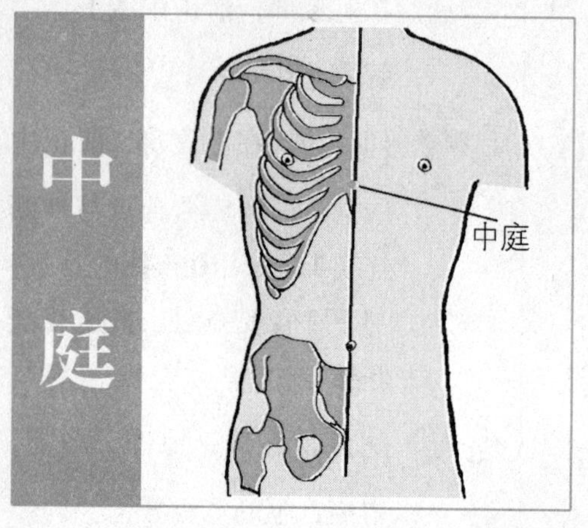

定位 在胸部，当前正中线上，平第五肋间，即胸剑联合部。

取穴 仰卧位，在胸部前正中线上，胸骨体下缘处为取穴部位。

主治 胸腹胀满，哮喘，噎嗝，呕吐。

常用疗法

按摩：用手指指腹或指节按压，沿圈状进行按摩。

针灸：平刺 0.5～1.0 寸。可灸。

膻中

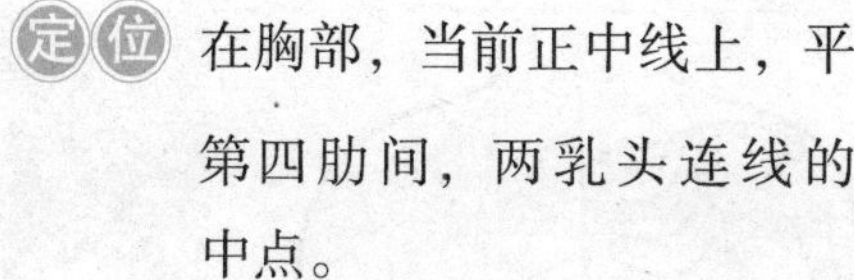

定位 在胸部，当前正中线上，平第四肋间，两乳头连线的中点。

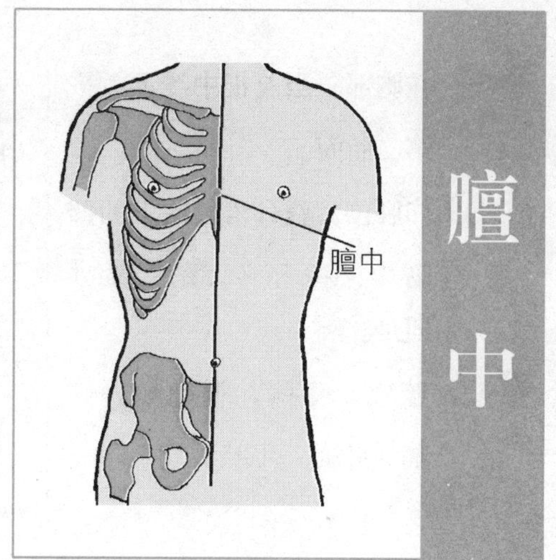

取穴 正坐或仰卧位，在人体的胸部人体正中线上，两乳头之间连线的中点，平第四肋间，按压有酸胀感。

主治 支气管哮喘，支气管炎，胸痛，乳腺炎，心烦，心悸，乳汁不足，肋间神经痛。

常用疗法

按摩：用中指指腹点揉，每次3~5分钟，早晚各1次。

针灸：平刺0.5~1.0寸。可灸。

艾灸：用艾条温灸，每次5~20分钟，每日1次，适用于胸痛、心痛。

玉堂

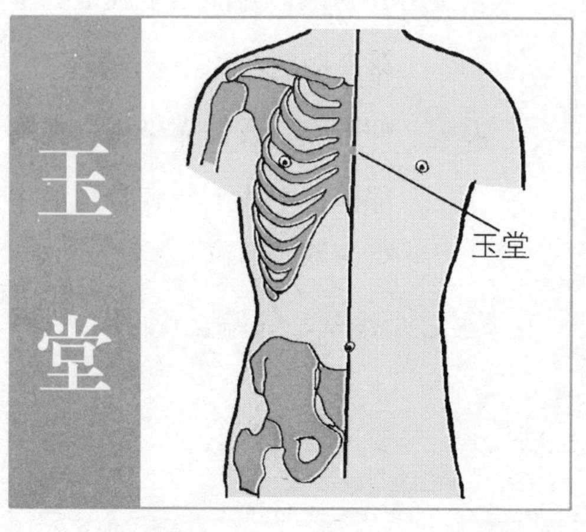

定位 在胸部，当前正中线上，平第三肋间。

取穴 仰卧位，在胸部前正中线上，膻中穴上一个肋骨，为取穴部位。

主治 支气管炎，哮喘，呕吐，肺气肿，肋间神经痛，两乳肿痛。

常用疗法

按摩：用手指指腹或指节按压，沿圈状进行按摩。

针灸：平刺0.5~1.0寸。可灸。

紫宫

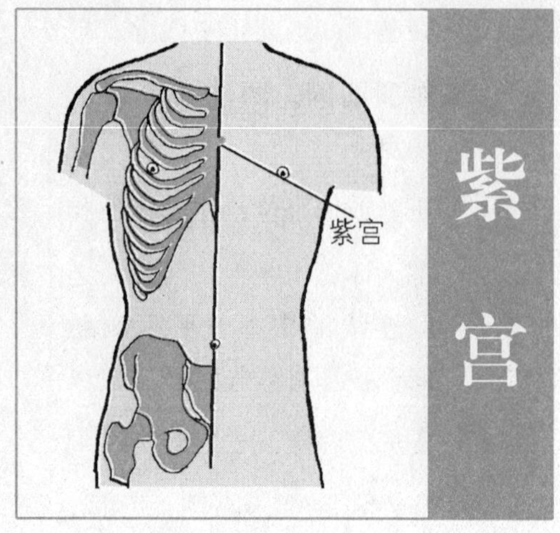

定位 在胸部，当前正中线上，平第二肋间。

取穴 仰卧位，胸骨角稍向下的凹陷中，按压有酸胀感处即是。

主治 咳嗽，哮喘，肺结核，胸痛，吐血，呕吐。

常用疗法

按摩：用手指指腹或指节按压，沿圈状进行按摩。

针灸：平刺 0.5 ~1.0 寸。可灸。

华盖

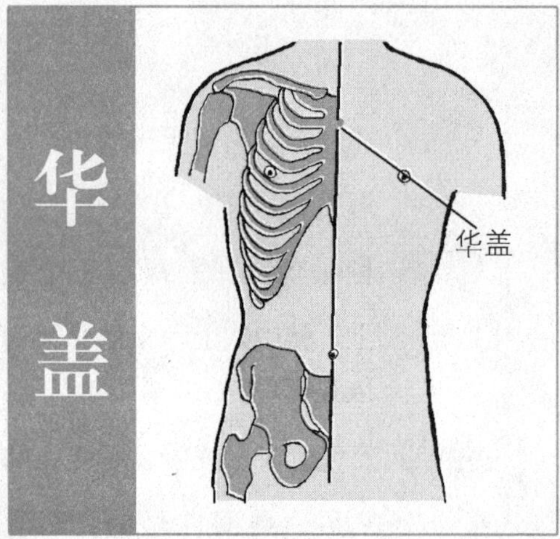

定位 在胸部，当前正中线上，平第一肋间。

取穴 仰卧位，或仰靠坐位，在胸部前正中线上，胸骨角的中点为取穴部位。

主治 咳嗽，气喘，喉痹，咽喉肿痛。

常用疗法

按摩：用双手中指同时揉按，每次 1 ~3 分钟。

针灸：平刺 0.5 ~1.0 寸。可灸。

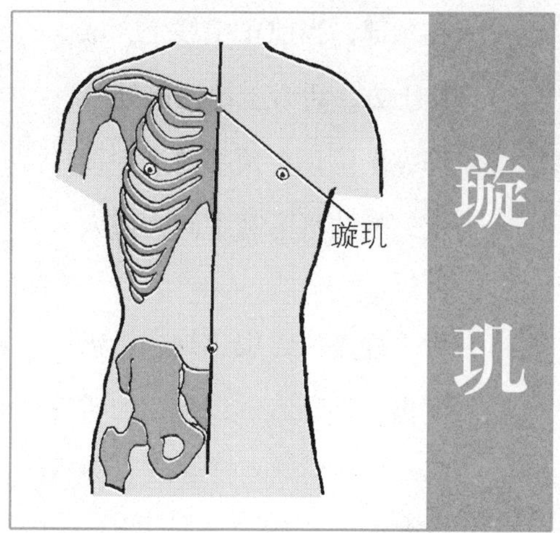

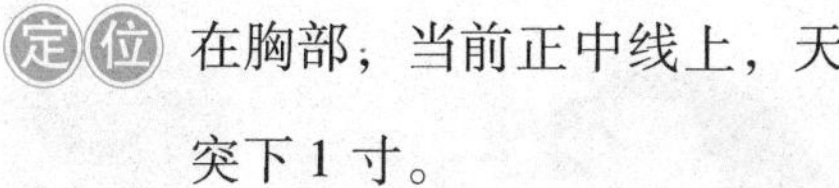

定位 在胸部，当前正中线上，天突下1寸。

取穴 仰卧位，在胸部，胸骨上窝向下量拇指1横指，按压有酸胀感。

主治 咳嗽，气喘，支气管哮喘，慢性支气管炎，食道痉挛，贲门痉挛。

常用疗法

按摩：用双手中指同时揉按，每次1~3分钟。

针灸：平刺0.5~1.0寸。可灸。

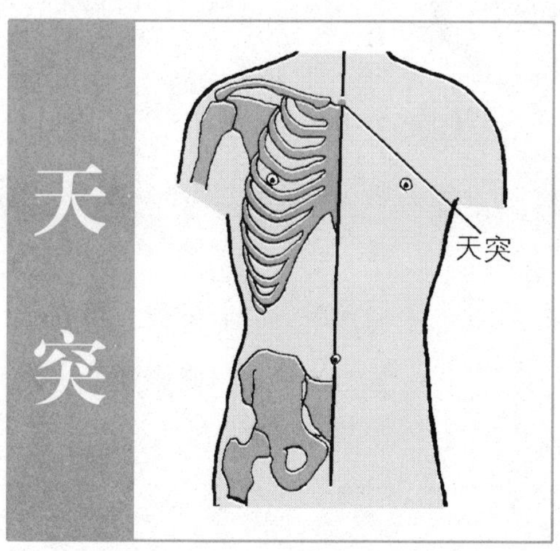

定位 在颈部，当前正中线上，胸骨上窝中央。

取穴 仰卧位，在前正中线上，两锁骨中间，胸骨上窝中央。

主治 咳嗽，哮喘，胸中气逆，咽喉炎，甲状腺肿大，膈肌痉挛，神经性呕吐，食道痉挛。

常用疗法

按摩：用中指指腹按压，每次3~5分钟，早晚各1次。

针灸：先直刺0.2~0.3寸，然后沿胸骨柄后缘，气管前缘缓慢向下刺入0.5~1.0寸。可灸。

廉泉

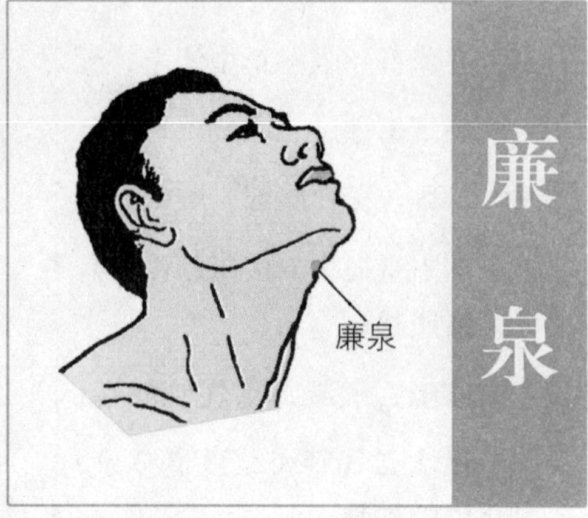

定位 在颈部，当前正中线上，喉结上方，舌骨上缘凹陷处。

取穴 仰靠坐位，在颈部前正中线上，喉结与下颌中间为取穴部位。

主治 舌下肿痛，舌根急缩，舌纵涎出，舌强，中风失语，舌干口燥，咳嗽，哮喘等。

常用疗法

按摩：用拇指指腹点揉，每次3～5分钟，早晚各1次。

针灸：直刺0.5～0.8寸，不留针。可灸。

承浆

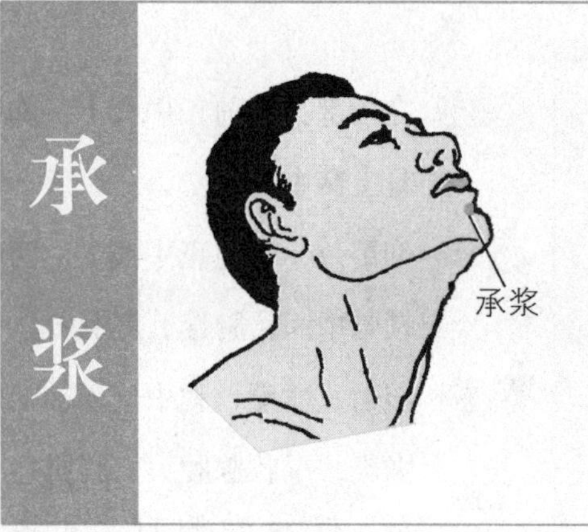

定位 在面部，当颏唇沟的正中凹陷处。

取穴 正坐位或仰卧位，在面部口唇下0.5寸处，按压有痛感。

主治 面神经麻痹，牙痛，口腔溃疡，流涎，口眼歪斜，小便不禁，癫痫。

常用疗法

按摩：用食指或中指指腹点揉，每次3～5分钟，早晚各1次。

针灸：斜刺0.3～0.5寸。可灸。

艾灸：用艾条温灸，每次5～20分钟，每日1次，适用于面瘫、糖尿病。

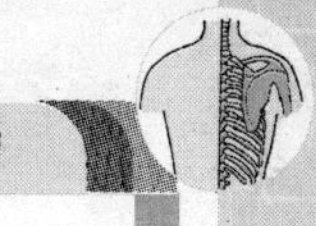

督脉

循行路线

督脉共 28 个穴，首穴长强，末穴龈交，分别分布在头、面、项、背、腰、骶部后正中线，起于会阴穴，向背后沿着脊柱向上走行，直达顶上风府穴，继续上行过头顶，经前额下行鼻柱，终止于上唇系带处的龈交穴，在口腔与任脉交会。

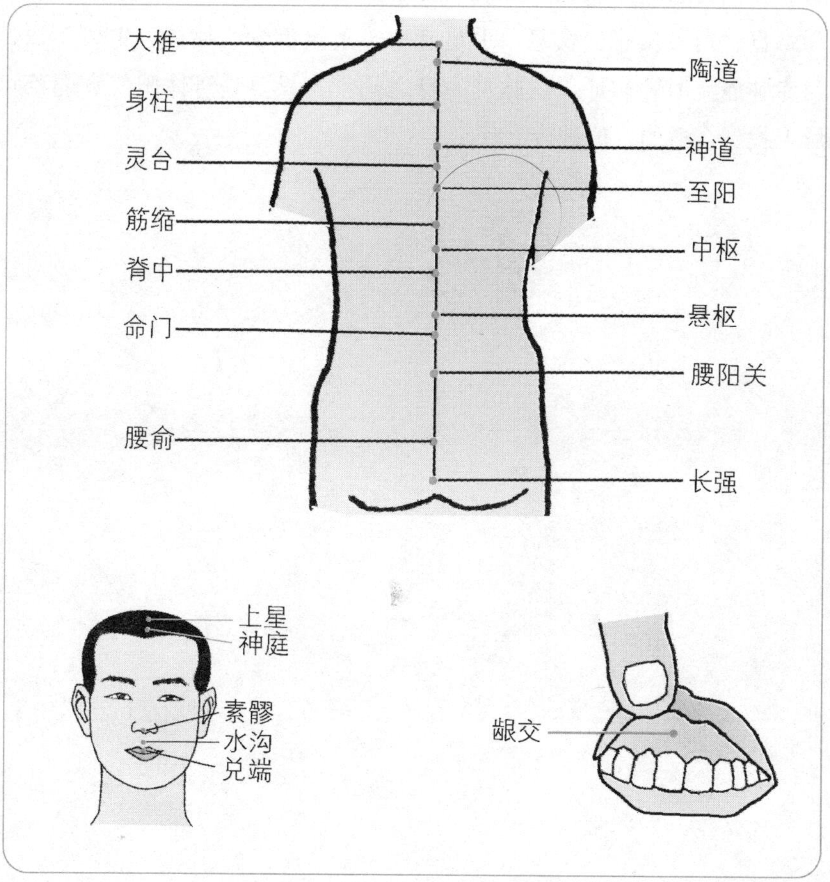

大椎
陶道
身柱
神道
灵台
至阳
筋缩
中枢
脊中
悬枢
命门
腰阳关
腰俞
长强

上星
神庭
素髎
水沟
兑端
龈交

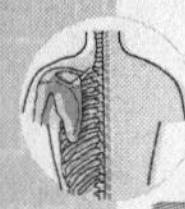

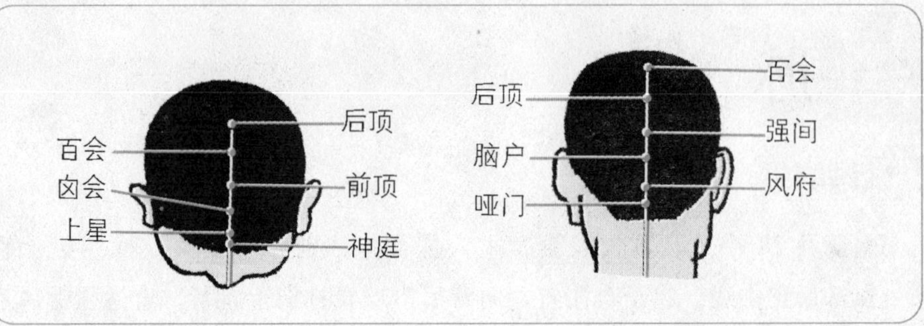

主治病证

督脉主治神志病，热病，腰骶、背、头项局部病证及相应的内脏疾病。如颈项强直、角弓反张、伤寒、手足麻木、手足拘挛、抽搐、中风不语、痫疾、目赤肿痛流泪等病证。督脉督一身之阳气，只要是身体阳气衰弱都可以在督脉上找到合适的穴位进行治疗。

长强

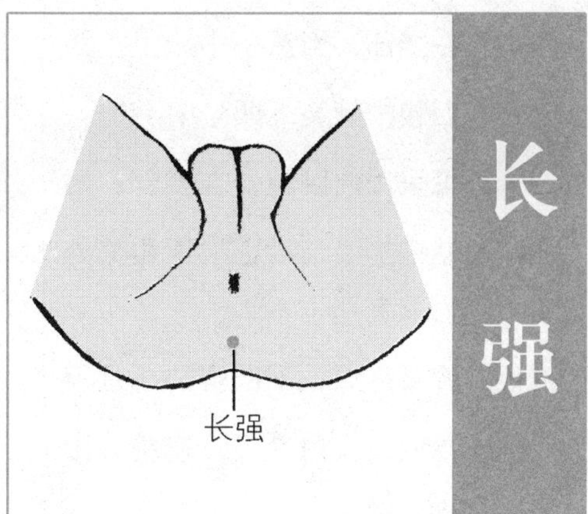

定位 在尾骨端下，当尾骨端与肛门连线的中点处。

取穴 跪伏或胸膝卧位，本穴在尾骨尖端与肛门连线中点凹陷处。

主治 腹泻，便秘，便血，脱肛，痔疾，阴部湿痒。

常用疗法

按摩：用中指或食指指腹点揉，每次3~5分钟，早晚各1次。

针灸：针尖向尾骶骨平行方向斜刺0.5~1.5寸。可灸。

腰俞

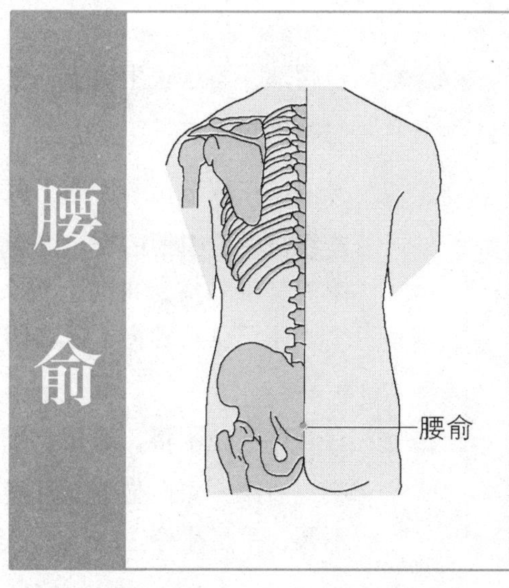

定位 在骶部，后正中线上，当骶管裂孔处。

取穴 取坐位，在骶区，先取尾骨上方的骶角，量骶角下缘的连线与后正中线的交点，适对骶管裂孔处，按压有酸胀感。

主治 腰骶疼痛，下肢痿痹，月经不调，痛经，闭经，痔疮，脱肛，癫痫，小便短赤，尿失禁，尿路感染，遗精。

常用疗法

按摩：用中指或食指指腹点揉，每次3~5分钟，早晚各1次。

针灸：斜刺0.5~1.0寸。可灸。

腰阳关

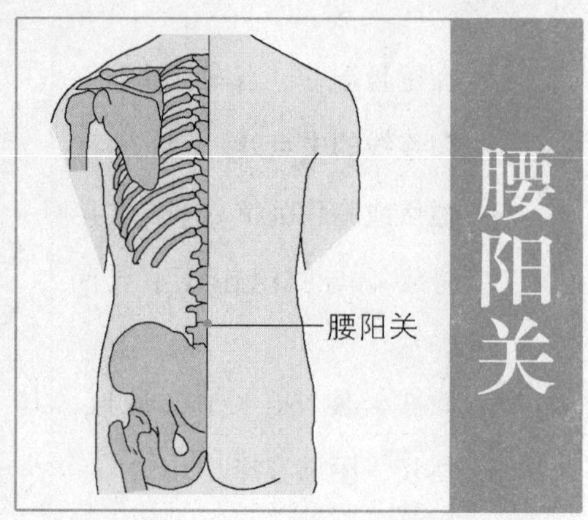

定位 在腰部，当后正中线上，第四腰椎棘突下凹陷中。

取穴 可采用俯卧位，在腰部，两髂嵴连线与后正中线相交处为取穴部位。

主治 腰骶疼痛，下肢痿痹，月经不调，赤白带下，遗精，阳痿，便血。

常用疗法

按摩：用拇指指腹按揉，每次3~5分钟，早晚各1次。

针灸：直刺0.5~1.0寸。可灸。

艾灸：用艾条温灸，每次5~20分钟，每日1次。

命门

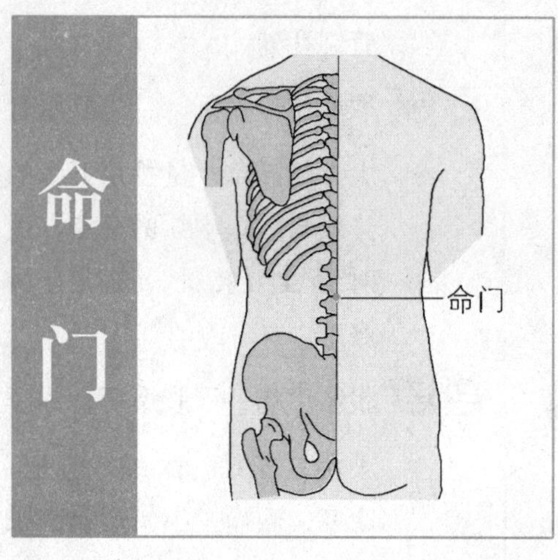

定位 在腰部，当后正中线上，第二腰椎棘突下。

取穴 坐位，在腰部，两髂前上棘连线与后正中线的交点处为第四腰椎棘突，再向上数2个椎体，在其棘突下缘之凹陷处。

主治 腰脊疼痛，阳痿，遗精，尿频，遗尿，赤白带下，月经不调，手足冰冷。

常用疗法

按摩：用拇指指腹按揉，每次3~5分钟，早晚各1次。

针灸：直刺0.5~1.0寸。可灸。

艾灸：用艾条温灸，每次5~20分钟，每日1次。

悬枢

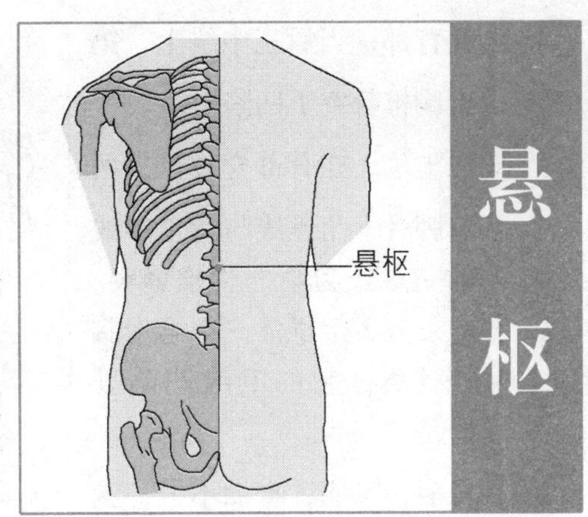

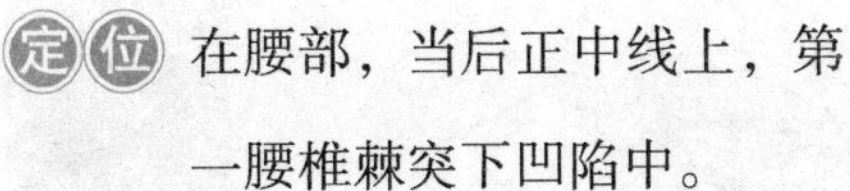

定位 在腰部，当后正中线上，第一腰椎棘突下凹陷中。

取穴 可先找到第四腰椎棘突下缘，往上数 3 个棘突即悬枢穴。

主治 腰脊强痛，腹胀，腹痛，完谷不化。

常用疗法

按摩：用手指指腹或指节按压，沿圈状进行按摩。

针灸：直刺 0.5 ~1.0 寸。可灸。

脊中

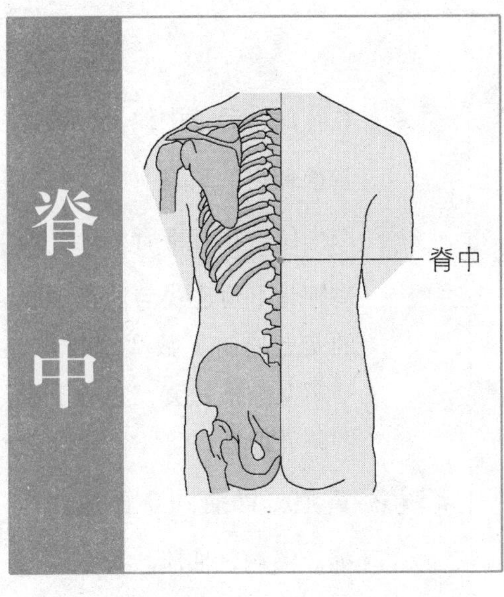

定位 在背部，后正中线上，第十一胸椎棘突下凹陷中。

取穴 坐位，在背部脊柱区，两肩胛骨下角连线与后正中线的交点处为第七胸椎棘突，向下数 4 个椎体，即第十一胸椎棘突，它的下缘凹陷处即为本穴，按压有酸胀感。

主治 痔疮，脱肛，便血，黄疸，肝炎，腹泻，痢疾，腰脊强痛，癫痫。

常用疗法

按摩：用手指指腹或指节按压，沿圈状进行按摩。

针灸：斜刺 0.5 ~1.0 寸。可灸。

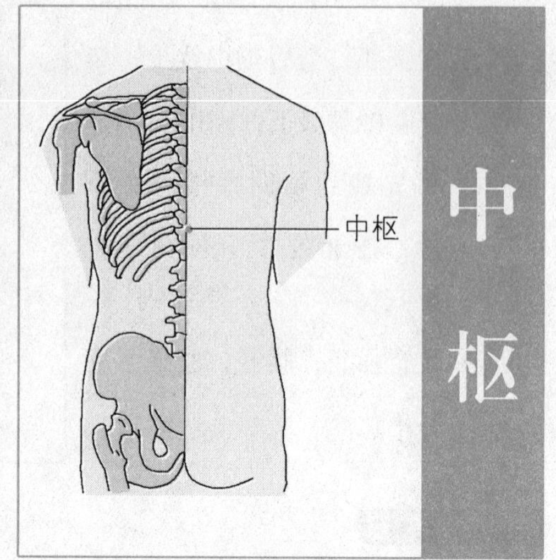

中枢

定位 在背部，当后正中线上，第十胸椎棘突下凹陷中。

取穴 取坐位，在背部脊柱区，两肩胛骨下角连线与后正中线的交点处为第七胸椎棘突，向下数3个椎体，即第十胸椎棘突，它的下缘凹陷处即是。

主治 胃痛，腹痛，食欲不振，胸背疼痛，呕吐，黄疸，腰肌劳损。

常用疗法

按摩：用手指指腹或指节按压，沿圈状进行按摩。

针灸：斜刺0.5~1.0寸。可灸。

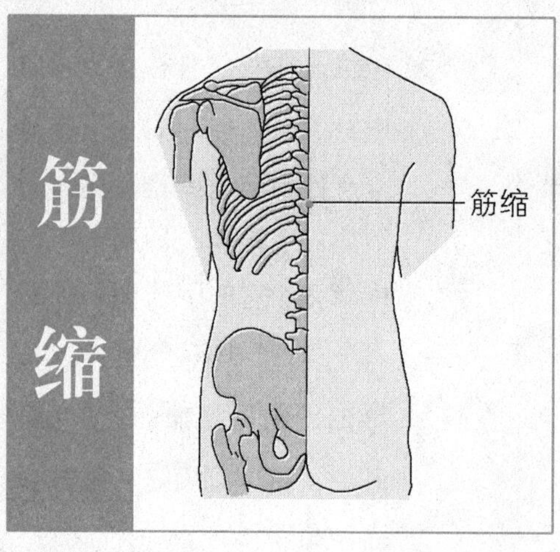

筋缩

定位 在背部，后正中线上，第九胸椎棘突下凹陷中。

取穴 取坐位，在背部脊柱区，两肩胛骨下角连线与后正中线的交点处向下数2个椎体，即第九胸椎棘突，它的下缘凹陷处即是。

主治 黄疸，胃痛，腰脊痛，背痛，癫痫，抽搐。

常用疗法

按摩：用手指指腹或指节按压，沿圈状进行按摩。

针灸：斜刺0.5~1.0寸。可灸。

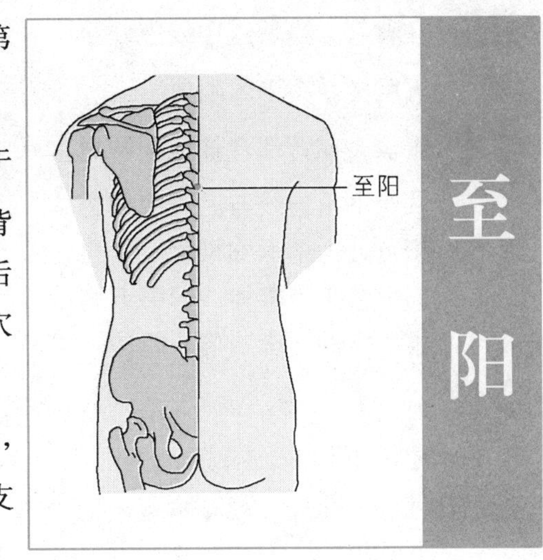

定位 在背部，当后正中线上，第七胸椎棘突下凹陷中。

取穴 俯卧位或坐位，双手平放于身体两侧或自然下垂，在背部，两侧肩胛下角连线与后正中线相交处，为取穴部位。

主治 黄疸，胆囊炎，腰背强痛，胸胁胀满，咳嗽，气喘，支气管哮喘，疟疾。

常用疗法

按摩：用拇指指腹按揉，每次3~5分钟，早晚各1次。

针灸：斜刺0.5~1.0寸。可灸。

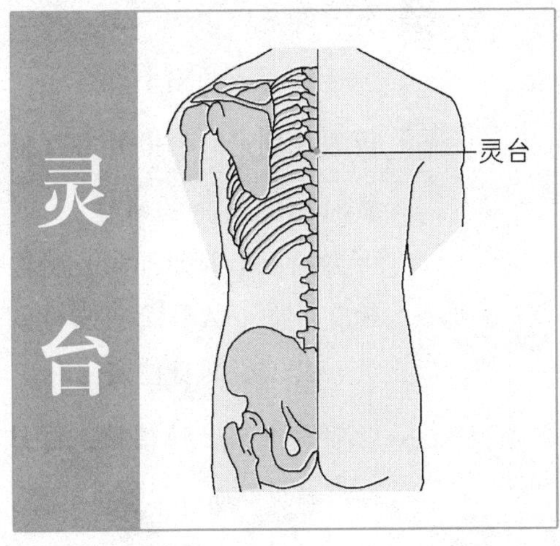

定位 在背部，后正中线上，第六胸椎棘突下凹陷中。

取穴 俯卧位或坐位，在背部后正中线上，至阳穴上一个胸椎，为取穴部位。

主治 咳嗽，气喘，项强，身热，背痛。

常用疗法

按摩：用手指指腹或指节按压，沿圈状进行按摩。

针灸：斜刺0.5~1.0寸。可灸。

神道

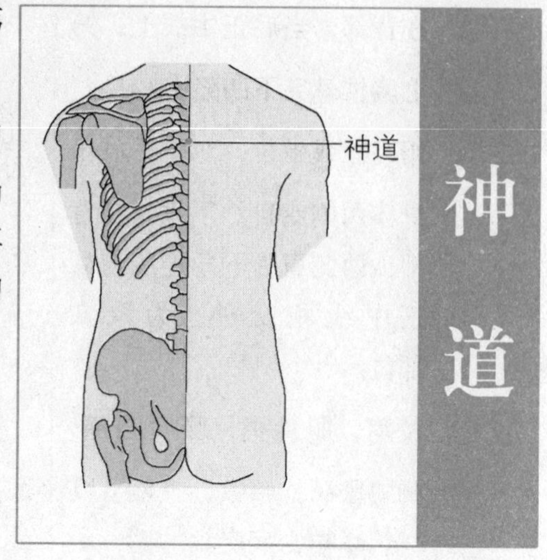

定位 在背部，当后正中线上，第五胸椎棘突下凹陷中。

取穴 坐位，在背部脊柱区，两肩胛骨下角连线与后正中线的交点处为第七胸椎棘突，再向上数2个椎体，即第五胸椎，它的下缘凹陷处即是。

主治 心痛，心悸，咳嗽，气喘，中风不语，肩背痛，失眠，健忘，痫症，神经衰弱，小儿惊风。

常用疗法

按摩：用手指指腹或指节按压，沿圈状进行按摩。

针灸：斜刺0.5~1.0寸。可灸。

身柱

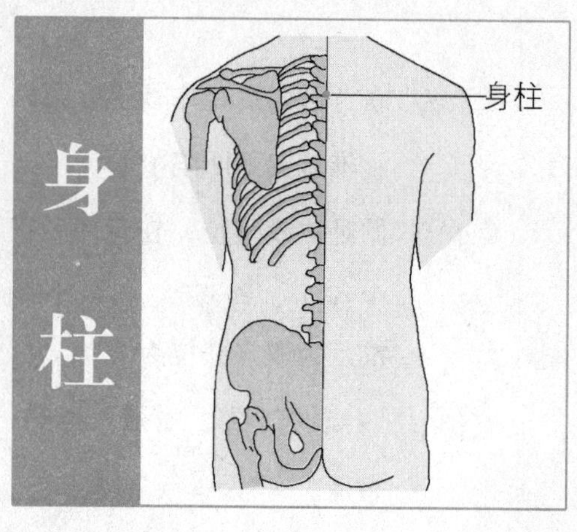

定位 在背部，后正中线上，第三胸椎棘突下凹陷中。

取穴 可先找到第七颈椎棘突（低头时颈部最高的棘突），其下方的一个棘突即第一胸椎棘突，向下数到第三胸椎棘突，其下缘即身柱穴。

主治 咳嗽，气喘，肺结核，百日咳，癫狂，痫症，身热头痛。

常用疗法

按摩：用拇指按压。注意用力由轻到重，不可突然用力，并注意指间关节不动。每次3~5分钟，每日3次。

针灸：斜刺0.5~1.0寸。可灸。

陶道

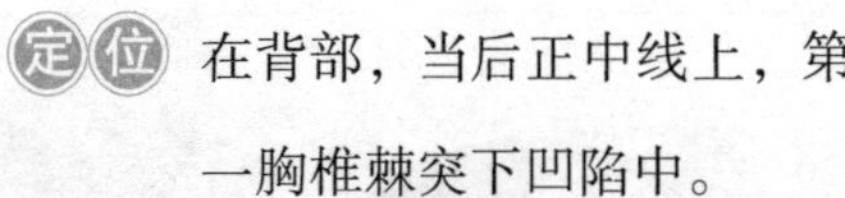

定位　在背部，当后正中线上，第一胸椎棘突下凹陷中。

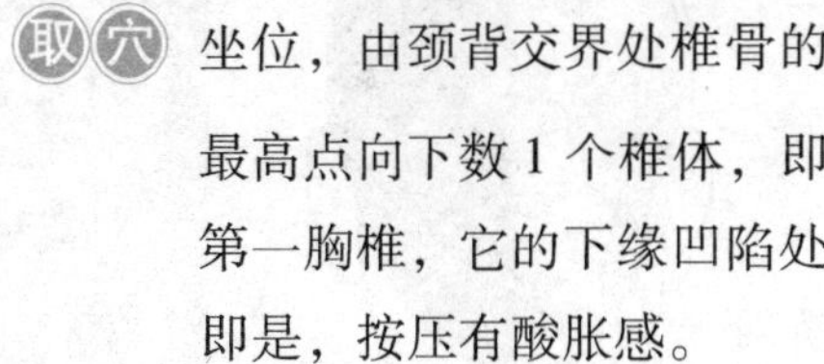

取穴　坐位，由颈背交界处椎骨的最高点向下数1个椎体，即第一胸椎，它的下缘凹陷处即是，按压有酸胀感。

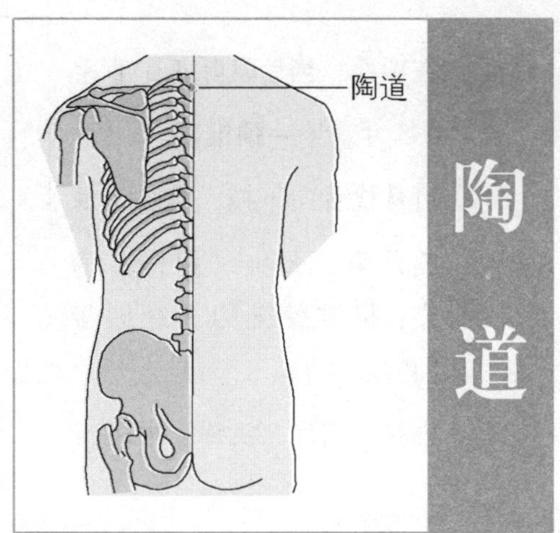

主治　癫狂，热病，疟疾，恶寒发热，咳嗽，头痛，眩晕，气喘，骨蒸潮热。

常用疗法

按摩：用拇指用力按压。要注意用力由轻到重，不可突然用力。要注意指间关节不动。本穴每次施治3～5分钟即可，每天3次左右。

针灸：斜刺0.5～1.0寸。可灸。

大椎

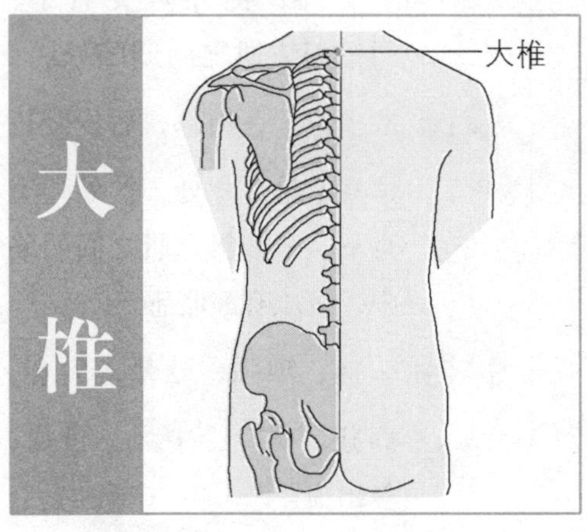

定位　在后中线上，第七颈椎棘突下凹陷处。

取穴　取坐位，在颈背交界处椎骨的最高点即为第7颈椎，它的下缘凹陷处即是，按压有酸胀感。

主治　感冒，发热，中暑，咳嗽，气喘，落枕，小儿惊风，骨蒸潮热。

常用疗法

按摩：用拇指指腹按揉，每次3～5分钟，早晚各1次。

针灸：斜刺0.5～1.0寸。可灸。

艾灸：用艾条温灸，每次5～20分钟，每日1次，适用于颈项冷痛。

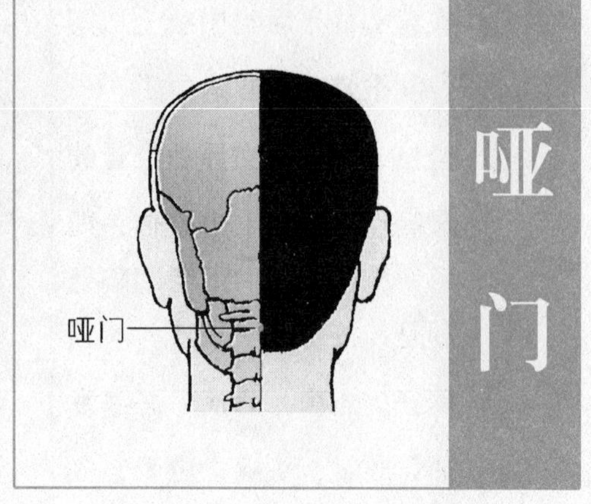

定位 在项部，当后发际正中直上0.5寸，第一颈椎下。

取穴 可从枕骨向下摸，第一个棘突是第二颈椎（枢椎）棘突，枢椎棘突的上缘即哑门穴。

主治 癫狂，痫症，头痛，中风。

常用疗法

按摩：用食指或中指指腹点揉，每次3~5分钟，早晚各1次。

针灸：直刺或向下斜刺0.5~1.0寸，禁向上深刺，以防损伤延髓。

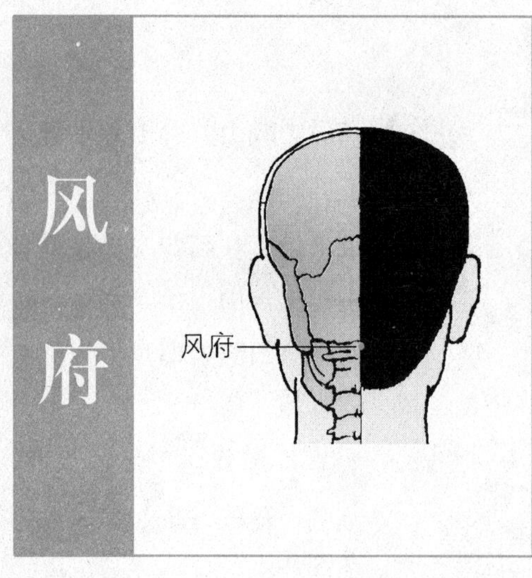

定位 在项部，当后发际正中直上1寸，枕外隆突直下，两侧斜方肌之间凹陷处。

取穴 取坐位，在项部，后发际正中直上量1寸处，枕外隆突直下，两侧斜方肌之间凹陷中，按压有酸胀感。

主治 头痛，项强，眩晕，失音，癫狂，痫症，中风，目痛，鼻出血。

常用疗法

按摩：用食指或中指指腹点揉，每次3~5分钟，早晚各1次。

针灸：直刺或稍向下斜刺0.5~1.0寸，禁向前上深刺、提插、捻转，手法宜慎，以防损伤延髓、小脑。

脑户

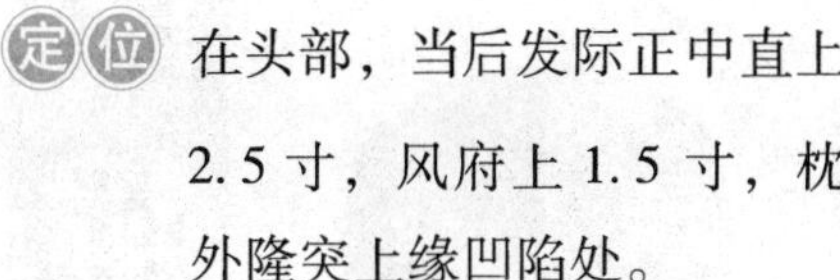

定位 在头部，当后发际正中直上2.5寸，风府上1.5寸，枕外隆突上缘凹陷处。

取穴 可取正坐或俯卧位，在头部，枕骨粗隆上缘凹陷处即脑户穴。

主治 头痛，头重，失音，头晕，癫狂。

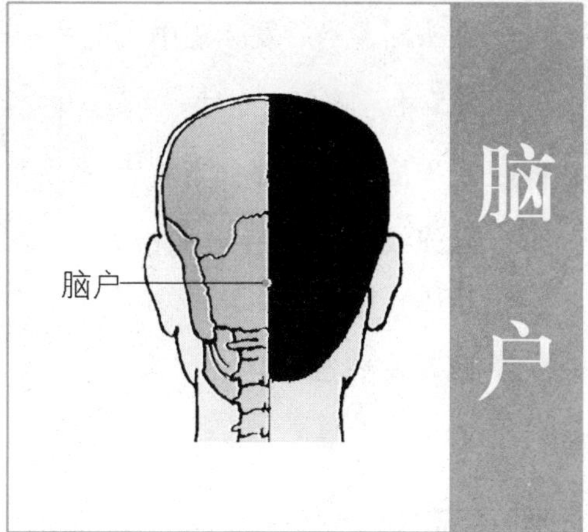

常用疗法

按摩：双手拇指指尖相互叠加，用指腹或指尖向下揉按，每次3~5分钟。

针灸：平刺0.5~0.8寸。可灸。

强间

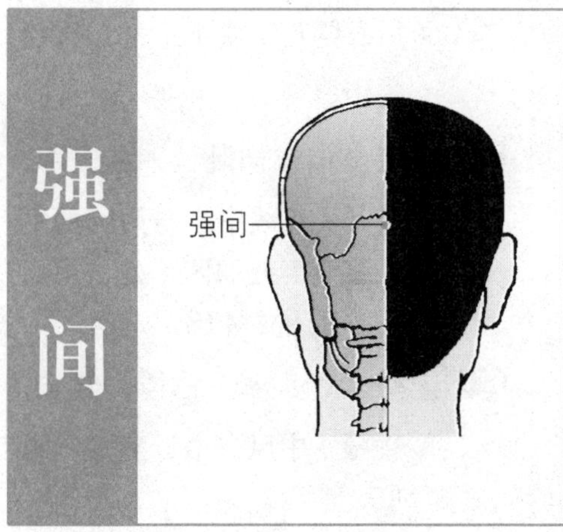

定位 在头部，后发际正中直上4寸。

取穴 正坐或俯卧位，在头部，当脑户穴直上1.5寸，为取穴部位。

主治 目眩，头痛，癫狂，失眠，心烦。

常用疗法

按摩：用手指指腹或指节按压，沿圈状进行按摩。

针灸：平刺0.5~0.8寸。可灸。

后顶

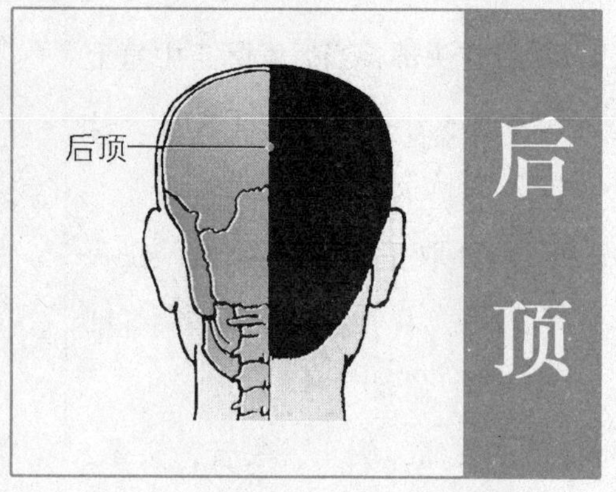

定位 在头部，当后发际正中直上5.5寸，脑户上3寸。

取穴 正坐位，在头部，当前后发际连线中点向后半横指处，按压有痛感。

主治 眩晕，头痛，项强，癫痫，心烦，失眠。

常用疗法

按摩：用手指指腹或指节按压。按摩本穴时，用力要柔和、轻缓。对儿童、体弱者，注意力道适度，以免造成损伤。每次为3~4分钟，每日2~3次。

针灸：平刺0.5~0.8寸。可灸。

百会

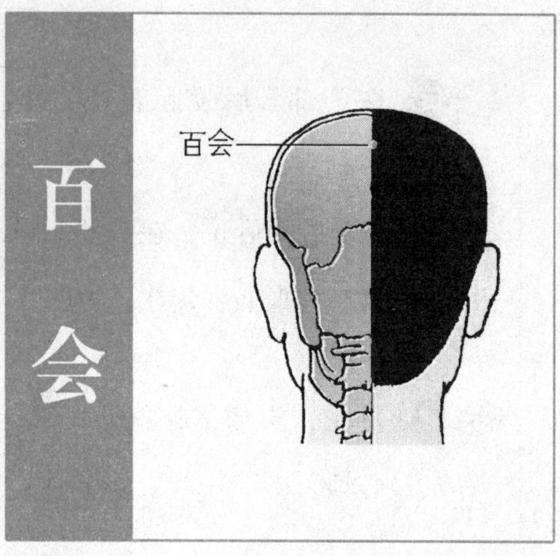

定位 后发际正中直上7寸，头顶正中。

取穴 正坐位或仰卧位，在头部，两耳尖连线中点与眉间的中心线交汇处的凹陷处，用指尖按压有疼痛感。

主治 头痛，头晕，惊悸，健忘，昏厥，中风失语，痫症，脱肛，泄泻。

常用疗法

按摩：用食指或中指指端按压，每次3~5分钟，早晚各1次。

针灸：平刺0.5~0.8寸。可灸。

前顶

定位 在头部，当前发际正中直上3.5寸，百会前1.5寸。

取穴 正坐位或仰卧位，在头顶部，先取两耳尖连线中点的百会穴，再向前量1.5寸，或前发际正中直上3.5寸处，按压有痛感。

主治 眩晕，头痛，小儿惊风，癫痫。

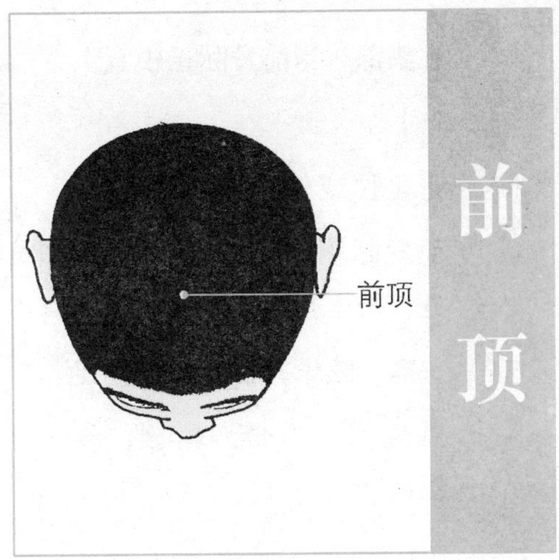

常用疗法

按摩：用手指指腹或指节按压，沿圈状进行按摩。

针灸：平刺0.3~0.5寸。可灸。

囟会

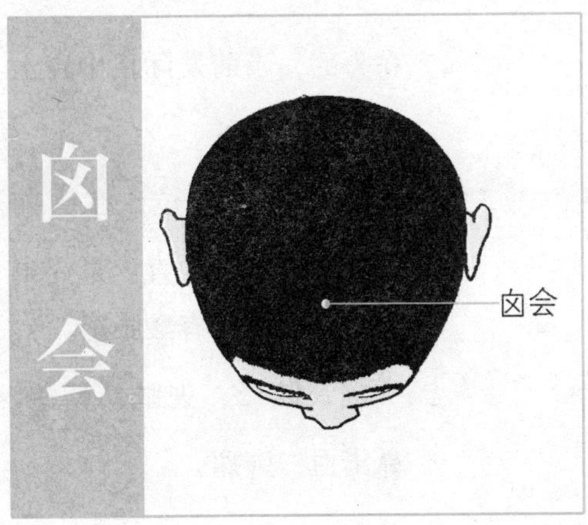

定位 在头部，前发际正中直上2寸，百会前3寸。

取穴 正坐位或仰卧位，在头顶部，从前发际向上量约2横指处，按后有痛感。

主治 眩晕，鼻塞，流涕，头痛，癫痫，嗜睡。

常用疗法

按摩：用手指指腹或指节按压，沿圈状进行按摩。

针灸：平刺0.3~0.5寸，小儿禁刺。可灸。

上星

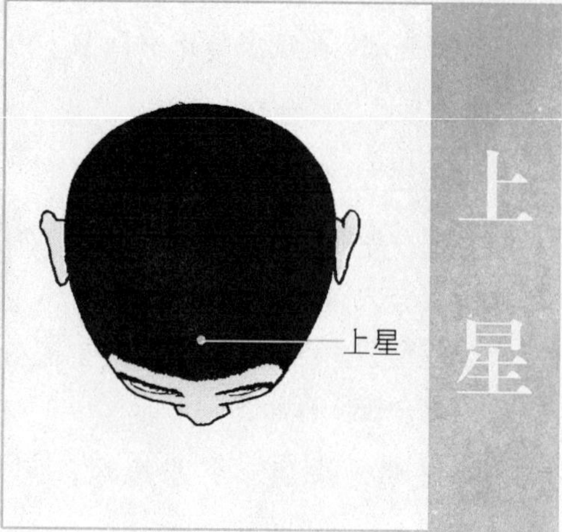

定位 在头部，当前发际正中直上1寸。

取穴 正坐位或仰卧位，在头部，前发际正中直上量1横指处，按压有酸胀感。

主治 头痛，眩晕，目赤肿痛，迎风流泪，头晕，鼻渊，鼻出血。

常用疗法

按摩：用手指指腹或指节按压，沿圈状进行按摩。

针灸：平刺0.5~0.8寸。可灸。

神庭

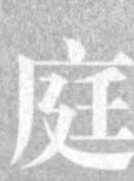

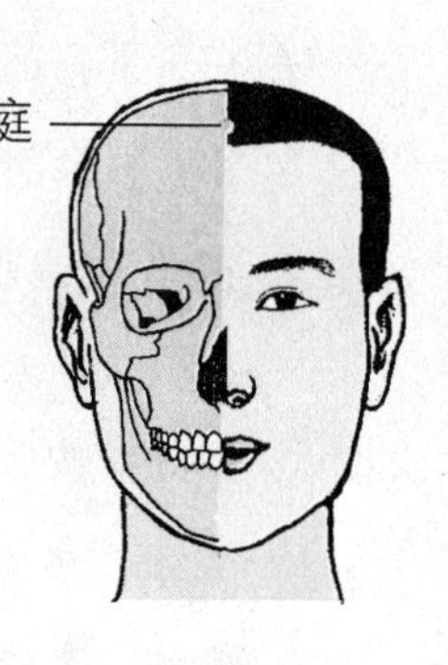

定位 在头部，当前发际正中直上0.5寸。

取穴 正坐位或仰卧位，在头前部，前发际正中直上量约半横指处，按压有酸胀感。

主治 头痛，眩晕，失眠，鼻渊，鼻出血，癫痫。

常用疗法

按摩：用食指或中指指腹点揉，每次3~5分钟，早晚各1次。

针灸：平刺0.3~0.5寸。可灸。

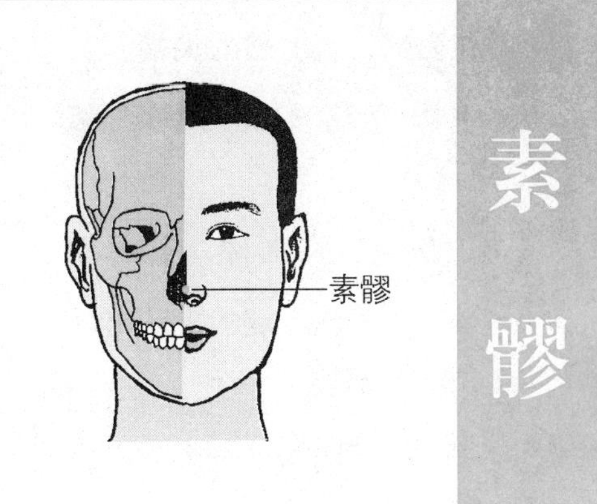

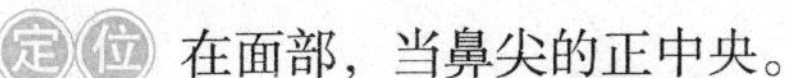

定位 在面部，当鼻尖的正中央。

取穴 取正坐位或仰卧位，在鼻背下端之鼻正中央。

主治 鼻出血，鼻塞，流涕，昏迷，咳嗽，惊厥，新生儿窒息。

常用疗法

按摩：用手指指腹或指节按压，沿圈状进行按摩。

针灸：斜刺 0.3 ~0.5 寸。

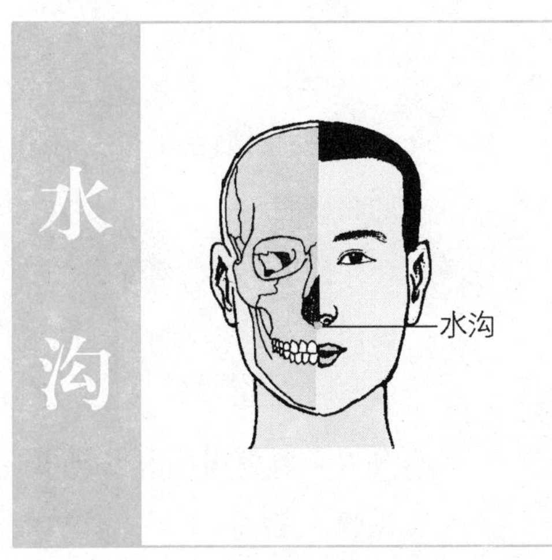

定位 在面部，人中沟正中线上 1/3 与下 2/3 交界处。

取穴 可采用正坐或仰靠、仰卧姿势，穴在面部，人中沟中的上 1/3 与 2/3 交界处，按压有强烈的压痛感。

主治 惊风，口眼歪斜，癫痫，腰脊强痛，黄疸，糖尿病，牙痛。

常用疗法

按摩：用拇指指尖掐按，每次 1 ~2 分钟，早晚各 1 次。

针灸：斜刺 0.3 ~0.5 寸。可灸。

兑端

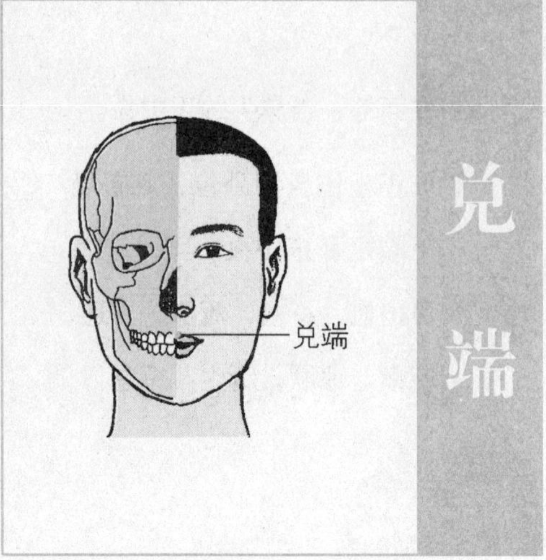

定位 在面部，当上唇的尖端，人中沟下端皮肤与唇红移行部。

取穴 正坐位，在面部，上唇尖端，人中沟下端的皮肤与唇的移行部位。

主治 昏迷，口歪，糖尿病，鼻塞，鼻出血，癫狂，齿龈肿痛。

常用疗法

按摩：用手指指腹或指节按压，沿圈状进行按摩。

针灸：斜刺0.2～0.3寸。

龈交

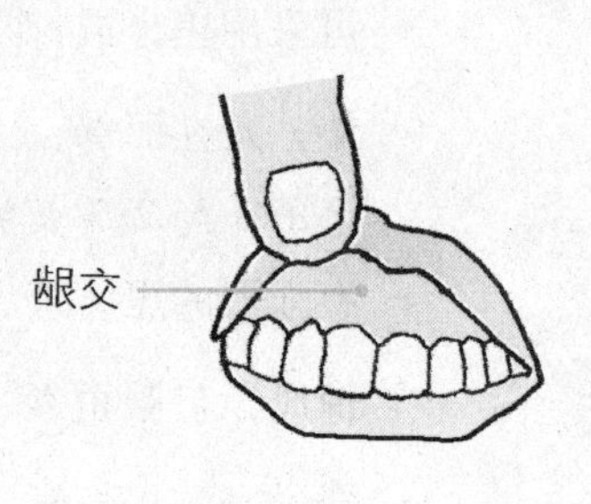

定位 在上唇内，唇系带与上齿龈的相接处。

取穴 该穴位于人体的面部，当上唇的尖端，人中沟下端的皮肤与唇的移行部。

主治 鼻炎，流鼻涕，齿龈肿痛，项强，癫狂。

主治

针灸：向上斜刺0.2～0.3寸。不灸。

第七章

经外奇穴穴位及治疗疾病

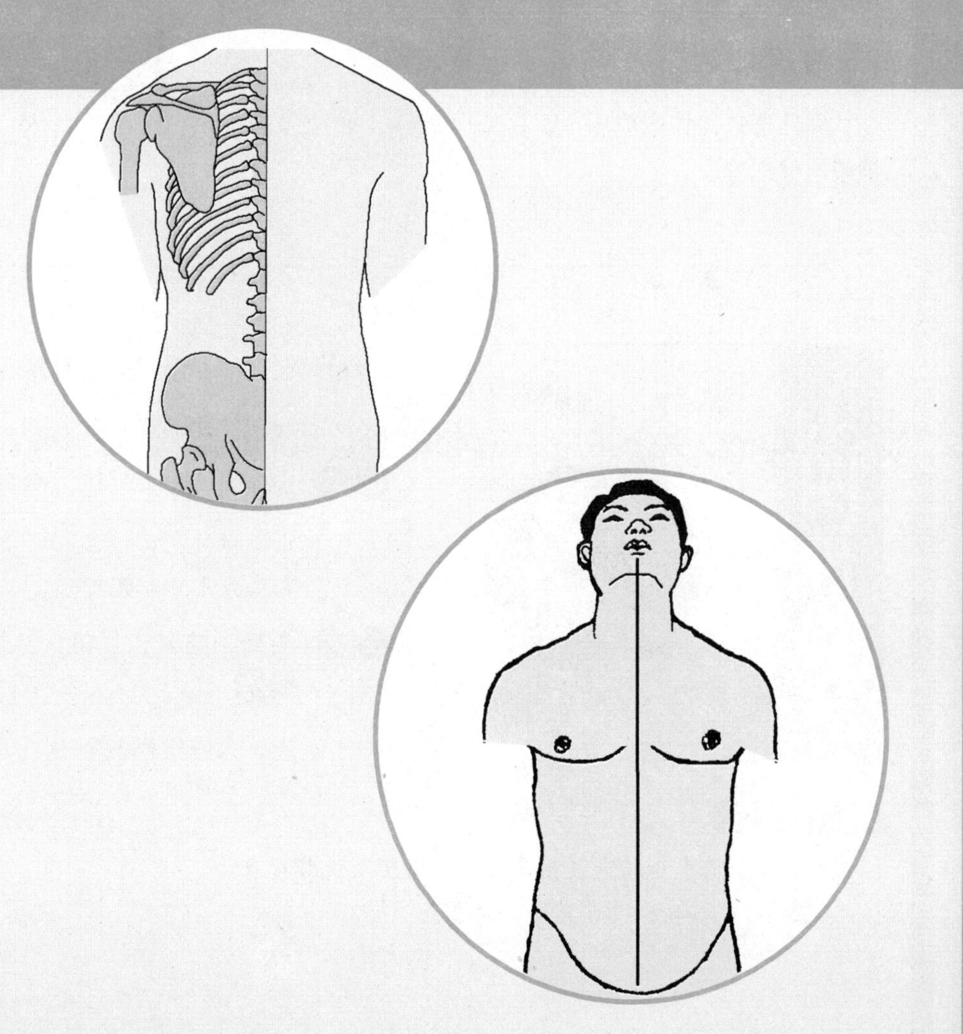

经外奇穴

穴位介绍

凡未归属于十四经脉，具有固定名称、位置和主治功效的经穴称为经外奇穴。所谓“奇”，一方面是针对十四经脉的“常”而言，另一方面是指这类穴位对某些病证具有特殊的作用，且疗效显著。经外奇穴一般都是在阿是穴的基础上发展来的。经外奇穴分布得比较散乱，大多不在十四经循行路线上，但与经络系统仍有一定关系。有的经外奇穴并不专指某一个部位，而是指一组腧穴，如十宣、八邪、八风等。

主治病证

经外奇穴在临床应用上，针对性较强，如四缝治疳积、太阳治目赤、四神聪治健忘等。

四神聪

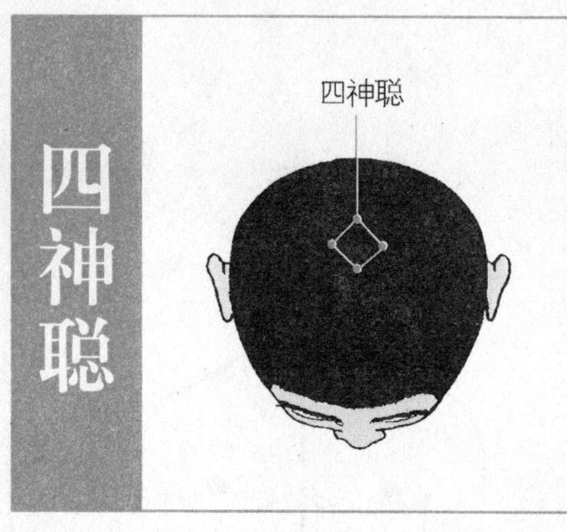

定位 在头部，当百会前后左右各开一寸处，共4穴。

取穴 正坐位，在头顶正中的凹陷中取百会穴，百会穴前后左右旁开1寸取四神聪。

主治 头痛，眩晕，失眠，健忘，癫狂，痫证，中风，半身不遂，大脑发育不全。

常用疗法

按摩：用手指指腹或指节按压，沿圈状进行按摩。

针灸：平刺0.5~0.8寸。可灸。

当阳

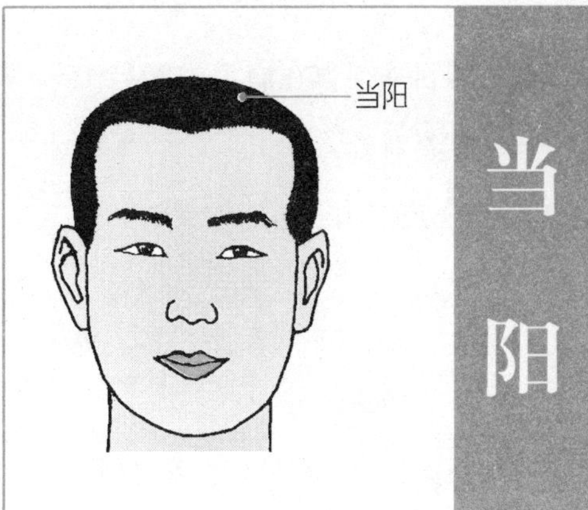

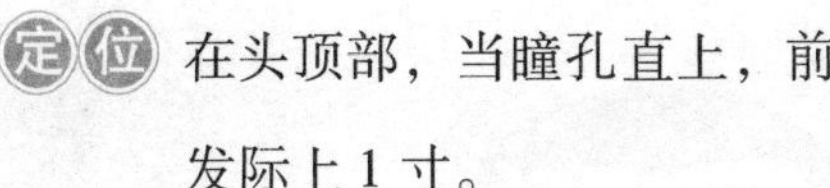

定位 在头顶部，当瞳孔直上，前发际上1寸。

取穴 正坐位，两目平视前方，瞳孔直上，入前发际1横指，按压有痛感。

主治 目疾肿痛，前头痛。

常用疗法

按摩：用手指指腹或指节按压，沿圈状进行按摩。

针灸：平刺0.3~0.5寸。可灸。

印堂

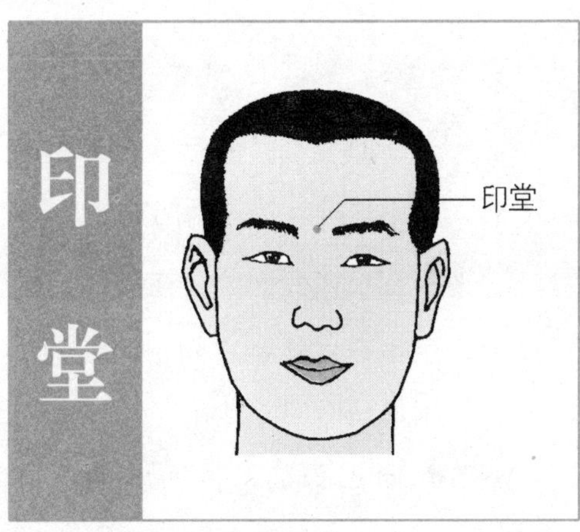

定位 在面部，两眉头连线的中点，对准鼻尖处。

取穴 正坐或仰靠、仰卧姿势，位于面部，在两眉头连线中点凹陷处，按压有酸胀感。

主治 头痛，头晕，失眠，鼻渊，鼻出血，目赤肿痛，呕吐，产妇血晕，子痫，小儿惊风。

常用疗法

按摩：用手指指腹或指节按压，沿圈状进行按摩。

针灸：斜刺0.2~0.3寸。

艾灸：用艾条温灸，每次5~20分钟，每日1次。适用于面瘫、三叉神经痛。

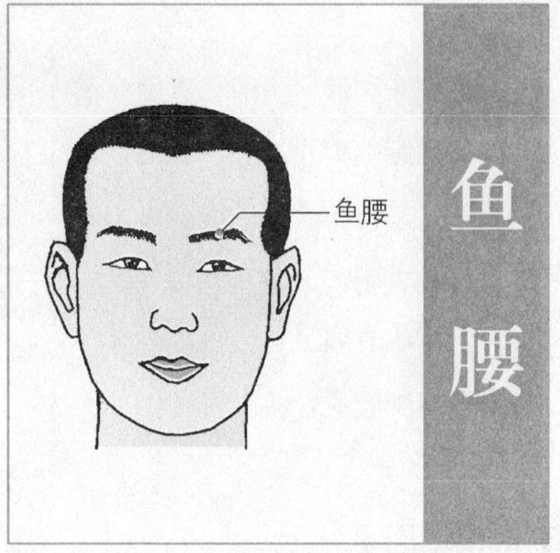

鱼腰

定位 两目平视，在眉毛中间与瞳孔直对处。

取穴 正坐或仰卧位，在额部，目正视，在瞳孔直上，眉毛中央，左右两侧各有1穴，按压有痛感。

主治 目赤肿痛，目翳，眼睑下垂，口眼歪斜，眶上神经痛。

常用疗法

按摩：用手指指腹或指节按压，沿圈状进行按摩。

针灸：平刺或斜刺0.3～0.5寸。

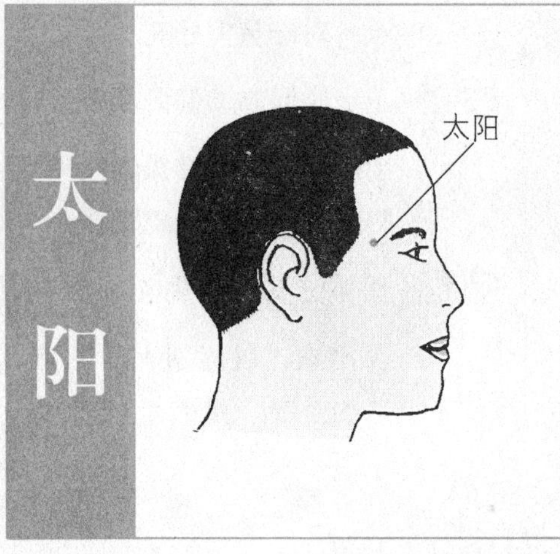

太阳

定位 在面部，眉梢与目外眦连线中点外开1寸的凹陷处。

取穴 正坐或侧坐位，在头部，眉梢与目外眦之间，向后约1横指的凹陷处。

主治 偏正头痛，目赤肿痛，目眩，口眼歪斜，牙痛，三叉神经痛。

常用疗法

按摩：用手指指腹或指节按压，沿圈状进行按摩。

针灸：直刺或斜刺0.3～1.0寸。

耳尖

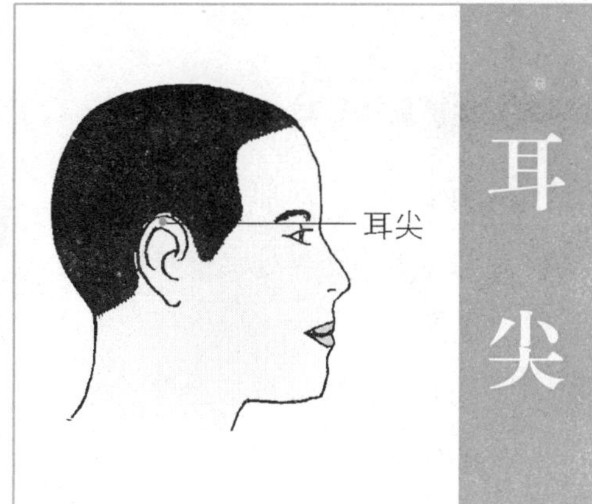

定位　在耳郭的上方，当折耳向前，耳郭上方的尖端处。

取穴　正坐位，耳轮上部，折耳向前时，耳郭上方的尖端处，掐之有痛感。

主治　目赤肿痛，目翳，以及麦粒肿。

常用疗法

按摩：用手指指腹或指节按压，沿圈状进行按摩。

针灸：直刺0.1寸。用三棱针点刺耳尖穴、肝俞穴放血，每日1次，每次每穴放血10滴，2次即可治愈麦粒肿。

球后

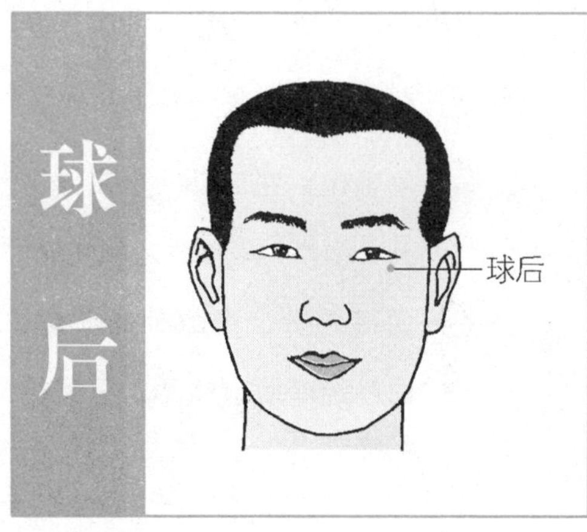

定位　目平视，在目眶下缘的外1/4折点处。

取穴　正坐位，在面部，当眶下缘外1/4与内3/4交界处，按压有酸胀感。

主治　近视，斜视，青光眼，视神经炎，视神经萎缩，早期白内障，视网膜色素变性。

常用疗法

按摩：用手指指腹或指节按压，沿圈状进行按摩。

针灸：将眼球推向内上方固定，沿眶下缘向视神经孔方向刺入0.5～1.0寸，禁提插、捻转。

上迎香

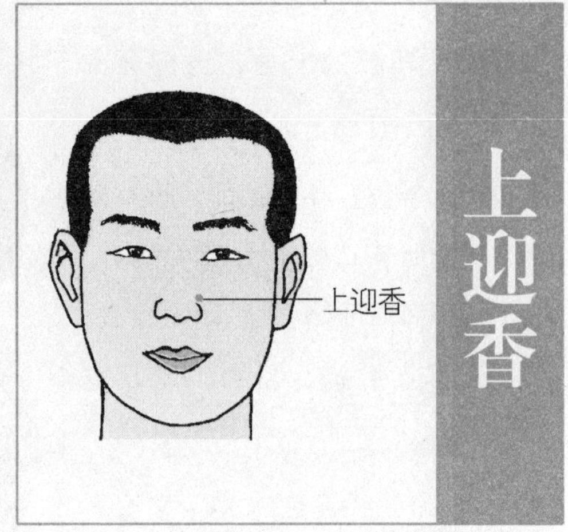

定位 在鼻翼软骨与鼻甲的交接处。

取穴 侧坐位，在面部，鼻翼软骨与鼻甲的交界处，近鼻唇沟上端处。

主治 头痛，鼻塞，鼻中息肉，过敏性鼻炎。

常用疗法

按摩：用手指指腹或指节按压，沿圈状进行按摩。

针灸：斜刺 0.3 ~0.5 寸。可灸。

夹承浆

定位 在面部，承浆旁开 1 寸处。

取穴 侧坐位，在面部，承浆穴旁开 1 横指，下颌骨之颏孔处。

主治 面颊浮肿，齿龈肿痛溃烂，面神经麻痹或痉挛，三叉神经痛。

常用疗法

按摩：用手指指腹或指节按压，沿圈状进行按摩。

针灸：直刺 0.5 ~1.0 寸。可灸。

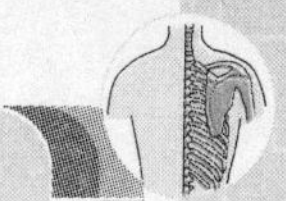

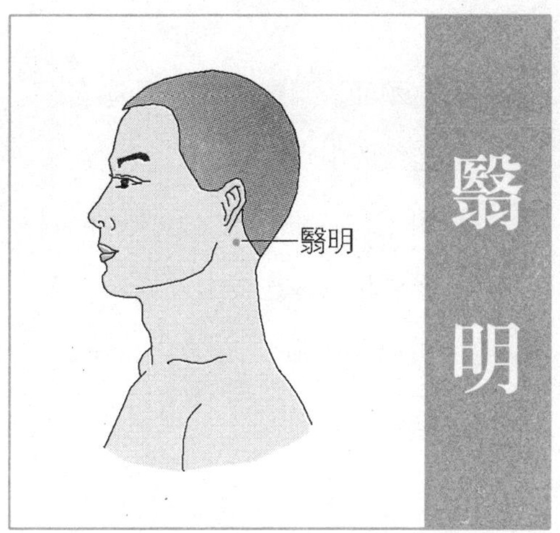

定位 在项部，当翳风后1寸。

取穴 侧坐位，头略向前倾，将耳向后按，从正对耳垂边缘的凹陷处，再向后量1横指处。

主治 近视，远视，雀目，耳聋，耳鸣，眼睛痛，头痛，眩晕，精神病。

常用疗法

按摩：用手指指腹或指节按压，沿圈状进行按摩。

针灸：直刺0.5～1.0寸。可灸。

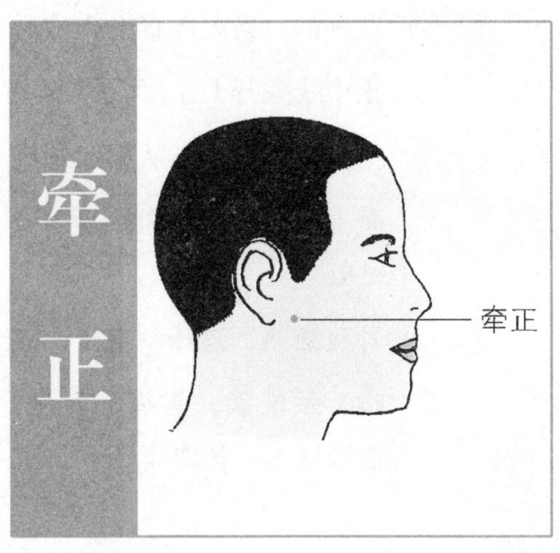

定位 在面颊部，耳垂前0.5～1寸处。

取穴 侧坐位，在面颊部，耳垂前约1横指，按压有酸胀感。

主治 口眼歪斜，咬肌痉挛，腮腺炎，口腔溃疡，下牙痛。

常用疗法

按摩：用手指指腹或指节按压，沿圈状进行按摩。

针灸：斜刺0.5～0.8寸。

安眠

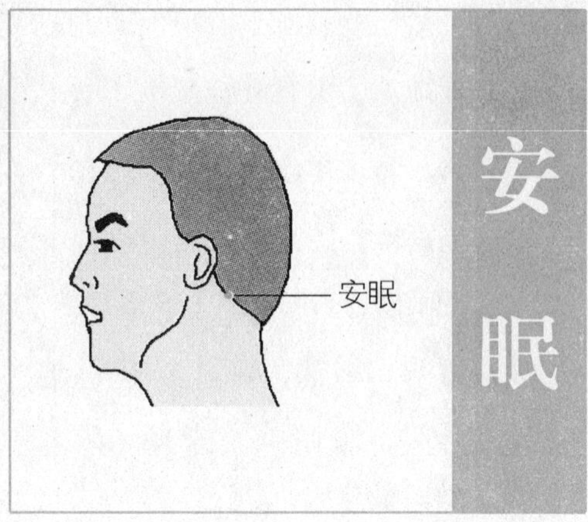

定位 在颈部，当翳风穴与风池穴连线的中点。

取穴 侧坐位或侧卧位，在项部，翳风与风池连线中点处。

主治 头痛，失眠，眩晕，心悸，癫狂。

常用疗法

按摩：用手指指腹或指节按压，沿圈状进行按摩。

针灸：直刺1.0~1.5寸。可灸。

颈百劳

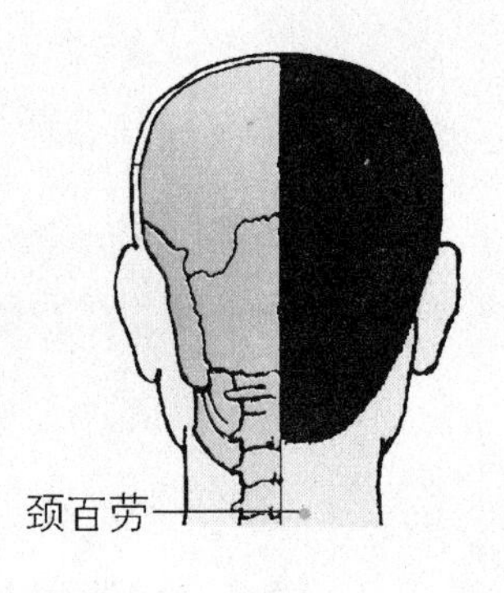

定位 在颈部，当大椎直上2寸后正中线旁开1寸。

取穴 坐位，在颈部，从第七颈椎直上量约2横指处，旁开1寸处。

主治 骨蒸潮热，盗汗，自汗，咳嗽，颈椎病，头痛，面瘫，上肢麻木，腰腿痛。

常用疗法

按摩：用手指指腹或指节按压，沿圈状进行按摩。

针灸：直刺或斜刺0.5~1.0寸。可灸。

艾灸：用艾条温灸，每次5~10分钟。

子宫

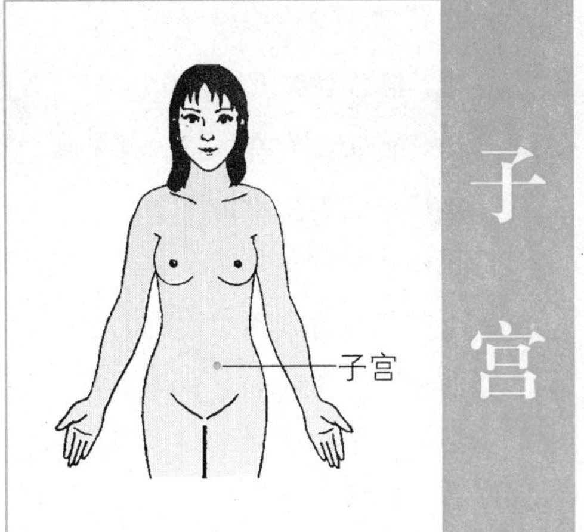

定位 在下腹部，当脐下4寸，中极旁开3寸。

取穴 仰卧位，将耻骨联合上缘与肚脐连线5等分，在连线的下1/5与上4/5的交点，旁开4横指处。

主治 子宫脱垂，月经不调，痛经，崩漏，疝气，腰痛。

常用疗法

按摩：用手指指腹或指节按压，沿圈状进行按摩。

针灸：直刺0.8～1.2寸，或向趾骨联合方向平刺1.5～2.5寸。可灸。

定喘

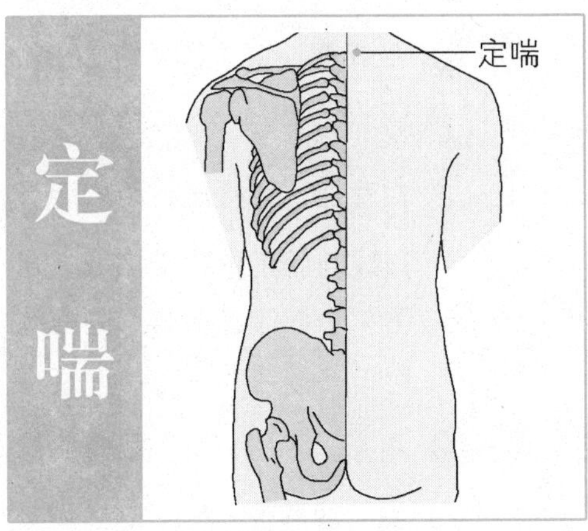

定位 在第七颈椎棘突下，旁开0.5寸。

取穴 坐位低头时，在脊柱区，当颈部最高棘突下，旁开0.5寸。

主治 哮喘，咳嗽，肩背痛，落枕，上肢疼痛不举。

常用疗法

按摩：用手指指腹或指节按压，沿圈状进行按摩。

针灸：直刺或斜刺0.5～1.0寸。可灸。

夹脊

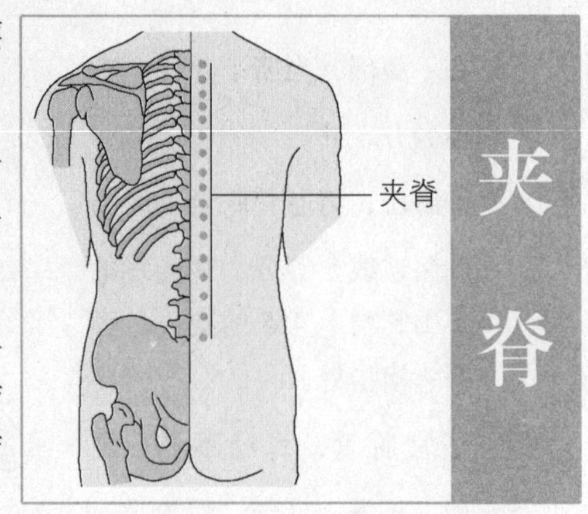

定位 在背部，第一胸椎至第五腰椎，各椎棘突下旁开0.5寸。

取穴 坐位低头，在脊柱区，第一胸椎至第五腰椎棘突下，后正中线旁开0.5寸。

主治 上胸部夹脊穴治疗心肺，上肢疾病；下胸部夹脊穴治疗胃肠疾病；腰部夹脊穴治疗腰、腹及下肢疾病。

常用疗法

按摩：用手指指腹按压。

针灸：直刺0.3～0.5寸或斜刺1.5～2.5寸，或平刺，由上向下透穴进针2.0～3.0寸。

艾灸：用艾条温灸，每次5～15分钟。

胃脘下俞

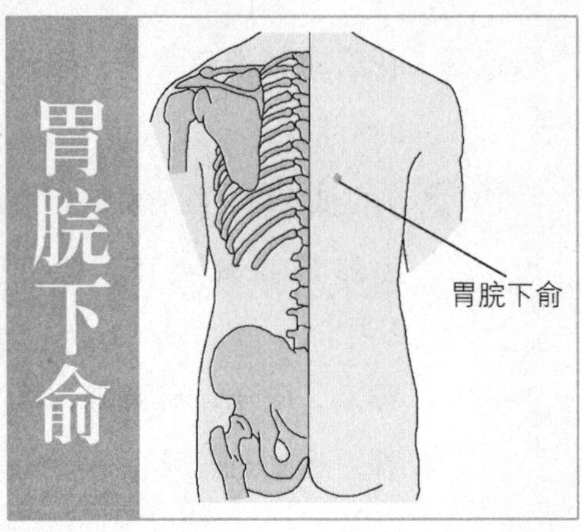

定位 在背部，第八胸椎棘突下，旁开1.5寸。

取穴 在背部，脊柱区，两肩胛骨连线与后正中线交点处，向下1个椎体，即第八胸椎棘突，再旁开1.5寸。

主治 胃痛，胸胁痛，腹痛，消渴，胰腺炎。

常用疗法

按摩：用手指指腹按压。

针灸：斜刺0.3～0.5寸。

艾灸：用艾条温灸，每次5～15分钟。

痞根

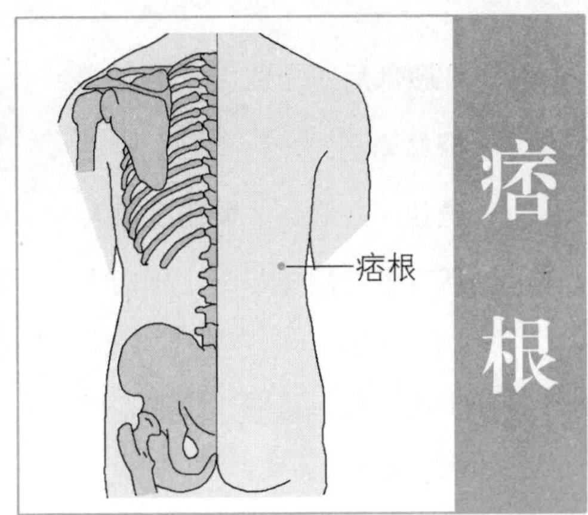

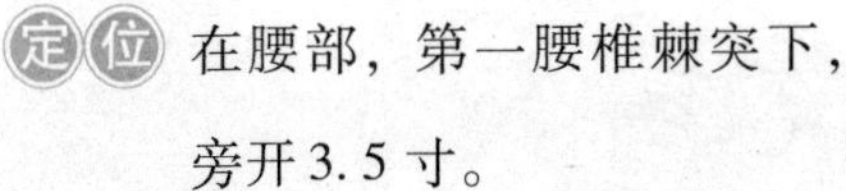

定位 在腰部，第一腰椎棘突下，旁开3.5寸。

取穴 坐位，在髂前上棘与后正中线的交点处，再向上3个椎体即第一腰椎棘突，旁开3.5寸。

主治 腰痛，肝脾肿大，反胃。

常用疗法

按摩：用手指指腹或指节按压，沿圈状进行按摩。

针灸：直刺0.5～1.0寸。可灸。

艾灸：用艾条温灸，每次5～15分钟。

腰宜

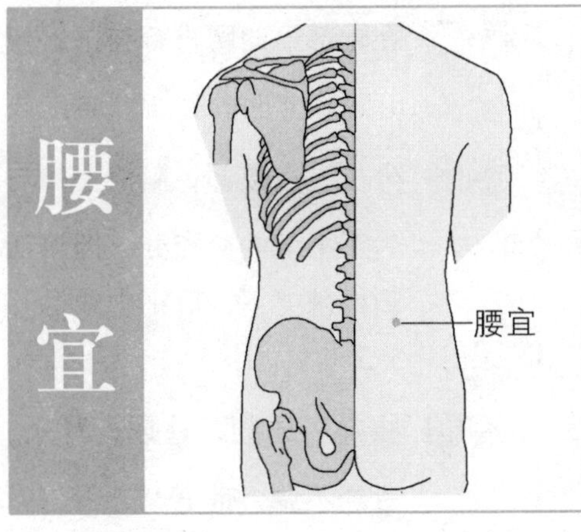

定位 在腰部，当第四腰椎棘突下，旁开3寸。

取穴 在腰部，当第四腰椎棘突下，旁开3寸，俯卧取之。

主治 腰挫伤，腰腿疼痛。

常用疗法

按摩：用手指指腹或指节按压，沿圈状进行按摩。

针灸：直刺1.0～1.2寸，或向脊柱方向平刺2.5～3.0寸。

艾灸：艾炷灸5～10壮，或艾条灸15～20分钟。

下极俞

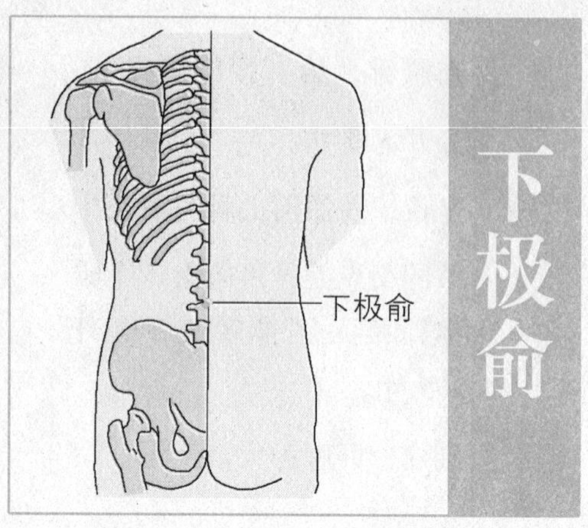

定位 在腰部后正中线上，第三腰椎棘突下。

取穴 坐位，在腰区，髂前上棘与后正中线的交点处，再向上1个椎体，第三腰椎棘突下。

主治 小便不利，遗尿，腰痛，腹痛，腹泻。

常用疗法

按摩：用手指指腹按压，沿圈状进行按摩。

针灸：斜刺0.3~0.5寸。

艾灸：用艾条温灸，每次5~15分钟。

腰眼

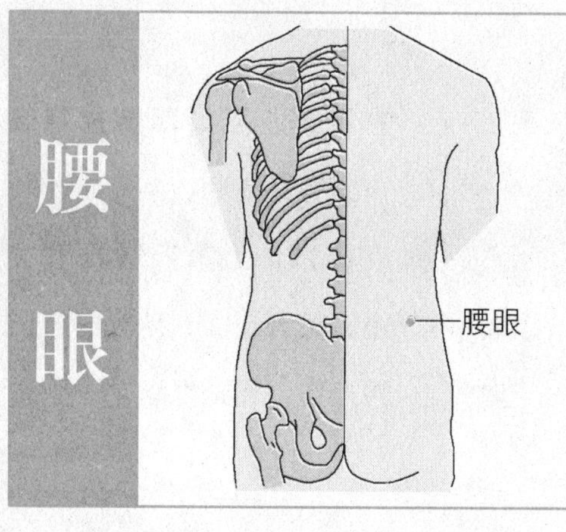

定位 在腰部第四腰椎棘突下，旁开3.5寸凹陷处。

取穴 坐位，在腰部，髂前上棘与后正中线的交点处，即第四腰椎棘突下，后正中线旁开3.5寸处。

主治 腰痛，尿频，遗尿，肾炎，月经不调，带下。

常用疗法

按摩：用手指指腹或指节按压，沿圈状进行按摩。

针灸：直刺0.5~1.0寸。可灸。

艾灸：用艾条温灸，每次5~15分钟。

十七椎

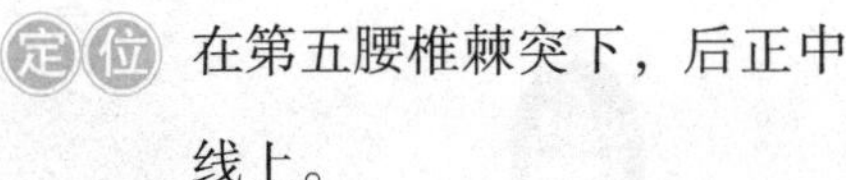

定位 在第五腰椎棘突下，后正中线上。

取穴 坐位，在腰部，髂前上棘与后正中线的交点处，再向下1个椎体，即第五腰椎棘突下。

主治 腰骶痛，痛经，崩漏，月经不调，遗尿，痔疮。

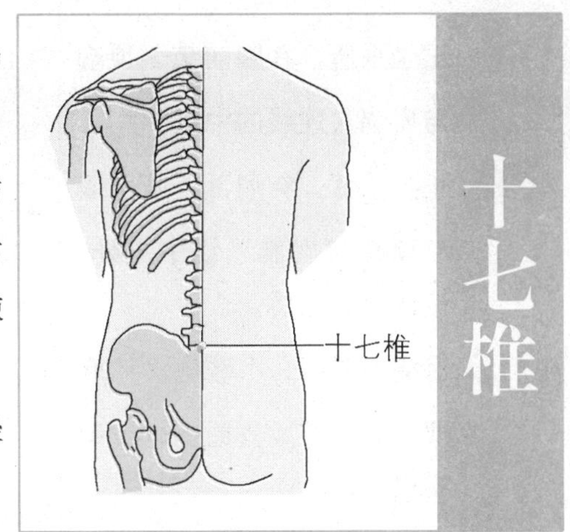

常用疗法

按摩：用手指指腹或指节按压，沿圈状进行按摩。

针灸：直刺0.5～1.0寸。

艾灸：用艾条温灸，每次5～15分钟。

腰奇

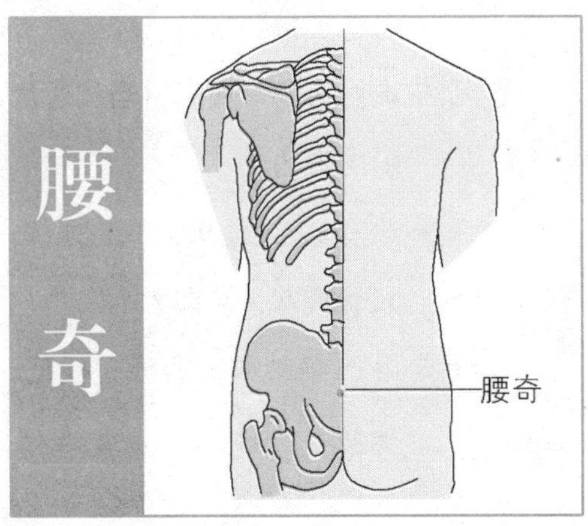

定位 在骶部尾骨端直上2寸，骶角之间凹陷中。

取穴 坐位，后正中线上，尾骨尖上约2横指，约在第二、三骶椎棘突之间上方。

主治 便秘，癫痫，癔症，失眠，头痛。

常用疗法

按摩：用手指指腹或指节按压，沿圈状进行按摩。

针灸：向上沿皮刺1.0～2.0寸。可灸。

艾灸：用艾条温灸，每次5～10分钟。

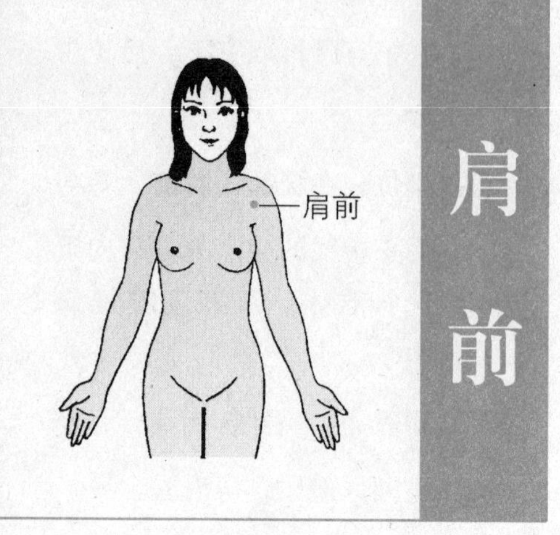

肩前

定位 正坐垂肩，在腋前皱襞顶端与肩髃穴连线的中点。

取穴 正坐垂臂，在肩部，腋前皱裂顶端与肩髃连线中点处，按压有酸胀感。

主治 肩痛不能举，上肢瘫痪或麻痹，肩关节及其周围软组织疾患。

常用疗法

按摩：用手指或指节按压，沿圈状进行按摩。

针灸：直刺1.0～1.5寸。

艾灸：用艾条温灸，每次5～10分钟。

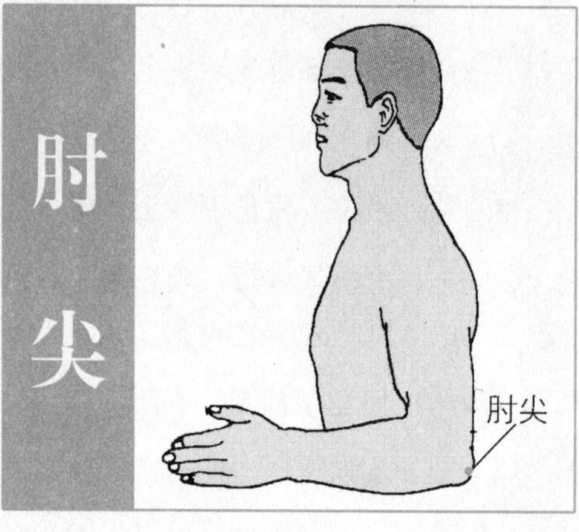

肘尖

定位 在肘后部，屈肘，当尺骨鹰嘴的尖端。

取穴 坐位，屈肘90°，在肘部，尺骨突起尖端即为本穴。

主治 淋巴结结核，痈疽，疔疮，瘰疬。

常用疗法

按摩：用手指指腹或指节按压，沿圈状进行按摩。

艾灸：用艾条温灸，每次5～15分钟。

二白

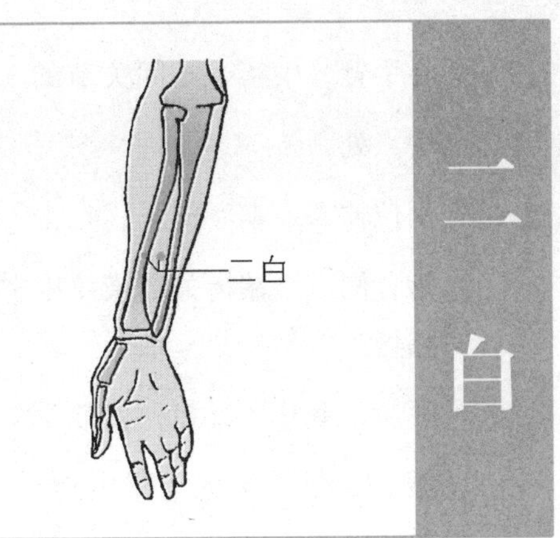

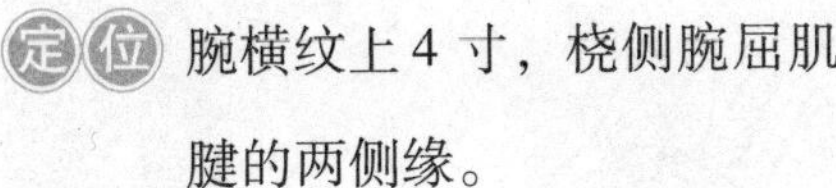

定位 腕横纹上4寸，桡侧腕屈肌腱的两侧缘。

取穴 伸臂仰掌，腕横纹上4寸，桡侧腕屈肌腱两侧，左右各2个穴，左右两臂共4个穴。

主治 臂痛，胸胁痛，痔疮，脱肛。

常用疗法

按摩：用手指指腹或指节按压，沿圈状进行按摩。

针灸：直刺0.5～0.8寸。

艾灸：用艾条温灸，每次5～10分钟。

中泉

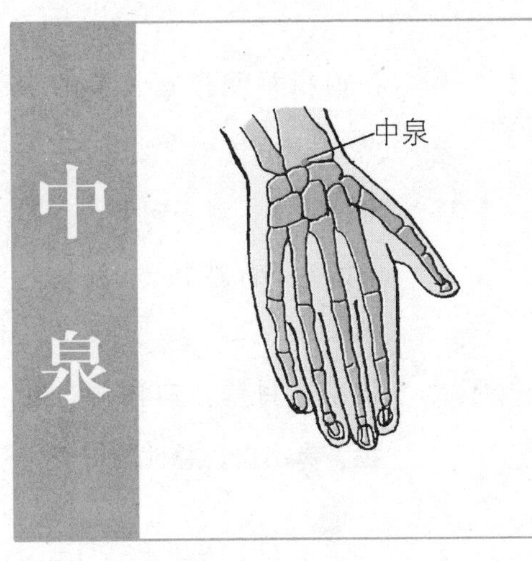

定位 在腕背横纹中，当指总伸肌腱桡侧的凹陷处。

取穴 坐位伏掌，在腕背侧远端横纹上，阳溪与阳池连线中点，指总伸肌腱桡侧的凹陷中。

主治 胸胁胀满，咳嗽气喘，胃脘疼痛，心痛，吐血，目翳，掌中热，腹胀，腹痛。

常用疗法

按摩：用手指指腹或指节按压，沿圈状进行按摩。

针灸：直刺0.3～0.5寸。可灸。

艾灸：用艾条温灸，每次5～15分钟。

中魁

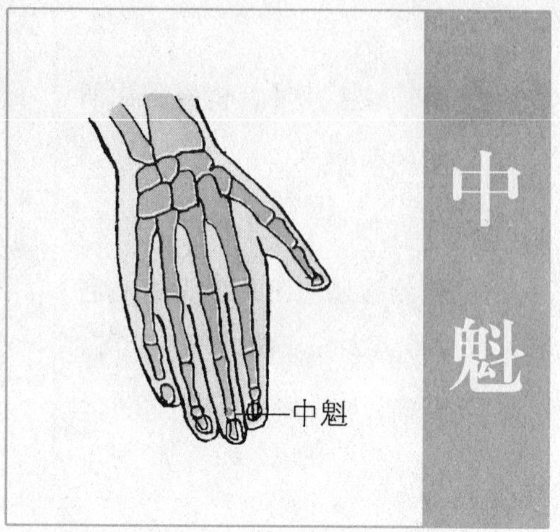

定位 在手背，中指近指间关节的中点处。

取穴 坐位伸掌，掌心向下，在中指背侧，近端指关节横纹中点处。

主治 呃逆，呕吐，胃痛，食欲不振，噎嗝，牙痛，鼻出血，白癜风。

常用疗法

按摩：用手指指腹或指节按压，沿圈状进行按摩。

艾灸：用艾炷温灸，每次5～15分钟。

大骨空

定位 在拇指背侧指间关节的中点处。

取穴 坐位伸掌，掌心向下，在拇指指关节背侧中点，横纹上取穴。

主治 目痛，目翳，白内障，吐泻，鼻出血，急性肠胃炎。

常用疗法

按摩：用手指指腹或指节按压，沿圈状进行按摩。

针灸：直刺约0.1寸。

艾灸：用艾条温灸，每次5～15分钟。

小骨空

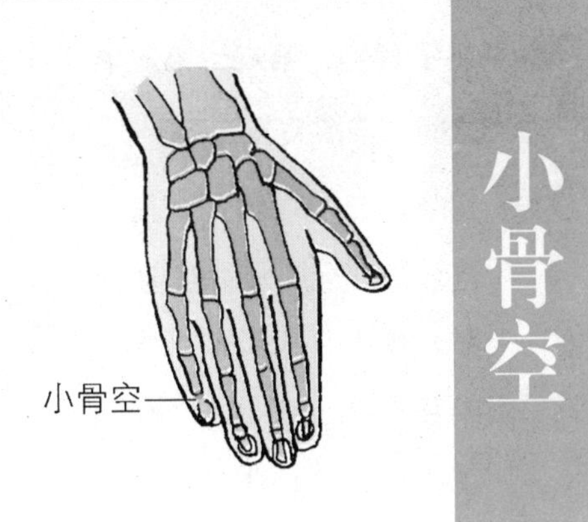

定位 在小指背侧近侧指间关节中点处。

取穴 坐位伸掌，掌心向下，在小指背侧，指关节横纹中点处。

主治 目赤肿痛，目翳，喉痛，指关节痛，耳聋，疟疾。

常用疗法

按摩：用手指指腹或指节按压，沿圈状进行按摩。

艾灸：用艾炷温灸，每次5～15分钟。

腰痛点

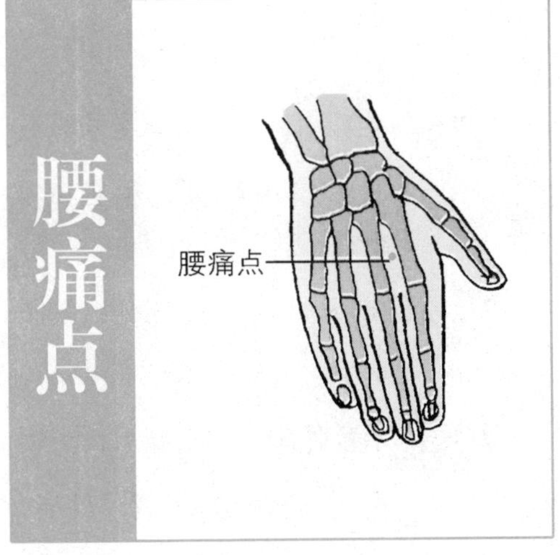

定位 在第二、第三掌骨及第四、第五掌骨之间，当腕横纹与掌指关节中点处。

取穴 伏掌，当第二、第三掌骨间及第四、第五掌骨间，腕横纹与掌指关节中点处。

主治 急性腰扭伤，头痛，猝死，痰壅气促，小儿急慢性惊风，手背红肿疼痛。

常用疗法

按摩：用手指指腹或指节按压，沿圈状进行按摩。

针灸：直刺0.3～0.5寸。

外劳宫

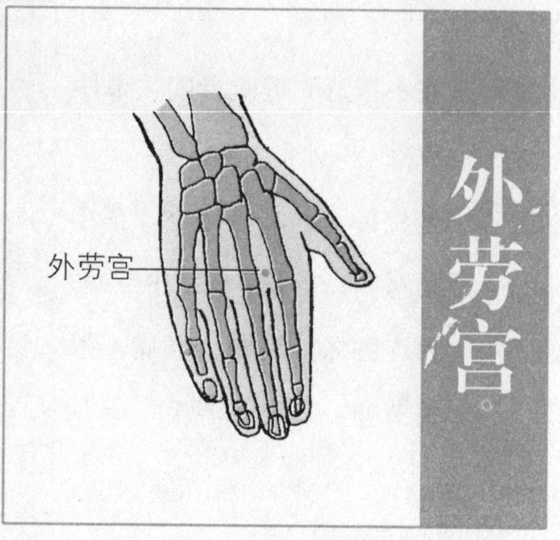

定位 在手背侧，第二、第三掌骨之间，掌指关节后0.5寸。

取穴 伏掌，在手背侧，食指和中指的掌骨间，与内劳宫相对，按压有酸痛感。

主治 手指麻木，手指屈伸不利，手背红肿，落枕，小儿消化不良，小儿惊风。

常用疗法

按摩：用手指指腹或指节按压，沿圈状进行按摩。

针灸：直刺0.5～0.8寸。

艾灸：用艾条温灸，每次5～15分钟。

八邪

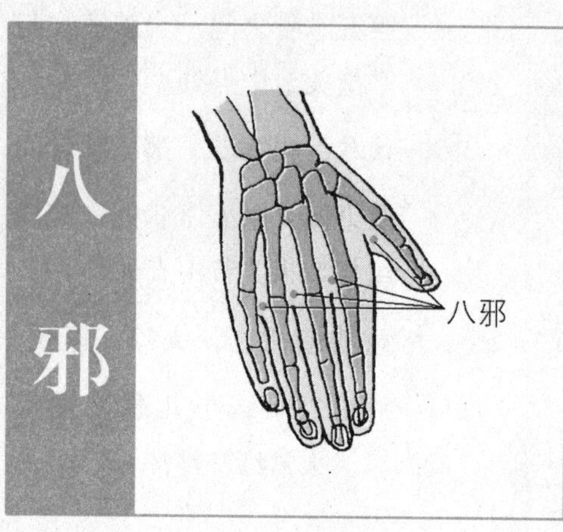

定位 在第一至第五指间指蹼缘后方赤白肉际处，左右共8个穴。

取穴 在第一至第五指间缝纹端凹陷中。

主治 手背肿痛，手指麻木，头项强痛，咽痛，牙痛，目痛，烦热，毒蛇咬伤。

常用疗法

按摩：用手指指腹或指节按压，沿圈状进行按摩。

针灸：斜刺0.5～0.8寸。

艾灸：用艾条温灸，每次5～10分钟。

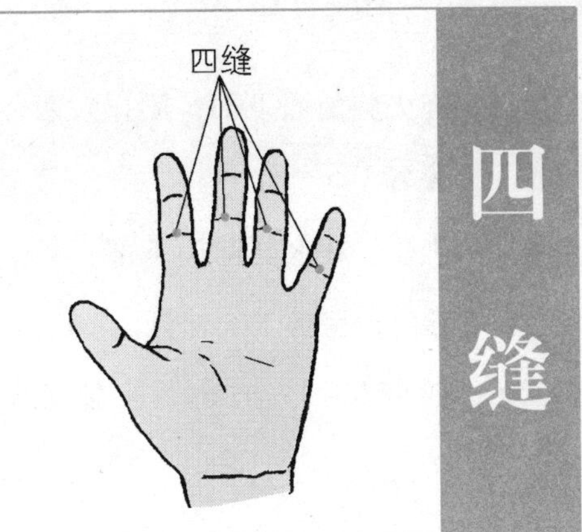

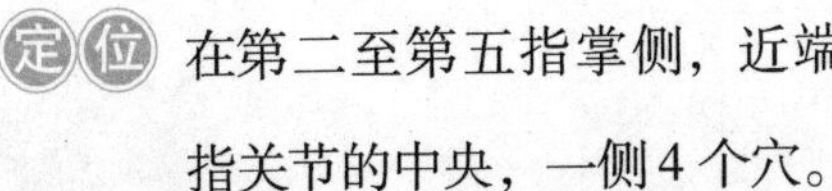

定位 在第二至第五指掌侧，近端指关节的中央，一侧4个穴。

取穴 仰掌伸指，在手指第二至第五指掌面的近侧指间关节横纹的中央。

主治 小儿疳积，小儿消化不良，百日咳，肠虫症，小儿腹泻，咳嗽气喘。

常用疗法

按摩：用一只手揉捏另一只手上的穴位，可稍用力些。

针灸：点刺0.1～0.2寸。一般不灸。

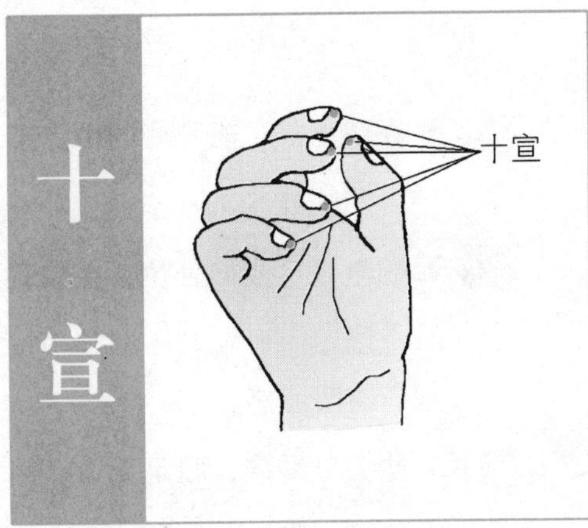

定位 在手十指尖端，距指甲游离缘0.1寸。

取穴 仰掌，十指微屈，在十指尖端，距指甲游离缘0.1寸处。

主治 中风，晕厥，中暑，热病，小儿惊厥，咽喉肿痛，指端麻木。

常用疗法

按摩：用指尖或棒状物按捏。

针灸：直刺0.1～0.2寸。可灸。

艾灸：用艾条温灸，每次10～15分钟。

髋骨

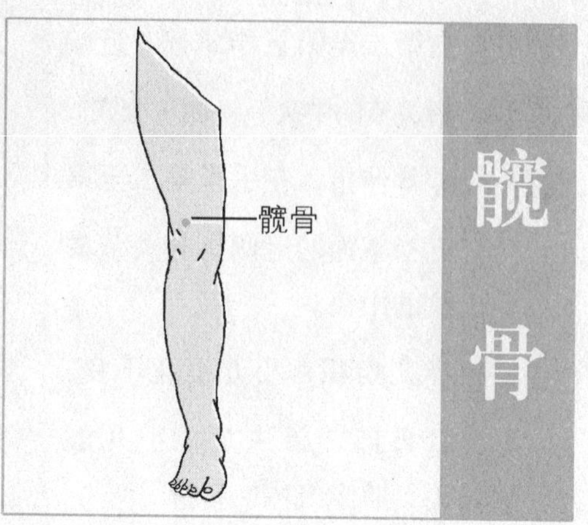

定位 在大腿前面下部，梁丘穴两旁各1.5寸。

取穴 坐位，在大腿前面下部，梁丘穴两旁各1.5寸处。

主治 鹤膝风，下肢痿痹，膝关节炎。

常用疗法

按摩：用手指指腹或指节按压，沿圈状进行按摩。

针灸：直刺0.5～1.0寸。

艾灸：用艾条温灸，每次5～15分钟。

鹤顶

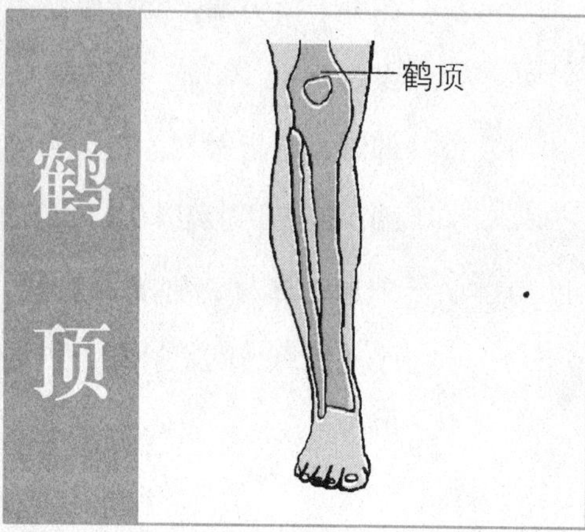

定位 在膝上部，骶骨底的中点上方凹陷处。

取穴 侧坐垂足或仰卧位，在髌骨上缘正中可触及一凹陷，按压有酸胀感。

主治 膝关节酸痛，腿足无力，鹤膝风，脚气。

常用疗法

按摩：用手指指腹或指节按压，沿圈状进行按摩。

针灸：直刺0.5～0.8寸。可灸。

艾灸：用艾条温灸，每次5～15分钟。

百虫窝

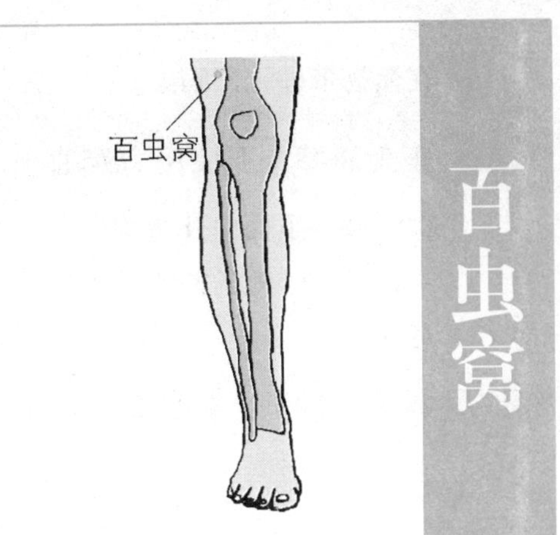

定位　在骶底内侧端上3寸处。

取穴　侧坐屈膝或仰卧位，在大腿内侧，髌底上3寸，即血海上1横指处，按压有酸胀感。

主治　下部生疮，皮肤瘙痒，风疹，湿疹，蛔虫病。

常用疗法

按摩：用手指指腹或指节按压，沿圈状进行按摩。

针灸：直刺0.5～1.0寸。

艾灸：用艾条温灸，每次5～15分钟。

内膝眼

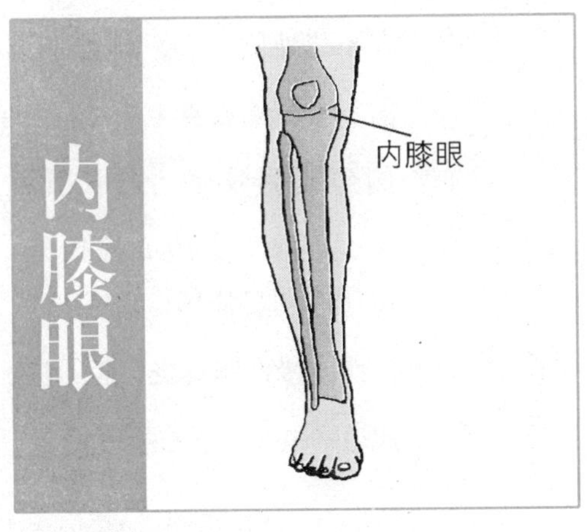

定位　在髌韧带内侧凹陷处。

取穴　正坐屈膝，下肢用力蹬直时，膝盖下面内外边均可见一凹陷，内侧的凹陷处为内膝眼。

主治　膝肿痛，膝关节炎。

常用疗法

按摩：用拇指左右移动按压。

针灸：从前向后外与额状面成45°，斜刺0.5～1.0寸。

艾灸：用艾条温灸，每次5～15分钟。

外膝眼

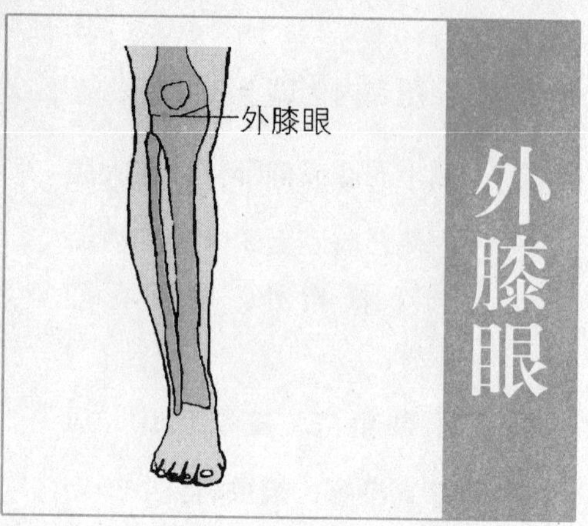

定位 在髌韧带外侧凹陷处。

取穴 正坐屈膝，下肢用力蹬直时，膝盖下面内外边均可见一凹陷，外侧的凹陷处为外膝眼。

主治 膝关节酸痛，鹤膝风，脚气，膝关节炎。

常用疗法

按摩：用手指指腹或指节按压，沿圈状进行按摩。

针灸：斜刺0.5~1.0寸。

艾灸：用艾条温灸，每次5~15分钟。

胆囊

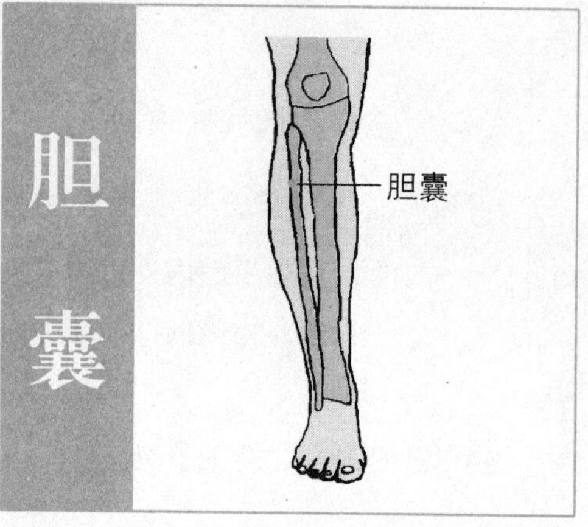

定位 在小腿外侧上部，腓骨小头前下方凹陷处直上2寸。

取穴 侧坐或侧卧位，先取阳陵泉，再向下量约2横指处，按压有明显痛感。

主治 急性或慢性胆囊炎，胆石症，胆道蛔虫症，下肢痿痹。

常用疗法

按摩：用手指指腹或指节按压，沿圈状进行按摩。

针灸：直刺1.0~1.5寸。可灸。

艾灸：用艾条温灸，每次10~15分钟。

阑尾

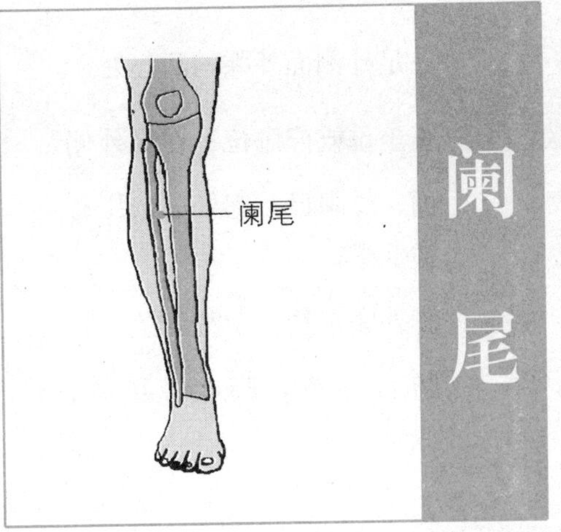

定位 在足三里穴下约2寸处，或于足三里与上巨虚两穴之间压痛最明显处。

取穴 侧坐或仰卧位，在小腿外侧，足三里穴向下量约2横指处，按压有酸胀感。

主治 急、慢性阑尾炎，急、慢性肠炎消化不良，胃脘痛，腹痛。

常用疗法

按摩：用手指指腹或指节按压，沿圈状进行按摩。

针灸：直刺0.5～1.0寸。

艾灸：用艾条温灸，每次10～15分钟。

内踝尖

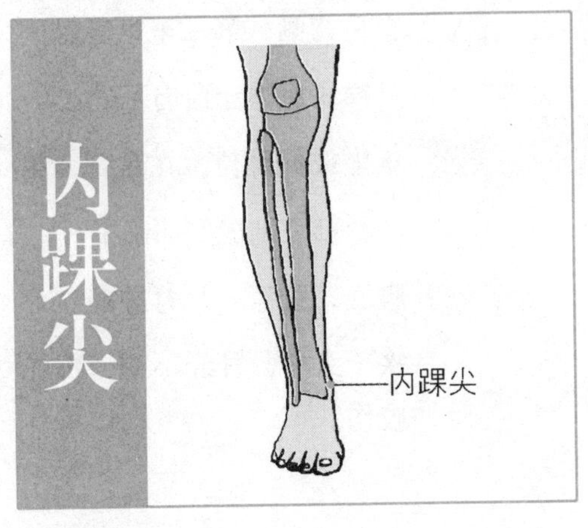

定位 在足内侧面内踝的凸起处。

取穴 正坐位或仰卧位，在足内侧面，内踝最凸起处，按压有酸胀感。

主治 乳蛾，牙齿疼痛，小儿不语，霍乱转筋，腓肠肌痉挛。

常用疗法

按摩：用手指指腹或指节按压，沿圈状进行按摩。

艾灸：用艾条温灸，每次5～15分钟。

外踝尖

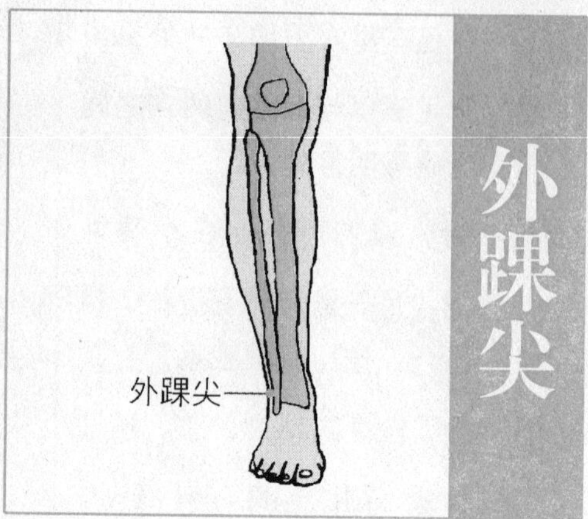

定位 在足外侧面外踝的凸起处。

取穴 正坐位或仰卧位，在足外侧面，外踝最凸起处，按压有酸痛感。

主治 脚外廉转筋，十趾挛急，腓肠肌痉挛，脚气，重舌，牙痛。

常用疗法

按摩：用手指指腹或指节按压，沿圈状进行按摩。

针灸：直刺0.2～0.3寸，或点刺出血，可灸。

艾灸：用艾炷灸3～7壮，或用艾条灸5～10分钟。

八风

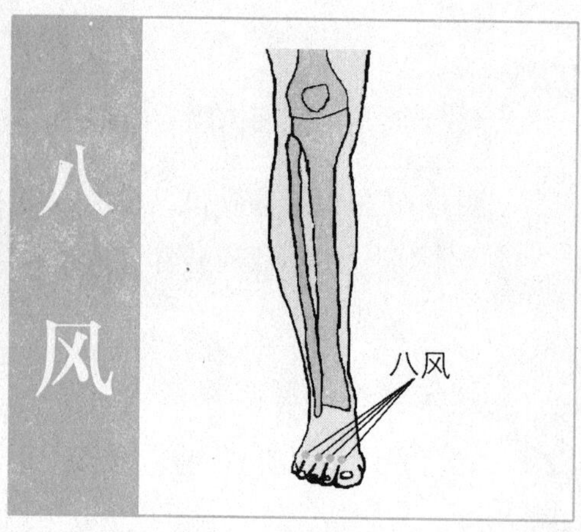

定位 在足背侧，第一至第五趾间趾蹼缘后方赤白肉际处。

取穴 正坐或仰卧位，在足背，第一至第五趾缝端凹陷中。

主治 脚气，趾痛，足背肿痛，疟疾，头痛，月经不调，毒蛇咬伤。

常用疗法

按摩：用手指指腹或指节按压，沿圈状进行按摩。

针灸：斜刺0.5～0.8寸。可灸。

艾灸：用艾条温灸，每次5～10分钟。

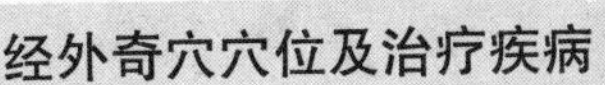

独阴

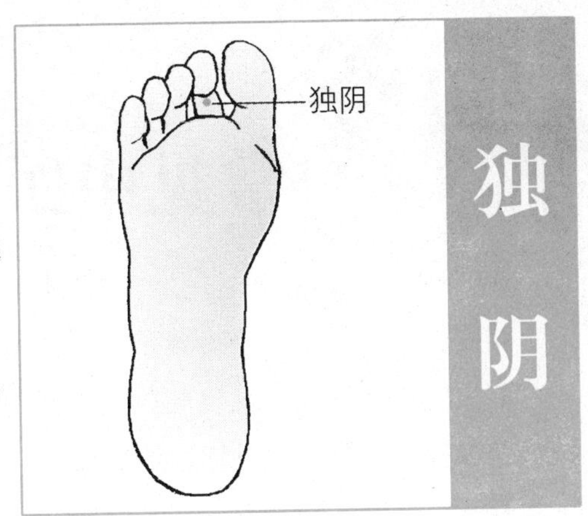

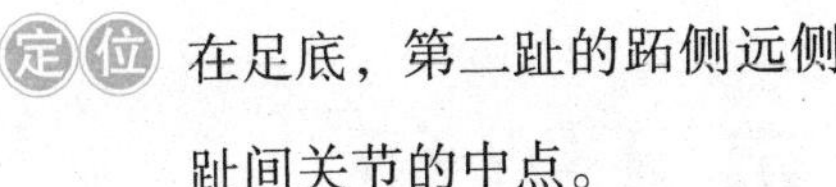

定位 在足底，第二趾的跖侧远侧趾间关节的中点。

取穴 侧坐位，第二趾掌面，在远端趾间关节横纹中点处。

主治 疝气，月经不调，胸胁痛，卒心痛，呕吐，胞衣不下。

常用疗法

按摩：用手指指腹或指节按压，沿圈状进行按摩。

针灸：直刺0.1～0.2寸。可灸。

艾灸：用艾条温灸，每次5～10分钟。

气端

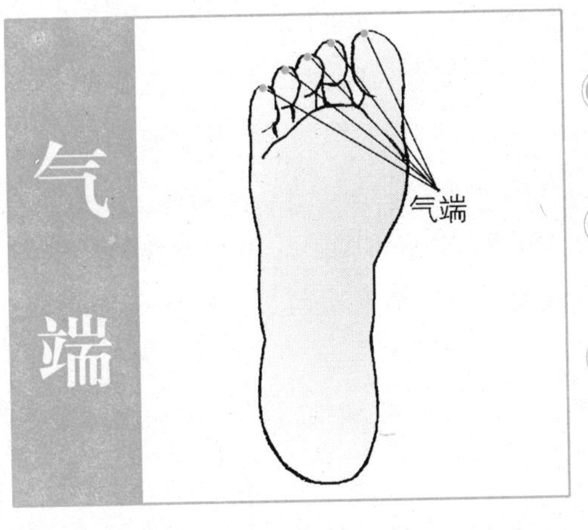

定位 在足十趾尖端，距趾足游离缘0.1寸。

取穴 正坐，在足趾十趾端的中央，距趾甲游离端0.1寸。

主治 中风，腹痛急暴，足背红肿，脚气。

常用疗法

按摩：用手指指腹或指节按压，沿圈状进行按摩。

针灸：直刺0.1～0.2寸。可灸。

艾灸：用艾条温灸，每次5～10分钟。

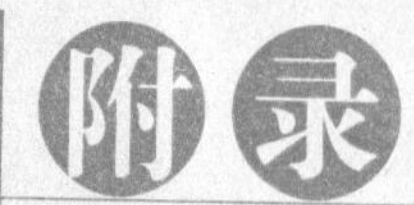

附录 常见中医病证解释

感冒：鼻塞、流涕、喷嚏、头痛、恶寒、发热、全身不适、脉浮。

咳嗽：咳嗽有声，或咳吐痰液。外感咳嗽起病急，可伴有寒热等表证；内伤咳嗽每因外感反复发作，病程较长，咳而伴喘。

哮病：喉中哮鸣有声，呼吸气促困难，甚至喘息不能平卧。

喘证：肺失宣降，肺气上逆或气无所主，肾失摄纳，以致呼吸困难，甚则张口抬肩，鼻翼煽动，不能平卧为临床特征的一种病证。

肺痨：肺痨是由于正气虚弱，感染痨虫，侵蚀肺脏所致，以咳嗽、咯血、潮热、盗汗以及形体逐渐消瘦为临床特征，具有传染性的慢性虚弱性疾患。

心悸：患者自觉心中悸动，惊惕不安，甚则不能自主，多呈反复发作，每因情志波动或劳累而发，常伴胸闷、气短、失眠、健忘、眩晕、耳鸣。病情较轻者为惊悸，病情较重者呈持续性为怔忡。

胸痹：胸痹是指以胸部闷痛，甚则胸痛彻背，喘息不得卧为主症的一种疾病，轻者仅感胸闷如窒，呼吸欠畅，重者则有胸痛，严重者心痛彻背，背痛彻心。

不寐：以经常不能获得正常睡眠为特征的一类病证，主要表现为睡眠时间、深度的不足，轻者入睡困难，或寐而不酣，时寐时醒，或醒后不能再寐，重则彻夜不寐。

痫病：突然昏倒，不省人事，两目上视，四肢抽搐，口吐涎沫，或有异常叫声等，醒后如常。

胃痛：以上腹近心窝处胃脘部发生疼痛为特征，疼痛性质：胀痛、刺痛、灼痛、剧痛、隐痛等。

呕吐：吐出物多有酸腐气味；久病呕吐，时作时止，吐出物不多，酸臭味不甚。新病邪实，呕吐频频，常伴有恶寒、发热、脉实有力。久病正虚，呕吐无力，常伴精神萎靡，倦怠乏力，面色萎黄，脉弱无力等证。

腹痛：胃脘以下，耻骨毛际以上部位的疼痛为主要表现。

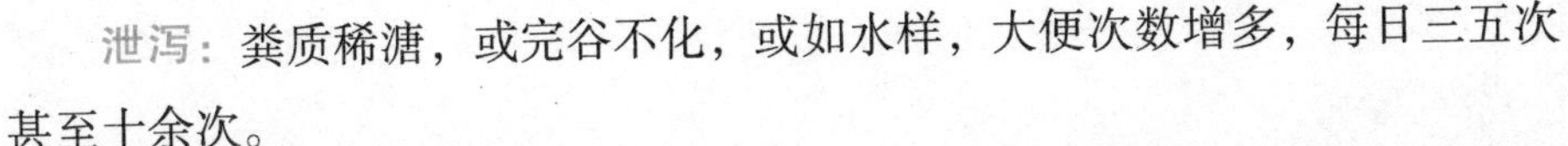

泄泻：粪质稀溏，或完谷不化，或如水样，大便次数增多，每日三五次，甚至十余次。

痢疾：痢下赤白脓血便，或纯下鲜血，或纯为白冻，里急后重。

骨蒸："骨"表示深层的意思，"蒸"是熏蒸的意思，形容阴虚潮热的热气自里透发而出，故称为骨蒸。

胁痛：一侧或两侧胁肋部疼痛为主要表现。

黄疸：以目黄、身黄、小便黄为主要症状的病证，目睛黄染为本病重要特征。

头痛：以前额、两颞、巅顶、枕项或全头部疼痛为主要临床表现。外感头痛者多有起居不慎，感受外邪的病史；内伤头痛者常有饮食、劳倦、房事不节，病后体虚等病史。

眩晕：头晕目眩，视物旋转，伴有恶心、呕吐、汗出，甚则昏倒等症状。

中风：突然昏仆，不省人事，半身不遂，偏身麻木，口眼歪斜等。

水肿：水液潴留，泛滥肌肤，以头面、眼睑、四肢、腹背，甚至全身浮肿为特征。

淋证：小便频数，淋沥涩痛，小腹拘急引痛，为各种淋证的主证和诊断依据。

癃闭：小便不畅，点滴而短少，病势较缓者称为癃。小便闭塞，点滴不通，病势较急者称为闭。

阳痿：成年男子性交时，阴茎痿而不举，或举而不坚，或坚而不久，无法进行正常性生活。伴神疲乏力，腰酸膝软，畏寒肢冷，夜寐不安，精神苦闷，胆怯多疑，或小便不畅，滴沥不尽等症。

郁证：忧郁不畅，情绪不宁，胸胁胀满疼痛为主要临床表现。或有吞之不下，咯之不出的特殊症状。

消渴：口渴多饮（上）、多食易饥（中）、尿频量多（下）、形体消瘦或尿有甜味。可以并发眩晕、肺痨、胸痹心痛、中风、雀目、疮痈等病证。

热厥：厥证之一。指因邪热过盛，津液受伤，影响阳气的正常流通，不能透达四肢而见四肢厥冷的病证。多伴有口渴、烦燥、胸腹灼热、便秘等症状。

内伤发热：无感受外邪所导致的发热，均属内伤发热的范畴。该病起病缓慢，病程较长，多为低热，或自觉发热，而体温并不升高，表现为高热者较少。不恶寒，或虽有怯冷，但得衣被则温。常兼见头晕、神疲、自汗、盗汗、脉弱等症。

假热：指上部出现假热的现象。颧红如妆或口鼻出血，或口燥齿浮等症状。

虚劳：是多种慢性衰弱性证候的总称，分为气虚、血虚、阴虚、阳虚四大类，多因禀赋薄弱、劳倦过度、饮食损伤、久病失治等。

痹证：筋脉、肌肉、骨节发生疼痛（寒）、肿胀（热）、酸楚（湿），麻木（风），或肢体活动不灵。

痉证：项背强急，四肢抽搐，甚至角弓反张为其证候特征。可有神昏谵语，多有外感或内伤病史。

痿证：肢体筋脉弛缓不收，下肢或上肢，一侧或双侧，软弱无力，甚则瘫痪，部分患者伴有肌肉萎缩。可有睑废、视歧、声嘶低喑、抬头无力等症状，甚则影响呼吸、吞咽。部分患者发病前有感冒、腹泻病史，或有神经毒性药物接触史或家族遗传史。

厥逆：四肢厥冷。

伤寒：病名或证候名。广义的伤寒是外感发热病的总称；狭义的伤寒是属于太阳表证的一个症型，主要症状有发热、恶寒、无汗、头项强痛等。与现代医学所称的“伤寒”不同。

痔：便血、痔核脱出、肛门不适感。

脱疽：发于四肢末端，以下肢多见，初起趾/指间怕冷，苍白，麻木，间歇性跛行，继则疼痛剧烈，日久患趾/指坏死变黑，甚至趾/指节脱落。

肠痈：以肠道疼痛为主要症状，疼痛部位在脐周、下腹。疼痛性质为绞痛、钝痛、持续疼痛等。可伴随恶心、呕吐、食欲下降、大便异常、发热等全身症状。

崩漏：非经期的异常出血，量大暴出为崩（崩中），淋漓不净为漏（漏下）。

痛经：经期或经行前后出现小腹疼痛，或痛引腰骶，甚至剧痛晕厥。

带下病：带下的量明显增多，色、质、气味发生异常。

胎漏：妊娠期阴道少量出血，时下时止，或淋漓不断，而无腰酸腹痛者。

五心烦热：指两手两足心发热，并自觉心胸烦热。

衄血：鼻孔出血，泛指人体各部位的出血。

厥：即厥症，泛指突然晕倒。

气逆：指气上逆而不顺。

潮热：发热如潮水一样有定时，每天到一定时候体温就升高。

中满：指胱腹胀满。

枯槁：消瘦比较严重，并且干枯无光泽。

寒泻：由于内脏虚寒所致，临床表现有大便清冷而稀，有如鸭粪，腹中绵绵作痛，小便清白，或表现为肠鸣腹痛，完谷不化。

心怔：是持续性心跳剧烈的一种症状。

脱精：精关不固，精液渗入小便而下。

飧泄：完全不化之泄泻。

眼翳：黑睛或黄睛失去其本有的透明，发生浑浊，或黑睛表面浑浊溃破，日久愈合，结成瘢痕，统称为翳。

疖：肌肤浅表部位感受火热毒邪所致。以局部红肿热痛、根浅、脓出即愈为主要表现的疮疡类疾病。

疔：因竹木刺伤，或感受疫疠火毒等邪所致。好发于颜面、四肢，一般以形小、根深、坚硬如钉、肿痛灼热、反应剧烈、易于走黄、掼筋伤骨为主要表现的疮疡类疾病。

痈：因热毒蕴蒸，气血壅滞所致。以肌肤患病部位红肿热痛，光软无头，伴寒热口渴，易肿、易脓、易溃、易敛为主要表现的疮疡类疾病。

麻疹：感受麻疹疫毒，毒邪蕴于肺脾，走窜血络，外发于肌。以发热、咳嗽、流泪、遍身发疹、疹退脱屑、留有色素沉着为主要表现的疫病类疾病。

风疹：以低热、咳嗽、全身皮疹、耳后及枕后臀核肿大为主要表现的出疹性疾病。

水痘：外感时邪风毒，内蕴湿热，发于肤表。以发热、皮肤分批出现斑丘疹、水疱并形成痂盖为主要表现的疱疹性疾病。